Allegría

Der Autor

Dr. med. Bernard S. Siegel ist Chirurg und Kinderarzt in New Haven, Connecticut, und lehrt an der Yale University. Er bietet Gruppen- und Einzeltherapien zur Mobilisierung der inneren Heilkräfte an.

Weitere Informationen unter: www.berniesiegelmd.com

Bernie Siegel

Mit der Seele heilen

Gesundheit durch inneren Dialog

Aus dem Englischen übersetzt
von Charlotte Franke

Ullstein

Besuchen Sie uns im Internet:
www.ullstein-taschenbuch.de

Allegria im Ullstein Taschenbuch
Herausgegeben von Michael Görden

Aus dem Englischen übersetzt von Charlotte Franke

Die Originalausgabe mit dem Titel PEACE, LOVE & HEALING
erschien 1989 beim Verlag Harper & Row, N.Y., USA

Ullstein Taschenbuch ist ein Verlag
der Ullstein Buchverlage GmbH, Berlin.
Neuausgabe im Ullstein Taschenbuch
1. Auflage April 2009
© 2008 by Ullstein Buchverlage GmbH, Berlin
© 1989 der Originalausgabe by Bernard Siegel
Umschlaggestaltung: FranklDesign, München
Titelabbildung: Hildegard Morian/www.moriandesign.de
Druck und Bindearbeiten: GGP Media GmbH, Pößneck
Printed in Germany
ISBN 978-3-548-74467-4

Dieses Buch widme ich:

. . . all den liebenden, mutigen Menschen, denen wir begegnet sind und die von ihren Krankheiten geheilt wurden. Sie sind alle Gewinner. Danke für alles, was ich von ihnen gelernt habe.

. . . meiner jüngeren Schwester Dossie. Auf unseren langen Wegen durch die Straßen von Brooklyn zur P. S. 226 und zurück hat sie mir beigebracht, was es mit der Verantwortung auf sich hat und wie man mit Widerwärtigkeiten fertig wird. Und ihrem Mann Len und ihren Kindern Sarah, David, Cynthia und Daniel.

. . . Beth Rashbaum, der Herausgeberin und Schriftstellerin, für ihre Arbeit und ihre Ausdauer. Carol Cohen, meiner Lektorin bei Harper & Row, und meiner Agentin Victoria Pryor für ihre anhaltende Unterstützung. (Sie wissen jetzt, wie schwer es ist, im OP Mädchen für alles zu sein.)

. . . Julie Foley und Lucille Ranciato, die mir beigestanden sind und mich geführt haben.

. . . all meinen außergewöhnlichen Kollegen, Freunden, Mitarbeitern und Patienten.

. . . dem ECaP*-Personal und seinem Direktorium

und allen, die mich akzeptieren, lieben und mir verzeihen — meinen Eltern Si und Rose, meiner Frau Bobbie und unseren Kindern Jon, Jeff, Stephen, Carolyn und Keith sowie Bobbies Eltern Merle und Ado.

Mein Dank gilt auch der Arbeit und den Worten meines Freundes Dr. Karl Menninger, der all diese Dinge schon vor Jahrzehnten

---

* ECaP, kurz für *Exceptional Cancer Patients* (außergewöhnliche Krebspatienten), ist der Name der Therapiegruppen, die von Bernie Siegel und anderen ins Leben gerufen wurden.

gewußt hat, wie der Widmung zu seinem Buch *Man Against Himself* (1938) zu entnehmen ist: (deutsche Ausgabe: *Selbstzerstörung*)

Für all jene, die im Kampf gegen den Tod ihre Intelligenz benutzen – daß sie ihren Willen zu leben gegen den Wunsch zu sterben stärken und daß sie ihren blinden Drang, Haß mit sich herumzutragen, um den Preis des Lebens durch Liebe ersetzen.

Ihnen allen Frieden, Liebe und Heilung.

Dr. med. Bernie S. Siegel

Inhalt

Einleitung

Seit dem Erscheinen meines Buches *Prognose Hoffnung* habe ich von vielen Menschen Briefe und Anrufe erhalten. Sie alle haben sich bei mir dafür bedankt, daß ich ihnen einen Weg zur Heilung aufgezeigt habe. Es sind nun einige Jahre vergangen, und ich habe viel dazugelernt und hoffe, auch Ihnen dabei helfen zu können, diesen Weg zu finden. Wie schon in *Prognose Hoffnung* liegt auch in meinem neuen Buch die Betonung auf Selbstheilung. Diese Fähigkeit wurde uns von unserem Schöpfer gegeben, aber von der Schulmedizin allzulange vernachlässigt. Das soll nicht heißen, daß ich dafür bin, den Medizinern völlig den Rücken zu kehren — ich bin nur der Meinung, daß wir uns nicht einzig und allein auf sie verlassen sollten. Die moderne Medizin und die Selbstheilung brauchen und sollten einander nicht ausschließen. Ich rate jedem, alle Möglichkeiten zu nutzen, die uns zur Verfügung stehen. Hierzu gehört die angeborene Fähigkeit zur Heilung genauso wie alle Erkenntnisse, die die Wissenschaft anzubieten hat. Ich beziehe mich nur auf meine eigenen Erfahrungen und auch auf die Erfahrungen der vielen außergewöhnlichen Menschen, denen ich begegnet bin, und erforsche so die Rolle, die das selbstheilende System dabei spielt. Und ich bemühe mich, die Wissenschaft zu erklären, die dahintersteht, und zu zeigen, warum Liebe ein physiologisches Phänomen ist.

Woody Allen sagt, das menschliche Wesen sei in Körper und Geist aufgeteilt: Der Geist umfasse alle erhabenen Bestrebungen wie Poesie und Philosophie, und der Körper gebe sich dem Genuß hin. Ich hingegen bin davon überzeugt, daß Körper und Geist eine Einheit bilden und über die Nerven und Moleküle, die Informationen enthalten, miteinander verbunden sind. Liebe, Hoffnung, Freude und Frieden des Geistes haben Auswirkungen auf die

Lebensvorgänge im Organismus, genauso wie Depression und Verzweiflung. Davon handelt die Wissenschaft der Körper-Geist-Kommunikation.

Forscher untersuchen heute die Beziehungen zwischen Bewußtsein, psychosozialen Faktoren, einstellungsbedingter Heilung und der Immunfunktion. Allmählich lernen auch die Mediziner wieder, was sie früher schon so gut gewußt haben – daß man von der Krankheit nichts weiß, wenn man von den Menschen, die diese Krankheit haben, nichts weiß. Vor kurzem hat meine Frau Bobbie das Buch *Hautkontakte* gelesen. In diesem Roman von Lisa Alther äußert ein pensionierter Arzt folgende Meinung:

»Weil das eine Auffassung ist, die . . . nun, unter den Medizinern augenblicklich nicht sehr geschätzt wird. Weißt du, wir haben auch unsere Trends und Moderichtungen, wie alle anderen. Mandelresektionen sind jetzt aus der Mode, Luminal für Krämpfe bei Säuglingen dagegen en vogue. Und so weiter. Doch wenn man so lange im Beruf war, wenn man Patienten unter allen möglichen Bedingungen behandelt hat, wenn man ihre Eltern und ihre Kinder behandelt hat, dann erkennt man allmählich gewisse Schemata. Krankheiten schlagen nicht willkürlich zu, wie ein Dieb in der Nacht. Gewisse Menschentypen bekommen an einem bestimmten Punkt ihres Lebens bestimmte Leiden. Nach einiger Zeit kann man sie beinahe voraussagen. Eine Krankheit kann in den Augen eines aufmerksamen Arztes dieselbe Funktion erfüllen wie ein Rorschachtest für einen Psychologen; sie ist, wenn man so will, eine Form des existentiellen Selbstausdrucks für den Patienten. Ich weiß, das klingt ein bißchen weit hergeholt, mein Kind, aber Krankheiten treten nicht zufällig auf, und sie ›überfallen‹ die Menschen nicht. Aber, Himmel, die Lieblingstheorien eines alten Mannes interessieren dich doch bestimmt nicht . . .«

Als ich einmal in einem Gerichtsverfahren, in dem es um Krankheiten und Streß ging, als medizinischer Gutachter geladen war, wurde ich gefragt: »Seit wann gibt es diese neue Theorie?« – »Seit vielen hundert Jahren«, erklärte ich. Warum? Weil den Ärzten damals kaum Medikamente zur Verfügung standen, um ihre

Patienten zu behandeln — statt dessen mußten sie ihre Patienten und deren Lebensumstände *kennen*, um sie heilen zu können.

Der Gedanke, daß der Lebensstil und die Gefühle mit der Gesundheit jedes einzelnen Menschen zu tun haben, wurde vor einigen Jahrhunderten ohne weiteres akzeptiert. Heute müssen wir aufzeigen, daß Gefühle chemische Veränderungen in unserem Körper erzeugen, damit wir sie als physiologisch akzeptieren. Glücklicherweise stehen uns wissenschaftliche Mittel zur Verfügung, mit denen wir diese Veränderungen nachweisen können.

Die Psychologen haben uns gezeigt, daß die Auswirkungen von Liebe auf den Körper gemessen werden können: Ein ungeliebtes Kind hat ein reduziertes Knochenwachstum und kann sogar sterben; ein Kind, das gestreichelt wird, wächst schneller. Auch die Auswirkungen seelischer Zufriedenheit sind meßbar: Bei Menschen, die meditieren oder die ihre traumatischen Erlebnisse ihren Tagebüchern anvertrauen, anstatt sie zu unterdrücken, erhöht sich die Abwehrkraft des Immunsystems. Liebe und Seelenfrieden beschützen uns. Sie ermöglichen es uns, mit den Problemen, die uns das Leben stellt, fertig zu werden. Sie lehren uns, zu überleben . . . jetzt zu leben . . . sie machen uns Mut, uns dem Leben zu stellen und uns von unseren Leiden und Schmerzen motivieren zu lassen und unser Leben zu verändern.

Allerdings haben die wenigsten von uns ihre Kindheit in einer liebe- und hoffnungsvollen Umgebung verbracht. Es wird Zeit, daß wir dieses Vermächtnis der Lieblosigkeit hinter uns lassen, daß wir vergeben und neu geboren werden. Die Kraft für diese Neugeburt schöpfen wir häufig aus dem Wissen um unsere Sterblichkeit, die wir akzeptieren müssen. Wenn wir bereit sind, unserem Schatten zu begegnen und uns zu verändern, dann können wir, wie Freud es uns rät, neurotische Konflikte in normale Probleme umwandeln.

Verluste und Kummer wird es immer geben. Aber ich weiß, daß aus Schmerzen neue Liebe und wahre Heilung hervorgehen können. Man muß lernen, seine Schmerzen dazu zu benutzen, Veränderungen herbeizuführen, denn sonst wäre ein langes Leben kein Geschenk. Der Weg ist schwierig, aber er wird uns wunderbare Augenblicke von großer Schönheit bescheren.

Mit der Seele heilen handelt von Menschen, die diesen Weg

beschritten haben, und davon, was wir von diesen Menschen lernen können. Die Träume, Geschichten und Bilder außergewöhnlicher Menschen, die wir kennenlernen, sollen uns zeigen, wie Gefühle Leben retten und Krankheiten heilen können. Ich spreche von den Menschen, die an Krebs erkrankt sind oder auch an Aids, denn sie haben zu meinen Erfahrungen beigetragen. Aber ich werde auch Geschichten von Menschen mit neurologischen Leiden, Arthritis, Diabetes, Kollagen- und Herzkrankheiten erzählen. Die Heilmechanismen für all diese Krankheiten sind gleich – und auch für alle Patienten und ihre Ärzte. Wir alle müssen der Tatsache ins Gesicht sehen, daß niemand ewig lebt. Krankheit und Tod sind kein Zeichen für Versagen; Versagen heißt nur, nicht leben. Unser Ziel besteht darin, zu lernen, wie wir leben müssen – voller Freude und Liebe. Und eine Krankheit kann uns lehren, wie wir das anstellen müssen. Wenn ich vor 500 Menschen, die an Aids erkrankt sind, über die Bedeutung ihrer Krankheit spreche und ihnen darlege, was für ein Geschenk und was für eine Herausforderung diese Krankheit darstellt, und niemand versucht, mich vom Podium zu werfen, dann weiß ich, wieviel Mut diese Menschen haben und wie gut sie über Heilung Bescheid wissen. Wenn ich mit Überlebenden spreche interessiert mich, wie sie mit ihrem Leben fertig werden und nicht, wie sie ihren Tod verhindern. Die Menschen, die gelernt haben, die Herausforderung, die ihre Krankheit bedeutet, anzunehmen und die Verantwortung für ihre Behandlung mitzuübernehmen, haben den Weg gewählt, der auf einer spirituellen Ebene zu seelischem Frieden und Heilung führt. Das hat einen starken Einfluß auf ihre physische Heilung, denn dann wird die Energie, die zuvor an einen Konflikt gebunden war, frei, und das Immunsystem des Körpers empfängt eine wichtige »Lebens«-Botschaft.

Wer aber Schuldgefühle hat, weil er glaubt, seine Krankheit selbst verursacht zu haben, oder wer sich wie ein Versager fühlt, wenn er sich nicht selbst heilen kann, läßt seinem Heilungssystem eine destruktive Botschaft zukommen. Wir alle müssen unsere Schuldgefühle ablegen und auch das Gefühl, versagt zu haben, damit wir unbeeinflußt von diesen negativen Botschaften unsere angeborenen Kapazitäten zur Heilung voll ausschöpfen und anwenden können.

Unser Schöpfer hat uns fünf Sinne gegeben, damit wir gegen die Bedrohungen der Außenwelt gerüstet sind, und einen sechsten Sinn, unser Heilungssystem, das uns hilft, Bedrohungen von innen zu überleben. Wir können als Individuen viel tun, um dieses Heilungssystem zu aktivieren oder zu behindern. Und genauso können wir selbst entscheiden, ob wir uns der Gefahr stellen oder ob wir Augen und Ohren vor ihr verschließen wollen.

Ich habe viele Jahre gebraucht, bis mir klar war, daß unsere Fähigkeit, unsere Heilungskapazität mobilisieren zu können, zur Folge hat, daß die Überlebensstatistiken für den einzelnen Menschen keine Gültigkeit haben. Manche Menschen ändern ihre Einstellung zu ihrer Krankheit, und dann kann es vorkommen, daß sie alle Erwartungen übertreffen oder aber Ergebnisse erzielen, die ihre Ärzte für ein Wunder halten. Wenn man mit diesen außerordentlichen Patienten spricht, fallen immer wieder Begriffe wie Liebe, Glaube, für den Augenblick leben, Vergebung und Hoffnung. Der innere Frieden, den diese Menschen auf einer psychospirituellen Ebene erreicht haben, führt zur Heilung und häufig auch zur völligen Gesundung. Menschen, die sich selbst heilen, sind alle gleich. Und die Ergebnisse, die sie erzielen, sind kein Zufall. Jeder einzelne Arzt kennt weitere Geschichten von solchen Menschen, obwohl nur wenige verstehen, wovon sie reden. Wir müssen endlich akzeptieren, daß diese wunderbaren Heilungen auf einer wissenschaftlichen Grundlage beruhen und daß man sie anderen Menschen beibringen kann. So können immer neue Geschichten entstehen, die sich am Ende wissenschaftlich erklären lassen.

Ich finde, die Medizin sollte nun nicht länger eine speziell mechanische Angelegenheit sein, die sich mit etwas Unerklärbarem befaßt, das sie als Wunder bezeichnet. Es wird endlich Zeit, daß wir uns wieder damit beschäftigen, den Heilungsvorgang zu untersuchen. Wir sind dazu aufgerufen, die Art und Weise, mit der sich ihm die Medizin nähert, zu ändern und unsere Aufmerksamkeit nicht mehr nur auf die Krankheit und den Tod zu richten, sondern auf die Gesundheit und das Leben.

Wenn wir Theorie und Praxis der Medizin nicht ändern, kommen wir nicht weiter. Jede Generation hat und wird immer bedrohliche Krankheiten haben. Wenn wir für die eine Krankheit eine Heilungsmethode gefunden haben, tritt eine andere an ihre Stelle. Während wir gerade für die eine Krankheit eine Wunderdroge finden, müssen wir schon für die nächste Krankheit nach einer weiteren Wunderdroge suchen. Deshalb müssen wir uns nicht nur darauf konzentrieren, neue Wunderdrogen zu finden, sondern vielmehr darauf, die Menschen zu lehren, wie sie die natürlichen »Wunderdrogen«, die in jedem von uns stecken, aktivieren können. Ich schätze, daß innerhalb der nächsten zehn Jahre so große Fortschritte in der Gentechnik gemacht werden, daß diese inneren Wunderdrogen von Wissenschaftlern künstlich erzeugt und therapeutisch angewandt werden. Um wieviel besser wäre es, wenn wir die Wissenschaft davon abhalten könnten, nur nachzuahmen, anstatt uns beizubringen, unsere eigenen Gentechniker zu sein.

In meinem Buch *Mit der Seele heilen* habe ich mich bemüht, die Menschen dazu zu bringen, genau das zu tun. Ich bin aus zwei Gründen Chirurg geblieben: erstens, weil die meisten Menschen sich weigern, diese Herausforderung anzunehmen, und ich ihnen helfen kann – aber vor allem, weil ich meine mechanischen Fähigkeiten mit ihren Heilungsfähigkeiten vereinen möchte, um ein möglichst großes Potential aufbieten zu können. Wenn es mir gelingt, dies alles glaubhaft zu machen, können wir das Unglaubliche vollbringen.

Noch immer ist unbestritten, daß nicht alle physischen Krankheiten geheilt werden können. Wir können uns aber alle Krankheiten zunutze machen, um unser Leben in neue Bahnen zu lenken. Ich glaube, daß ich in meinem Buch zeige, wie Krankheiten und Leiden nicht nur dem einzelnen Menschen, sondern der ganzen Gesellschaft helfen können. Genauso wie uns die Bedrohung einer nuklearen Katastrophe und des Hungers dazu bringen kann, unsere globalen Beziehungen in Ordnung zu bringen und einander zu lieben, können uns die Krankheiten bei unseren persönlichen Beziehungen helfen.

Unsere Sterblichkeit als Motivation zu betrachten, anstatt sie zu leugnen, in die dunklen Schatten unseres Unterbewußtseins vorzudringen, Eigenliebe und Selbstwertgefühl zu entwickeln – das sind die Dinge, die ich gern mit Ihnen teilen würde. Als Chirurg weiß ich, daß Unglaubliches geschehen kann, wenn die Energie zur Heilung freigelegt wird. Wir blicken über die Quantität (den ureigensten Bereich der Medizin) hinaus auf die Qualität des Lebens.

Die wahren Heiler kennen die Bedeutung von Kummer und Leid und Unglück. Sie wissen, daß die symbolische Erfahrung der Krankheit einen Weg bietet, Veränderungen vorzunehmen und zur Selbstheilung zu gelangen – und zu einem gesunden Körpergeist. Machen wir uns auf, diesen Weg zu beschreiten. Benutzen wir die Krankheit, um unser Leben zu heilen. Beginnen wir die Reise zu unserem wahren Ich. Jetzt.

»Das ist das Interessanteste von allem. Das Gleichgewicht hängt vom menschlichen *Geist* ab! Verstehen Sie? Das bedeutet, daß mehr Natrium vorhanden ist, wenn der menschliche Geist stark und fröhlich ist, und daß ihn keine Krankheit, welche auch immer, umbringen kann. Aber sobald er den Mut verliert, gewinnt das Kalium die Oberhand, und dann kann er sich gleich einen Sarg bestellen . . .«

»Die Physiologie des Optimismus. Die Idee ist gut. Sehr gut . . .«

Deshalb wäre er nicht überrascht — so Alexander Solschenizyn weiter in seinem Buch *Krebsstation* —, wenn man in hundert Jahren eine Art Cäsiumsalz entdeckte, das sich nur dann im Organismus ausbreitete, wenn er reinen Gewissens wäre, sonst aber nicht. Und von diesem Cäsiumsalz hinge es ab, ob die Tumorzellen weiterwüchsen oder ob der Tumor verschwände.

Mit der Seele heilen entspricht den Fakten — bis auf die Änderung von Namen, Orten und individuellen Charaktereigenschaften zur Wahrung des Zusammenhangs und zum Schutz der Privatsphäre hier geschilderter Personen.

I
Die Physiologie von Liebe, Freude und Optimismus

> Ich bin der Überzeugung, daß der Dichter, der Philosoph und der Physiologe einander verstehen werden, wenn die Physiologie weit genug fortgeschritten sein wird.
>
> *Claude Bernard*

Im Januar 1983 faßte John Florio, ein 78jähriger Landschaftsgärtner, seine Pensionierung ins Auge. Er verspürte seit einiger Zeit Schmerzen im Unterleib. Eine Reihe gastrointestinaler Untersuchungen, denen er sich deshalb unterzog, ergab, daß er ein Geschwür hatte. Er wurde einen Monat lang behandelt und dann noch einmal geröntgt, um zu erfahren, ob das Geschwür geheilt war. Aber es war jetzt noch viel größer und sah bösartig aus. Eine Biopsie bestätigte es: Er hatte Magenkrebs.

Ich begegnete John zum ersten Mal Ende Februar, als er in meine Praxis geschickt wurde, um operiert zu werden. Ich schlug vor, ihn sofort ins Krankenhaus einzuliefern, weil ich bald darauf in Urlaub ging und weil ich der Meinung war, daß er wegen des schnell voranschreitenden Krebses sofort operiert werden sollte. Er sah mich an und sagte: »Sie haben etwas vergessen.« – »Was habe ich vergessen?« fragte ich. »Es ist Frühling. Ich bin Landschaftsgärtner und will die Welt schön machen. Auf diese Weise wird es ein Geschenk sein, wenn ich überlebe. Wenn ich nicht überlebe, werde ich eine schöne Welt hinterlassen.«

Zwei Wochen nach meinem Urlaub kam er wieder in meine Praxis und sagte: »Die Welt ist jetzt schön, ich bin bereit.« An dem Abend nach seiner Operation sah er unglaublich gut aus. Er hatte weder Schmerzen noch Beschwerden. Der pathologische Befund lautete: »Drüsenkrebs, wenig differenziert, dringt durch die Magenwand ein und ist bis in das den Magen umgebende Fettgewebe verbreitet. Der vom Tumor erfaßte proximale Rand, sieben von sechzehn Lymphknoten, Tumor positiv.« Das bedeutete nichts anderes, als daß er auch noch nach der Operation eine ganze Menge Krebszellen in seinem Körper hatte. Ich erklärte ihm, daß er eine Chemotherapie und eine Röntgentherapie in

Erwägung ziehen müsse, um mit den restlichen Krebszellen fertig zu werden. »Sie haben etwas vergessen«, sagte er. »Was habe ich denn diesmal vergessen?« – »Es ist noch immer Frühling. Ich habe keine Zeit für diese Dinge.« Er war völlig ruhig. Die Operationsnarben verheilten schnell, und er verließ das Krankenhaus früher als geplant. (Seine Enkelin, eine Krankenschwester für Onkologie in Yale, kannte seine Befunde und wußte von seiner Entscheidung.)

Zwei Wochen später war er wieder in meiner Praxis und klagte über Bauchschmerzen, und ich dachte: »Aha, wieder der Krebs.« Aber Ursache seiner Schmerzen war ein Virus, das ich symptomatisch behandelte, so daß er meine Praxis bald wieder verließ.

Im März 1987 fand ich eines Tages eine Patientenkarteikarte auf meinem Schreibtisch vor, auf der Johns Name verzeichnet war. »Das muß eine falsche Karteikarte sein«, sagte ich zur Sprechstundenhilfe. »Nein, es ist die richtige Karte«, sagte sie. »Dann muß es zwei Leute mit demselben Namen geben.« – »Nein, nein«, sagte sie beharrlich, »er sitzt da drin.« Ich zeigte ihr seinen pathologischen Bericht, um ihr zu erklären, warum ich der Überzeugung war, daß sie sich geirrt hatte. Wenn man daran glaubt, daß pathologische Berichte etwas über die Zukunft eines Menschen voraussagen, dann wäre es ziemlich unwahrscheinlich, John vier Jahre nach seiner Operation wiederzusehen. Aber als ich in mein Untersuchungszimmer kam, saß er wirklich dort.

Ich fürchtete sofort, sein Besuch hätte wieder etwas mit Krebs zu tun. Aber noch bevor ich ihn fragen konnte, sagte er: »Vergessen Sie nicht – dies ist erst mein zweiter postoperativer Besuch.« Ich glaubte, er wollte sichergehen, daß seine Versicherung die Kosten übernahm. »Und warum sind Sie hier?« fragte ich. »Ich habe eine Frage«, sagte er. »Ich möchte gern wissen, was man nach einer Magenoperation essen kann.« – »Vier Jahre danach *alles*! Aber sagen Sie mir doch, warum Sie hier sind.« – »Ich habe mir, wie ich bei meiner Arbeit einen Felsbrocken gehoben habe, einen Bruch zugezogen.« Da er sich weigerte, ins Krankenhaus zu gehen, operierte ich ihn bei örtlicher Betäubung ambulant, und er war gleich wieder auf den Beinen und lief eilig davon. Es würde mich wundern, wenn er sich Ruhe gegönnt hätte, auch wenn er mir versprochen hatte, zwei junge Männer einzustellen, die in den ersten Wochen nach seiner Operation seine Arbeit verrichteten.

John ist einer jener außergewöhnlichen Patienten, den die meisten klinischen Ärzte für widerborstig halten. Aber nach meiner Erfahrung haben all diese außergewöhnlichen Patienten Geschichten zu erzählen und Lektionen zu erteilen. Das hat nichts mit Glück oder »sich wohlverhaltenden« Krankheiten zu tun (langsam wachsende Tumore, »spontane« Rückbildungen usw.). Man muß nur wissen, daß es sowohl eine Biologie des einzelnen Menschen als auch eine Biologie der Krankheit gibt, die einander beeinflussen. Am Tag der Diagnose wissen wir von beiden noch viel zuwenig, um anhand eines pathologischen Berichts die Zukunft vorauszusagen.

Heute sind seit seiner Operation sechs Jahre vergangen, und John feierte vor kurzem seinen 83. Geburtstag. Sie fragen sich sicherlich, was mit seinem Krebs geschehen ist.

Ich weiß nicht, ob sein Immunsystem ihn ausgelöscht hat oder ob er noch immer da ist und so viel Spaß hat an Johns Leben, daß er ihn auf seinem weiteren Weg begleiten will. Aber eines weiß ich genau: Man sieht es John an, wie gut er zu leben und zu lieben versteht. Er kann sich noch immer für seine Arbeit begeistern, er hat mir Briefe mit Zeitungsausschnitten über den therapeutischen Wert des Lebens in freier Natur geschickt und einen Artikel über sich selbst, der im Lokalblatt erschienen ist und in dem er wie folgt zitiert wird: »Wenn ich eine kleine Ringelblume finde, die herausgerissen daliegt, tut es mir so leid, daß ich mit den Fingern ein Loch in den Boden grabe und sie einpflanze.« Der Artikel endet mit den Worten: »Heute . . . verrichtet John noch immer seine Arbeit, er pflanzt und beschneidet Sträucher und Bäume. Er liebt es. Und wie der legendäre Cowboy, der stolz erklärt, daß er im Sattel und in seinen Stiefeln sterben will, sagt er, wenn er an der Reihe ist: ›Ich bete immer, daß ich bei meiner Arbeit, beim Gärtnern, sterbe.‹«

Durch seine Arbeit im Freien bewahrt sich John etwas, das ich als himmlische Verbindung bezeichne, und genauso wie die Patienten im Krankenhaus, die schneller gesund werden, wenn sie ein Zimmer mit Ausblick auf den Himmel haben, ist auch er gesünder. John ist viel zu beschäftigt, um krank zu sein. Das ist sein wahres Geheimnis. Aber wie sollen wir ihn nach wissenschaftlichen Gesichtspunkten einordnen? Was können wir von ihm lernen? Gibt es wirklich eine Physiologie des Optimismus, des Friedens, der Liebe und Freude?

Selbstinduzierte Heilung

Spontane Remissionen − d. h. Rückbildungen von Krankheitserscheinungen − wie bei John bezeichne ich gern als selbstinduzierte Heilungen. Sie geben wunderbare Geschichten ab und sagen auch viel über die Kommunikation zwischen Geist und Körper aus. Aber da die meisten Menschen nicht an die Existenz dieser Remissionen glauben − ihre gängigen Erklärungen dafür sind »Irrtum bei der Diagnose« oder »sich wohlverhaltende Krankheit« −, wurden bislang nur wenige Versuche unternommen, sie wissenschaftlich zu verstehen. Die Mediziner haben die Angewohnheit, das Verdienst immer der Krankheit anzurechnen anstatt dem Menschen. Wir müssen aber anfangen, den Menschen und seinen positiven Einfluß auf den Heilungsprozeß zu untersuchen.

Bei dem sogenannten Remissionsprojekt des Institute of Noetic Sciences in Sausalito, Kalifornien, ist man jetzt bemüht, diese Lücke auszufüllen. Dazu werden aus der ganzen Welt um die 4000 Artikel aus medizinischen Zeitschriften zum Thema der spontanen Remission analysiert. Da es in jedem Artikel um mehrere Fälle gehen kann, sind es also mehr als 4000 Fälle, die untersucht werden. Außerdem werden bei diesem Projekt auch noch außergewöhnliche Heilerfolge, wie etwa jene in Lourdes, genauer unter die Lupe genommen.

Allerdings gibt keiner von all den vielen tausen Fällen praktisch Auskunft über die persönlichen Lebensumstände der Patienten. Brendan O'Regan, der Vice President des Forschungsinstituts, nennt eine Ausnahme, und er zitiert aus einem Papier, das sich mit einer Frau mit Krebsmetastasen des Gebärmutterhalses befaßt, der man kaum eine Überlebenschance gegeben hatte. Ihr Zustand veränderte sich drastisch, als, wie der Fallbericht notiert, »ihr vielgehaßter Ehemann plötzlich verstarb, woraufhin sie sich völlig erholte«. (Allerdings sollte ich hier zum Schutz der Ehemänner anmerken, daß es Sie nicht unbedingt gesund machen wird, wenn Sie Ihren Ehemann umbringen.) Wir hatten in unserer Praxis immer einen leeren Raum, in dem ich zwölf Ehemänner parat hielt, so daß ich jeder Frau, die zu mir kam und sagte: »Hier ist der Kerl, der mich krankgemacht hat«, den Rat geben konnte, sich einfach einen neuen zu nehmen und ihren alten abzulegen. Die Frauen hielten das für eine großartige Idee, aber am Ende brachten sie alle den neuen wieder zurück, weil die Probleme mit dem alten weitaus geringer waren. Sie haben eingesehen, daß man sich selbst ändern muß, wenn man gesund werden will.

Es ist unglaublich, daß all diese vielen tausend Menschen, die sich von »unheilbaren« Krankheiten erholt haben, niemals gefragt wurden, wie oder warum sie glaubten, wieder gesund geworden zu sein. Wenn man sie, so, wie ich es getan habe und wie es die Forscher, die diesem Denken offen gegenüberstehen, getan haben, fragt, erfährt man, daß über 90 Prozent dieser Menschen vor ihrer Heilung eine wichtige Veränderung in ihrem Leben durchgemacht haben. Ein existentieller Wandel hatte in ihnen stattgefunden, und nun beginnen sie zum ersten Mal in ihrem ganzen Leben, richtig zu leben. Aber sie sehen ihre Krankheit nicht als eine Strafe an, sondern als einen Neubeginn.

Bei dem Versuch, für Langzeitüberlebende irgendein gemeinsames psychologisches Muster zu erkennen, hat O'Regan das Melderegister für Tumore in der San Francisco Bay studiert, um Personen zu finden, die noch zehn oder mehr Jahre nach einer Terminaldiagnose am Leben sind. Wenn es ihm gelingt, die 89 Personen, die ausfindig gemacht wurden, zu interviewen, werden sie vielleicht etwas mehr Aufschluß über die Persönlichkeitsfaktoren geben, die bei der Heilung eine entscheidende Rolle spielen.

Inzwischen erforschen Wissenschaftler wie Dr. George Solomon, Sandra Levy, Joan Borysenko, Nicholas Hall, David McClelland und Candace Pert von Instituten wie in Harvard und der University of California in Los Angeles sowie den staatlichen Gesundheitsämtern die physiologischen Geheimnisse der Geist-Körper-Heilung. Nach und nach werden auch diese Forscher »wissenschaftlich« anerkannt. Sie werden eingeladen, auf großen

Kongressen über die psychosozialen Faktoren bei Krankheiten zu sprechen, und bekommen die Gelegenheit, in den angestammten medizinischen Fachzeitschriften und in den neueren, die sich den modernen Disziplinen der Psychoonkologie und der Psychoneuroimmunologie widmen, Artikel zu veröffentlichen. Es gibt für uns noch viel über die inneren Funktionen der Geist-Körper-Kommunikation zu lernen, und wir müssen auch weiterhin nach Beweisen Ausschau halten, die uns der Zufall beschert, und die wissenschaftlichen Untersuchungen fortführen, die sie belegen können.

Anekdotisches Material ist zwar nicht statistisch verwertbar, aber es entspricht der Wahrheit und stellt einen Beweis dar, der uns dabei hilft, die Richtung festzulegen, in der wir in Zukunft forschen müssen. Ich hoffe, daß im weiteren Verlauf der Forschungen alle Ärzte ihren Patienten Gelegenheit geben, lebende Anekdoten zu sein und keine toten Statistiken.

Solche Anekdoten, die geeignet sind, Glaubenssysteme zu ändern, erscheinen seit Jahren in meiner Praxis, und oft treffe ich Leute wie John, die ich längst für tot gehalten hatte. Die meisten Ärzte bekommen diese Menschen nicht zu Gesicht, denn jemand, dem man gesagt hat: »Sie werden in sechs Monaten tot sein«, der kommt zu keiner Nachuntersuchung wieder. Deshalb erfährt der Arzt auch nie, daß er nicht gestorben ist.

Ich glaube, daß wir das Leben der Menschen, die ihre Heilung selbst induziert haben, untersuchen müssen, um die Verbindungen zwischen Körper und Geist, Psyche und Soma zuerst zu verifizieren und dann zu identifizieren. Psychologen, Neurologen, Endokrinologen und Immunologen sind sich, wegen ihrer Erfahrungen, dieser Verbindungen stärker bewußt als Ärzte, die in Kliniken tätig sind. Aber auch Tierärzte: Ich erhielt einen bewegenden Brief von einem Tierarzt, der mir schrieb, daß es ihm vor allem anderen verhaßt sei, ein Tier einzuschläfern, das einem älteren Menschen gehört, weil er weiß, daß sich dieser Verlust auf die Gesundheit des betreffenden Menschen negativ auswirken kann. Aber die Ärzte in den Krankenhäusern wissen kaum etwas von diesen Verbindungen, weil sie, im Unterschied zum früheren Familienarzt, das Leben ihrer Patienten nicht kennen und auch nicht glauben, daß ein solches Wissen von Bedeutung sei. Deshalb stellen sie auch ihren Patienten keine Fragen. Wir müssen jedoch die Menschen kennen, um die wir uns kümmern — hierin sollten wir den Ärzten von früher in nichts nachstehen. Wir sollten den Menschen genausogut kennen wie die Krankheit und uns ganz besonders für all diejenigen interessieren, die trotz schlechter Aussichten gesund geworden sind. Denn sie haben nicht einfach nur Glück gehabt. Sie haben schwer gearbeitet, um gesund zu werden, und wir können viel von ihnen lernen. Allerdings wollen wir nun nicht all die andern, die nicht gesund werden, verdammen oder schuldig sprechen. Es ist hier die Rede von Möglichkeiten gegen Wahrscheinlichkeit, nicht von Erfolg oder Mißerfolg.

Glauben, Hoffnung und Placebo

Erfahrungen mit dem sogenannten Placebo-Effekt können auch zum besseren Verständnis der Geist-Körper-Verbindung beitragen. Es gibt Menschen, bei denen ist aus Gründen, die wir erst allmählich zu begreifen beginnen, eine schnelle Heilung und ein Nachlassen der Schmerzen zu verzeichnen, nachdem sie ein Placebo eingenommen haben. Unter Placebo versteht man ein einem echten Arzneimittel in Aussehen und Geschmack gleichendes unwirksames Scheinmedikament, das Heilung bringen kann. Manchmal tritt jedoch genau das Gegenteil ein, und der Patient erleidet schwere und unerfreuliche Nebenwirkungen. Ist dies der Fall, spricht man nicht von »Placebo«, was soviel bedeutet wie »ich werde gefallen«, sondern von »Nocebo«. Sowohl bei den Placebos als auch bei den Nocebos sind es die durch das Scheinmedikament *geweckten Erwartungen*, die am Ende für das Ergebnis verantwortlich sind.

Manchmal wird die Wirkung auch einfach nur durch die Worte oder die Einstellung eines Arztes oder einer anderen autoritären Person eingeleitet. Das erlebte ich einmal bei einem Patienten von mir. Eine Woche nach einer großen Krebsoperation ging es ihm sehr gut — kein Fieber, keine Komplikationen und ein herzhafter Appetit. Ich wollte ihn schon fast nach Hause schicken, als ich beschloß, den Onkologen und den Radiologen zu bitten, ihn sich im Krankenhaus noch einmal anzusehen. Da er schon ein etwas älterer Mann war, wollte ich ihm den Weg zu ihren Praxen ersparen. Nach diesen beiden Besuchen stieg seine Körpertemperatur auf fast vierzig Grad, und es setzte eine starke Wundinfektion ein. Die einzige Veränderung war der Besuch dieser beiden Ärzte gewesen, der ihn offenbar bedrückt, sein Immunsystem geschwächt und zu der Infektion geführt hatte.

Zwei andere Autoritätspersonen, die ich kannte — in diesem Fall die Eltern eines kleinen Jungen, der wegen eines Gehirntumors behandelt wurde —, konnten durch Worte bei ihrem Sohn Kelly so starke positive Erwartungen erzeugen, daß sie die Nebenwirkungen von einigen sehr starken Antikrebsmedikamenten verringerten, die er einnahm:

Als er seine CCNV-Tablette zum ersten Mal bekam, gaben wir ihm gleichzeitig auch das empfohlene Brechmittel, um das Gefühl von Übelkeit zu verringern. In jener Nacht wurde ihm sehr übel, und den ganzen nächsten Tag lag er auf der Couch. Als wir sie ihm das nächste Mal gaben, sagten wir ihm, daß sie nur beim ersten Mal Übelkeit verursache. Diesmal gaben wir ihm kein Antibrechmittel, und er mußte sich in der darauffolgenden Nacht nur ein einziges Mal übergeben. Er sagte, daß er sich viel besser fühle, und war fast den ganzen nächsten Tag auf den Beinen. Hurra!

Sie verwendeten auch Placebos!

Wir hatten seine Prednison-Dosierung halbiert, weil er dadurch wirklich schlimmen Gefühlsschwankungen unterlag. Damit seine Haare wieder nachwuchsen, rieben wir ihm den Kopf mit einer »Zaubermixtur« ein und sagten ihm, daß seine Haare nun wieder wachsen würden. Das taten sie auch! Als wir das Mittel wegließen, hörte auch das Haar zu wachsen auf, und es begann erst wieder zu wachsen, als wir wieder seinen Kopf damit einrieben.

Wenn wir Kelly das Prednison geben, hat er einen Bärenhunger, wenn er keins bekommt, verliert er völlig den Appetit. Um seinen Appetit anzuregen, habe ich ihm anstelle des Prednisons Blattsäure aus der Flasche zu trinken gegeben. Das bezeichnet er als seine Hungermedizin. Und siehe da! – durch das Placebo-Prednison kehrte sein Appetit zurück.

Placebo-Effekte wurden genauso wie das Phänomen der spontanen Remission, zumindest indirekt, über Jahre hinweg erforscht. Die Wissenschaftler waren dazu angehalten, sie zu untersuchen, weil klinische Versuche mit Medikamenten im Entwicklungsstadium gewöhnlich den Beweis erbringen müssen, daß solche Tabletten wirksamer sind als Placebos. Im allgemeinen weisen die Menschen, die mit Placebos behandelt werden, zu einem Drittel oder mehr positive Resultate auf. Wenn bei einem Medikamententest also nur etwa ein Drittel aller Testpersonen eine Besserung durch das Medikament erfährt, wird es im allgemeinen einem Placebo vorgezogen.

Bei alternativen Programmen zur Krebsfürsorge gibt es, vergleichbar zum Placebo-Effekt, etwas, das ich den Wartezimmer-Effekt nenne: Ungefähr 10 Prozent der Menschen, die an diesen Programmen teilnehmen, werden geheilt, und es sind noch viel mehr, denen es hinterher bessergeht, auch wenn die Mediziner nicht wissen, warum. Ich bin jedoch fest überzeugt, daß der Grund dafür die Hoffnung ist, die im Wartezimmer zum Ausdruck gebracht wird. Wenn der Glauben an den positiven Wert der Therapie groß ist, tut die Einbildung ihre Wirkung, durch die im Körperinneren eine fundamentale Veränderung ausgelöst wird. Daher hat vielleicht eine alternative Therapie mit einer Erfolgsrate von 10 bis 20 Prozent keinen wirklichen therapeutischen Wert.

Gefühle sind chemisch – denn sie können töten oder heilen. Ich glaube, daß ich als Arzt dafür verantwortlich bin, meinen Patienten dabei zu helfen, sie zur Heilung und Selbstheilung zu verwenden. Obwohl Placebos nützlich sein können, weil sie, als Symbol der Hoffnung, Erwartungen wecken, haben auch mein Glauben an meine Patienten und meine eigene Hoffnung symbolischen Wert, den ich dazu verwenden kann, meine Patienten gesund zu machen. Wenn es manchen meiner Patienten trotz allem, was dagegenspricht, bessergeht, könnte man sagen, daß ich diese Menschen zur Gesundheit verleitet habe. Aber das sehe ich nicht als ein Verbrechen an. Ich verwende auch alle mir zur Verfügung stehenden Mittel, denn jede Heilung ist wissenschaftlich. Wenn ich beschuldigt werde, falsche Hoffnungen zu wecken, dann lautet meine Antwort, daß es keine falschen Hoffnungen gibt – nur falsche *Nicht-Hoffnungen* –, weil wir von niemandem die Zukunft kennen.

Vor zehn Jahren kam eine Frau mit fortgeschrittenem Lymphknotenkrebs und weitverbreiteten Metastasen zu mir. Ihr Arzt in North Carolina hatte sie zum Sterben nach Hause geschickt. »Warum sollen Sie 300 Meilen weit bis in die nächste Klinik gehen, nur damit Ihnen von der Chemotherapie schlecht wird?« hatte er gesagt. Aber eine ihr befreundete Krankenschwester, die meinen Schwiegervater betreute, sagte ihr ohne mein Wissen: »Du mußt nach New Haven gehen. Dr. Siegel macht andauernd Leute gesund.« Der Onkologe, zu dem ich sie schickte, war ganz und gar nicht ermutigend: »Wie Sie wissen«, schrieb er mir, »handelt es sich um eine schnell voranschreitende Krankheit; Überlebenschancen von mehr als fünfzehn Monaten sind die Ausnahme, der Durchschnitt liegt bei sechs Monaten.« Er sagte, er habe ihr wirklich nicht viel zu bieten. Nachdem sie mich dann im Krankenhaus kennengelernt hatte, erzählte sie jedoch ihrer Freundin: »Als er meine Hand hielt, wußte ich, daß ich wieder gesund werde.«

Die Briefe ihres Onkologen schildern ihre Geschichte: Juli 1979 (gleich nach Beginn der Behandlung) – »Bleibt weiterhin schwach«; August 1979 – »Deutliche Reaktion, Gewichtszunahme, totale Rückbildung der Lymphadenopathie und geringfügige Rückbildung der Lungenknötchen«; Oktober 1979 – »Macht sich weiterhin gut . . . objektive Verminderung des gesamten Krankenbildes«; Dezember 1979 – »Vollständige Remission«. Briefe aus den darauffolgenden drei Jahren berichten: »Macht sich weiterhin sehr gut« oder »außerordentlich gut« oder »erstaunlich gut« – und im Juli 1983: »In einer so guten Verfassung wie heute habe ich sie in den letzten beiden Jahren nicht gesehen. Ihr Hausarzt nahm an, daß die Familie die Menschen ausgetauscht habe. (Sie sah so gut aus.)« Eines Tages sagte der Onkologe im Gang des Krankenhauses mit einem Augenzwinkern zu mir: »Ist die Chemotherapie nicht eine wunderbare Sache?«

Diese Frau mußte alle drei Monate von North Carolina nach

New Haven fahren, um sich einer Chemotherapie zu unterziehen. Ich machte mir wegen der allzu großen Hoffnungen, die sie an die Behandlung zu knüpfen schien, Sorgen, weil ich wußte, daß sie keine Chancen hatte. Mir wäre bestimmt noch viel unbehaglicher zumute gewesen, wenn ich gewußt hätte, was ihre Freundin, die Krankenschwester, zu ihr sagte: daß sie meinetwegen gesund werden würde – und nicht nur das: Als von der Chemotherapie Nebenwirkungen auftraten, sagte sie: »Dr. Siegel meint, daß du keine Nebenwirkungen zu haben brauchst« – und sie verschwanden. Ihre Freundin hatte sie so darauf programmiert, an mich zu glauben, daß wir ihr wahrscheinlich nur klares Wasser zu trinken geben mußten, und es hätte gewirkt. Mir war unbehaglich zumute, weil ihre Hoffnungen übertrieben schienen, aber am Ende lernte ich etwas – über den Wert der Hoffnung.

Im *Journal of the American Medical Association* (im weiteren Verlauf als JAMA abgekürzt) berichtet eine Ärztin, die unter dem Pseudonym Jane A. McAdams schrieb, wie ein Zeichen der Hoffnung ihre kranke Mutter positiv beeinflußte, als die Ärzte glaubten, sie hätte nur noch wenige Wochen zu leben. Ihre Mutter war während der Weltwirtschaftskrise aufgewachsen und als Folge davon sehr sparsam und gegen jede Art von Verschwendung.

Ich beschloß, ihr eine Freude zu machen, indem ich ihr das schönste und teuerste Nachthemd mit dazu passendem Morgenrock kaufte, das ich finden konnte. Wenn ich auch nicht hoffen durfte, ihre Krankheit zu heilen, wollte ich wenigstens die hübscheste Frau im ganzen Krankenhaus aus ihr machen.

Nachdem meine Mutter das Geschenk ausgepackt hatte, war sie eine ganze Weile stumm. Schließlich begann sie zu sprechen. »Würde es dir etwas ausmachen«, sagte sie und deutete auf das Päckchen und die Sachen, die auf dem Bett lagen, »diese Dinge in den Laden zurückzubringen? Eigentlich will ich sie gar nicht.« Dann nahm sie die Zeitung und blätterte sie bis zur letzten Seite um. »Was ich wirklich will, ist das hier. Wenn du es mir besorgen könntest«, sagte sie. Sie deutete auf eine Werbeanzeige, auf der ein teures Designertäschchen zu sehen war.

Ich sah sie ungläubig an. Was hätte meine Mutter, die alles

Extravagante ablehnte, im Januar mit einem teuren Sommer-täschchen anfangen sollen, mit einem Täschchen, das sie wahrscheinlich erst im Juni würde verwenden können? Dabei würde sie nicht einmal bis zum Frühjahr leben, ganz zu schweigen vom Sommer. Aber dann schämte ich mich und war über meine Ungeschicklichkeit, meine Ignoranz und meine Unsensibilität oder wie man es nennen mag, erschrocken. Mir wurde klar, daß ich mich eigentlich fragte, wie lange sie wohl noch lebte. Und dann fragte sie mich auch, ob ich glaubte, daß sie in sechs Monaten noch leben würde. Und sie sagte mir, wenn ich ihr bewies, daß ich wirklich glaubte, sie würde dann noch leben, dann würde sie es auch tun. Sie würde dieses teure Täschchen nicht umsonst bekommen haben. Ich trug den Morgenrock und das Nachthemd noch am selben Tag zurück und kaufte das Täschchen für den Sommer.

Das war vor vielen Jahren. Das Täschchen ist abgewetzt und längst verschwunden – und ein halbes Dutzend andere auch. Und nächste Woche fliegt meine Mutter nach Kalifornien, um ihren dreiundachtzigsten Geburtstag zu feiern. Mein Geschenk für sie? Das teuerste Täschchen, das ich auftreiben konnte. Sie wird es gut gebrauchen können.

Alles was Hoffnung bietet, birgt die Möglichkeit zur Heilung, alle Gedanken, Hypothesen, Symbole und Placebos. Viele Menschen glauben noch immer, daß sich Placebos vielleicht für »psychosomatische« Probleme eignen, aber nicht für jemanden, der an Aids, Krebs, multipler Sklerose oder einer Herzerkrankung leidet. Interessanterweise ist diese Ansicht schon seit langem weit verbreitet, obwohl unzählige Untersuchungen bewiesen haben, daß Placebos Probleme verkleinern, die, wie die Psychologen Robert Ornstein und Dr. David Sobel es ausdrücken, vom »postoperativen Wundschmerz, Seekrankheit, Kopfschmerzen, Husten, Angst und anderen Störungen der Nerven bis hin zum hohen Blutdruck, Angina, Depressionen, Akne, Asthma, Heuschnupfen, Erkältungen, Schlaflosigkeit, Arthritis, Geschwüren, Magensäure, Migräne, Verstopfung, Fettleibigkeit, Blutbilder, Lipoproteinspiegel und vieles mehr reichen«. Ornstein und Sobel sagen: »Wenn uns eine solche Behandlung plötzlich zur Verfügung stünde, würden wir glauben, daß wir eine neue Wunderdroge entdeckt hätten, vergleichbar der des Penicillins. Mehr noch: Kein einziges Körpersystem scheint gegen seine Wirkung immun zu sein.«

Wie funktioniert also der Placebo-Effekt? Da ein Placebo der Definition nach ein Stoff oder ein Vorgang ohne wirkliche Macht ist, die eine Veränderung im Zustand des Patienten herbeiführen könnte, folgt daraus, daß jede auftretende Veränderung durch den Geist herbeigeführt würde. Mit anderen Worten, der Placebo-Effekt ist nur zu verstehen, wenn die Einheit von Körper und Geist akzeptiert wird. Wie ein wissenschaftlicher Text besagt, müssen wir erkennen, daß »Placebo-Reaktionen weder mystisch noch inkonsequent sind und daß psychologische und psychophysiologische Vorgänge durch gemeinsame anatomische Bahnen laufen«. Die »gemeinsamen anatomischen Bahnen« sind der greifbare Ausdruck der Geist-Körper-Einheit.

Ein ziemlich dramatisches Beispiel für die Geist-Körper-Verbindung lieferte eine Philippinin, die 1977 von einem eingeborenen Wunderheiler von einer ernsten Krankheit geheilt wurde, nachdem ihr die westliche Medizin nicht hatte helfen können. Sie litt an einer Schmetterlingsflechte, einer autoimmunen Störung, bei der das Immunsystem des Körpers seine eigenen gesunden Organe angreift, und lehnte den Vorschlag ihres Arztes, sich einer aggressiveren Behandlung zu unterziehen, ab. Ebenso schlug sie seine Warnungen, daß sie sterben würde, wenn sie ihre Cortisonbehandlung beendete, in den Wind und kehrte in ihr Heimatdorf auf den Philippinen zurück. Drei Wochen später, nachdem sie das Cortison abgesetzt hatte, kam sie wieder in die Vereinigten Staaten, völlig frei von Symptomen, ihre Leber und ihre Niere funktionierten normal, wie der Arzt, der sie behandelte und der die Daten ihres Falls vor etwa vier Jahren im JAMA veröffentlichte, bestätigte – inzwischen hat sie eine normale Schwangerschaft hinter sich gebracht und wurde von einem gesunden Kind entbunden.

Worauf führte sie ihre wundersame Heilung zurück? Ein Wunderheiler in ihrer Heimat hatte einen Fluch, der auf ihr lag, aufgehoben! Ich finde es bemerkenswert, daß sich eine angesehene medizinische Zeitschrift entschließt, einen Fall über die heilende Kraft eines philippinischen Zauberdoktors darzulegen, während eine andere, das *New England Journal of Medicine*, die Seite des Herausgebers dazu verwendet, die heilende Kraft des Lachens zu leugnen (wie Sie in Kürze lesen werden) – und beide haben sich, wie man mir sagte, geweigert, einen Artikel von Dr. Randy Byrd über die Wirksamkeit des Gebets zu veröffentlichen (worüber Sie in Kapitel VII lesen werden). Ich selbst glaube, daß wir uns über alle Arten des Heilens informieren sollen, denn alle sind wissenschaftlich.

Ich habe von mehreren anderen wundersamen Heilungen der Schmetterlingsflechte gehört, einschließlich einer, von der Dr. Charles A. Janeway berichtete, dessen Patientin »sich selbst geheilt hat, indem sie (ein Jahr lang) ihre tiefe, in ihr verborgene Feindseligkeit gegenüber ihrem Vater ablegte«. Übrigens haben alle Geschichten, die ich über die Heilung der Schmetterlingsflechte gehört habe, irgendwie etwas mit der Konfrontation mit einer Autorität zu tun: Dr. Janeways Patientin hat sie dazu benutzt, sich ihrem Vater zu stellen, die Philippinin hat sich ihrem Arzt gestellt; und eine andere Frau, eine Krankenschwester, fühlte sich so krank, daß sie Gott ein Ultimatum stellte – er solle sie entweder noch in derselben Nacht zu sich nehmen oder gesund machen (am nächsten Morgen wachte sie auf und war gesund).

Je mehr wir solche Geschichten über den Geist und den Körper als Einheit erfahren, um so schwieriger wird es, sie voneinander getrennt zu betrachten. Was im Geist vor sich geht, entspricht häufig ganz genau dem, was im Körper vor sich geht: Die Verbindung wird von den Peptid-Molekülen hergestellt, die vom Gehirn und vom Immunsystem erzeugt werden.

Es gibt im Körper ungefähr sechzig bekannte Peptid-Moleküle, von denen Ihnen einige Namen vielleicht vertraut sind – etwa Endorphine, Interleukine, Interferone. Durch sie werden die Gefühle zu etwas Chemischem und beeinflussen die Verbindung zwischen Psyche und Soma. Auf die Endorphine zum Beispiel führt man heutzutage den Placebo-Effekt zurück. Es hat den Anschein, als könne die Schmerzerleichterung, die aus vielen Untersuchungen hervorgeht, physiologisch durch die Tatsache erklärt werden, daß die positiven psychologischen Erwartungen, die durch das Placebo geweckt werden, zu einer erhöhten Endorphinproduktion führen, die wiederum die Schmerzen lindert, so daß die Befreiung von den Schmerzen in Wirklichkeit »im Kopf« vor sich geht – denn dort befindet sich das Endorphin.

Was mich daran am meisten interessiert, ist die Frage, wie wir das Placebo ausschalten und direkt an die Quelle des Heilungssystems des Geistes gelangen können, so wie Kellys Eltern es ihrem Sohn beigebracht haben. Wie finden wir einen direkten Zugang zu diesem System? Die vielen außergewöhnlichen Menschen, die Sie in diesem Buch kennenlernen, werden Ihnen beweisen, daß das durchaus möglich ist. In einem Essay mit dem Titel *Das geheimnisvolle Placebo* geht Norman Cousins diesem Vorgang auf den Grund und legt dar, was er aus eigener Erfahrung weiß:

> Es ist zweifelhaft, ob ein Placebo, ohne den eisernen Willen des Patienten, am Leben zu bleiben ... große Wirkung hätte. Denn der Wille zum Leben ... befähigt den menschlichen Körper, das Beste aus sich zu machen ... Das Placebo ist also ein Bote zwischen dem Willen zu leben und dem Körper. Aber der Bote ist entbehrlich. Wenn wir uns von den greifbaren Dingen befreien können, dann können wir die Hoffnung und den Willen zu leben unmittelbar mit der Fähigkeit des Körpers verbinden, großen Bedrohungen und Herausforderungen zu begegnen.

Durch Veränderung des Geistes den Körper verändern

Der Placebo-Effekt weist uns darauf hin, daß wir vielleicht fähig sind, Veränderungen in unserem Körper vorzunehmen, indem wir unseren Geisteszustand ändern. Wenn wir uns also Prozessen hingeben, die eine geistige Veränderung bewirken – wie Meditation, Hypnose, Visualisierung, Psychotherapie, Liebe und geistiger Frieden –, dann öffnen wir uns Wegen, die möglicherweise zur Veränderung und zur Heilung führen.

Besonders dramatisch kann eine solche Umwandlung sein, wenn ein Mensch, in dem Erlebnis- und Verhaltenssysteme mehrfach vorhanden sind (eine sogenannte multiple oder Mehrfach-persönlichkeit), seine Persönlichkeit austauscht. Früher dachte man, daß Menschen mit gespaltener Persönlichkeit äußerst selten vorkommen. Heute wissen wir jedoch, daß diese Krankheit viel häufiger auftritt und auch, wo ihre Ursache zu vermuten ist – nämlich in Mißhandlungen im Kindesalter. Angeblich lernen manche der mißhandelten Opfer, schon sehr früh den Kern ihrer Persönlichkeit abzuschalten, wenn das Leid, das sie erfahren müssen, zu groß wird; dieser Umstand befähigt sie, sich in eine andere Persönlichkeit zu flüchten – oft in bis zu einem Dutzend verschiedene, die dazu da sind, das Kind zu schützen. Obwohl niemand mit Sicherheit sagen kann, wie diese Veränderung zustande kommt, scheint damit eine Art Dissoziation durch Selbsthypnose verbunden zu sein.

Die erste Patientin mit multipler Persönlichkeit, der ich begegnete, machte bestimmte medizinische Tests als ein und dieselbe Persönlichkeit durch, denn es gab für diese Person keine Schmerzen, keine Furcht und keine Probleme. Als die Tests vorbei waren, kehrte sie wieder zu ihrer dominanten Persönlichkeit zurück. Physiologisch gesehen, können die Unterschiede zwischen den einzelnen Persönlichkeiten bei einer multiplen Persönlichkeit jedoch noch viel erstaunlicher sein, als es in diesem Beispiel der Fall war.

Es gibt bestimmte physiologische Merkmale, von denen wir glauben, daß sie ein für allemal feststehen und erhalten bleiben – wie Diabetes, Links- und Rechtshändigkeit, Allergien und Farbenblindheit. Allerdings hat es den Anschein, als träfe diese Vermutung auf Menschen mit multipler Persönlichkeit nicht zu: Wie die Erfahrung zeigt, können sie das eine Mal gegen Katzen oder Orangensaft allergisch sein und ein anderes Mal nicht, genauso wie sie in der einen Persönlichkeit Verbrennungen aufweisen, aber in einer anderen nicht. Oder sie reagieren in der einen Persönlichkeit auf bestimmte Tabletten empfindlich, aber nicht in einer anderen, oder sie sind das eine Mal Rechtshänder und das andere Mal Linkshänder. Ich kenne eine Frau, die neben ihrem Bett ein halbes Dutzend verschiedener Brillen liegen hatte, weil sie nicht wußte, wer sie sein würde, wenn sie das nächste Mal aufwachte. Und ich habe auch von einer Frau mit multipler

Persönlichkeit gehört, die sich auf einer Party betrank, und als ihr ihre Freunde davon abrieten, mit dem Auto nach Hause zu fahren, sagte sie: »Keine Sorge, die anderen werden es nicht zulassen. Eine von ihnen wird fahren.« Brendan O'Regan, dessen Newsletter *Investigations* über den gegenwärtigen Stand der Erforschung von multiplen Persönlichkeiten berichtet hat, behauptet sogar, von einer Frau gehört zu haben, deren Augenfarbe sich veränderte, wenn sie von einer Persönlichkeit zu einer anderen wechselte.

Die Erforschung der multiplen Persönlichkeiten ist somit von allgemeinem Interesse, denn es wird hier die Möglichkeit aufgezeigt, daß durch die Veränderung der Persönlichkeit auch der Körper verändert werden kann. Stellen Sie sich zum Beispiel vor, Ihr Gehirn sei in der Lage, bewußt die unglaublichen chemischen Vorgänge der Heilung durchzuführen – und besäße die ungeheure Macht der Neuropeptide.

Der Biochemiker Nick Hall von der George Washington University gehört zu den Wissenschaftlern, die sich mit dieser Möglichkeit beschäftigen, indem sie den Einfluß von Meditationen und positiven Visualisierungen auf die Immunität erforschen. In einem Interview in der Zeitschrift *Discover*, das er mit Rob Wechsler führte, berichtet Hall von einem Vortrag, den er einmal vor einer Gruppe Zuhörern hielt, von der er erwartet hatte, daß sie seiner Geist-Körper-Vereinigung von Psychologie, Immunologie und Neuroendokrinologie ablehnend gegenüberstehen würden: »Ich wußte, daß ich etwas tun mußte, um ihre Aufmerksamkeit zu wecken«, sagte er. »Ich ging zum Podium, zog ein Buch aus meiner Hosentasche und las ihnen eine erotische Passage aus *Lady Chatterly* vor. Als ich fertig war und alle überzeugt waren, daß ich verrückt sein, blickte ich auf und sagte: ›Wenn man die reproduktive Achse mit rein mentalen Vorgängen wecken kann, warum sollte es dann mit dem Immunsystem nicht genauso sein?‹«

Hall legte seinen Zuhörern überzeugend dar, daß die Bilder im Kopf eine genauso starke Wirkung haben wie die Bilder von außen. Das Phänomen des Errötens ist ein weiteres Beispiel für die Reaktion des Körpers auf das, was vielleicht nur ein rein mentales Ereignis darstellt. Man ist sich darin einig, daß es sich dabei um physische Reaktionen auf etwas handelt, das über den

Geist vermittelt wird. Aber was ist mit dem Immunsystem? Läßt es sich wirklich durch den Geist aktivieren? Muß man sich wirklich nur genügend verändern, um seine Krankheit abstoßen zu können, weil sie dann nicht mehr zu einem paßt? Ich glaube, daß man sich tatsächlich derart stark ändern kann; ich habe es schon oft miterlebt.

Wir stehen am Beginn eines eindrucksvollen Forschungsprogramms, mit dem wir dokumentieren möchten, wie Geist und Körper, Gehirn und Immunsystem miteinander in Verbindung stehen. Obwohl noch sehr viel Arbeit nötig ist, um dieses unglaublich feine Kommunikationsnetz aufzuspüren, ist es doch wichtig zu wissen, daß derartige Kommunikationsmöglichkeiten überhaupt existieren.

1964 veröffentlichte Dr. George Solomon, der mit der medizinischen Fakultät der University of California in San Francisco und Los Angeles zusammenarbeitet, einen Artikel mit dem Titel: »Emotionen, Immunität und Krankheit: Eine spekulative theoretische Zusammenfassung«. Aber bevor er ihn mir im vergangenen Jahr zuschickte, hatte er neben das Wort »spekulative« »nicht mehr« geschrieben.

Als Solomon vor fast dreißig Jahren diesen Artikel verfaßte, ging er von einer einzigen Hypothese aus: »Streß kann die Immunität unterdrücken.« Solomon und andere haben diese Annahme inzwischen längst belegt. 1985 legte Solomon insgesamt 14 Hypothesen vor, die sich mit den Interaktionen zwischen dem Immunsystem und dem zentralen Nervensystem befaßten, und konnte ihre Stichhaltigkeit nachweisen. Und schließlich hat er eine Liste mit 35 derartigen Hypothesen zusammengestellt, die heute alle als mehrfach bewiesen gelten.

Dr. Solomon verrichtet auch weiterhin Pionierarbeit und geht der Frage nach, in welchem Zusammenhang Gefühle zu Krankheiten stehen. Hierzu hat er seine Untersuchungen auch auf Krebspatienten und auf Aidskranke ausgeweitet. In einem Artikel über aidsinfizierte Personen, die lange noch nach Ausbruch der Krankheit weiterlebten, zählen Dr. Solomon, Dr. Lydia Temoshok und ihre Kollegen sechzehn wichtige emotionale Faktoren und Verhaltensmuster auf, die Einfluß auf diese Langlebigkeit haben. Diese Liste werde ich später, als Teil der praktischen

Ratschläge, mit Krankheiten umzugehen, im einzelnen aufführen. Im Augenblick ist nur wichtig zu wissen, daß wir ein relativ detailliertes psychologisches Bild von der Überlebenspersönlichkeit zeichnen können und daß wir alle fähig sind, diese psychologische Veränderung und Heilung herbeizuführen. Denn wenn eine Veränderung nicht möglich wäre, hätte es auch keinen Sinn, nach charakteristischen Eigenschaften von Überlebenden zu suchen.

Von Liebe und Lachen und Briefen an das *New England Journal of Medicine*

»Psychosoziale Korrelationen beim Überleben von fortgeschrittenen bösartigen Krankheiten« hieß eine Studie, die 1985 von der Psychologin Barrie R. Cassileth und Kollegen im *New England Journal of Medicine* publiziert wurde. Zusammen mit einem Editorial der stellvertretenden Herausgeberin Dr. Marcia Angell, das den Titel »Krankheit als Reflexion der Psyche« trug, verursachte diese Studie einen ziemlichen Wirbel. Obwohl Cassileth, im Vergleich zu dem, was sie über den Mangel an kausalen Beziehungen zwischen psychologischen und sozialen Faktoren und der Überlebenszeit bei Krebspatienten darlegte, relativ bescheidene Behauptungen aufstellte, ergriff Dr. Angell die Gelegenheit, um zu verkünden, daß »es an der Zeit ist zuzugeben, daß unsere Vorstellung von der Krankheit als eine Reflexion des geistigen Zustands im großen und ganzen ein Märchen ist«.

Die Reaktion war ein ganzer Schwall von Leserbriefen, mehr als jeder andere Artikel in den vergangenen Jahren hervorgerufen hatte. Es herrschte zwar keine Übereinstimmung darüber, *wie* die geistige Einstellung die Gesundheit beeinflußt, aber daß sie einen Einfluß hat und daß dieses Thema unbedingt weiterer Untersuchung bedurfte, darin waren sich alle einig.

Cassileth selbst hatte diese Ansicht in ihrem Artikel vertreten, indem sie angab, daß soziale und psychologische Faktoren »für den *Ausbruch* einer Krankheit verantwortlich sein könnten«. Und obwohl sie der Meinung war, daß »die Biologie der Krankheit . . . den potentiellen Einfluß von Lebensstil und psychosozialen Variablen zu überwiegen scheint, *sobald die Krankheit ihren Lauf genommen hat*«, dürfen wir nicht vergessen, daß die 359 Patienten, die in ihrer Studie berücksichtigt werden, tatsächlich, wie auch der Titel sagt, an »fortgeschrittenen bösartigen Krankheiten« litten. Mit anderen Worten: Die Krankheit hatte sich inzwischen so fest etabliert, daß der Körper die Fähigkeit verloren hatte, sich dagegen zu wehren. Bei Patienten mit einer so schweren Krankheit fällt auch der Hoffnungsfaktor weg. Weil die Ziele der Untersuchung stark eingeengt waren, wurden auch wichtige Fragen über den Einfluß des Geistes auf unsere Gesundheit gar nicht erst angesprochen.

Eine Reihe anderer Untersuchungen hat jedoch gezeigt, daß eine Verbindung zwischen Körper und Geist tatsächlich besteht und von Bedeutung ist. Dies wurde etwa auch durch die psychoonkologischen Tagungen an den National Institutes of Health und am New Yorker Memorial Sloan-Kettering Hospital belegt. So scheint es klar, daß die Zeiten, in denen dieser Glauben als Märchen abgetan wurde, längst vorbei sind und daß wir uns daranmachen müssen, diese Dinge gründlich zu untersuchen.

Trotzdem ist Angell noch immer nicht ganz überzeugt: »Lachen ist eine gute Sache«, schreibt sie, »aber kein Mittel und keine Medizin, die eine Krankheit heilen kann. Das wäre nicht wissenschaftlich.« Auch wenn Dr. Angell dieser Meinung ist, ändert das nichts daran, daß es viele Wissenschaftler gibt, die anderer Ansicht sind. Der Neuropharmakologe Candace Pert vom National Institute of Mental Health zum Beispiel glaubt, daß wir jetzt an einem Punkt angelangt sind, an dem »die etablierte Medizin sich endlich entscheiden muß, wie sie mit dem menschlichen Geist verfahren soll«.

Supergesundheit

Ich sage voraus, daß die chemischen Stoffe, die wir in unseren Gehirnen erzeugen, in Zukunft die Grundlage vieler Therapien sein werden. Candace Pert beispielsweise verwendet bereits mit erstaunlichen Resultaten bei Aidspatienten das Peptid T (den im Labor erzeugten Klon eines dieser natürlichen chemischen Stoffe).

An der vordersten Front dieser neuen Wissenschaft stehen die Forscher, die eine Gruppe Peptide untersuchen, die als Wachstumsfaktoren bekannt sind und als natürliche Stoffe in unserem Körper vorkommen und die jetzt durch die neuen Gentechniken geklont werden. In einem kürzlich durchgeführten Test, von dem das Magazin *Omni* berichtete, hat David Golde, leitender Hämatologe und Onkologe an der UCLA (University of California in Los Angeles) bei sechzehn Aidspatienten mit geringen Zahlen weißer Blutkörperchen einen Wachstumsfaktor verwendet, der als GM-CSF bekannt ist. Er bezeichnete die Ergebnisse als »Revolution in der Medizin, ähnlich der, die durch Verwendung von Antibiotika hervorgerufen wurden«. »Zu sehen, wie die weißen Blutkörperschen zunahmen, war das Aufregendste, was ich je in der Wissenschaft erlebt habe«, sagte er. »Meines Wissens wurde dieser Eingriff zum ersten Mal bei Menschen durchgeführt.« – »Spektakulär« – war der Kommentar von David Nathan von der Harvard Medical School. »Einen *Home run*« nannte Jerome Groopman vom Deaconess Hospital in Boston das Ergebnis.

Die Neurobiologin Rita Levi-Montalcini erhielt für die Entdekkung des Nervenwachstumsfaktors (NGF), der auch zu diesen natürlich vorkommenden Stoffen gehört, sowohl den Nobelpreis für Medizin als auch den Lasker Award. Levi-Montalcini hat gezeigt, daß der NGF die Zellen im Immunsystem und im zentralen Nervensystem beeinflußt und folglich mitbestimmend ist für die Art und Weise, wie die Psychologie eines Menschen mit der Immunfunktion in Zusammenhang gebracht werden kann. »Das die psychologischen Bedingungen das Wohlbefinden der Menschen durch das Immunsystem beeinflussen, war schon immer bekannt«, sagte sie gegenüber *Omni*, »allerdings konnte es bislang nicht nachgewiesen werden. Heute sind wir überzeugt, daß der NGF so etwas wie ein verbindender Bote ist.« Es besteht die Hoffnung, daß der NGF durch Molekulartechniken synthetisch hergestellt werden kann, um bei der Behandlung degenerativer Krankheiten des Gehirns, wie der Alzheimer-Krankheit, der Huntingtonschen und der Parkinsonschen Krankheit, verwendet zu werden.

Schon bald werden die Ärzte vielleicht in die Fußstapfen der natürlichen Heiler treten. Barbara Ann Brennan schreibt in ihrem

Buch *Licht-Arbeit*, daß das eigentliche Verdienst des Heilers darin bestehe, den Patienten dazu zu bringen, sich selbst durch natürliche Prozesse zu heilen. Denn der Körper und das Energiesystem bewegten sich auf ganz natürliche Weise in Richtung Gesundheit. Das ist es, was die Wissenschaftler, von denen hier die Rede ist, jetzt entdecken, während sie mit Stoffen arbeiten, die die inneren Heilmittel des menschlichen Körpers sind.

Diese inneren Heilmittel werden auch bei Kindern in Krankenhäusern mobilisiert. Wenn Frühgeburten in eine Abteilung der Kinderstation gebracht werden, wo sie von Krankenschwestern zehn Tage lang dreimal täglich fünfzehn Minuten lang gestreichelt werden, dann nimmt ihr Gewicht um 50 Prozent schneller zu als das der neugeborenen Kinder auf der gleichen Station, die ohne gestreichelt zu werden auskommen müssen. Woher kommt das? Erinnern Sie sich daran, daß unsere Überlebensmechanismen in unserer primitiven Existenz wurzeln. Wenn die Löwenmutter beispielsweise ihr Lager verläßt, dann bleibt das Löwenbaby völlig ruhig liegen. Sein Metabolismus ist abgeschaltet, damit es ohne Nahrung und Wärme überleben kann. Wenn die Mutter mit Nahrung zurückkehrt, leckt sie das Baby ab, und das Baby reagiert darauf mit der Produktion von Wachstumshormonen und anderen Neuropeptiden, damit die Nahrung auf angemessene Weise genutzt werden kann.

Vielleicht wird es eines Tages möglich sein, genau das richtige emotionale Rezept für die Bedürfnisse jedes einzelnen Menschen zu verschreiben. Bis dahin werden wir uns auf die Wissenschaftler verlassen müssen, die die chemischen Stoffe, die auf natürliche Weise in unserem Körper vorkommen, klonen und versuchen, die Menschen dazu zu bringen, so zu leben, daß sie größere Mengen von diesen lebenerhaltenden Stoffen in ihrem Körper erzeugen. Wenn einem das gelingt, kann man sein eigener Gentechniker sein. Denn Liebe, Lachen und Seelenfrieden sind physiologische Faktoren.

Überlebende: Zornig, fröhlich oder voller Liebe?

Zwei Monate bevor der schon genannte Artikel aus dem *New England Journal of Medicine* erschien, veröffentlichte *The Lancet*, eine vergleichbare britische Zeitschrift, einen Artikel über die Zusammenhänge von mentaler Einstellung und Krebs. Diese Untersuchung, an der 57 Frauen beteiligt waren, bei denen Brustkrebs zu einem Zeitpunkt diagnostiziert worden war, der länger als zehn Jahre zurücklag, bewies folgendes: Nach den ersten fünf Jahren war »bei Patientinnen, die ihre Krankheit leugneten oder einen ›kämpferischen Geist‹ besaßen, weitaus weniger häufig ein erneutes Auftreten der Krankheit zu verzeichnen als bei Patientinnen, die den Krebs stoisch akzeptierten oder Gefühle von Hilflosigkeit oder Hoffnungslosigkeit entwickelten«.

Zehn Jahre später zeigte die Überlebensstatistik, daß 70 Prozent der kämpferischen Patientinnen noch immer am Leben waren – mit oder ohne Metastasen – und daß im Vergleich dazu nur 50 Prozent der Patientinnen, die die Krankheit leugneten, 25 Prozent der stoischen Patientinnen und 20 Prozent der hoffnungslosen/hilflosen Gruppe überlebt hatten. Obwohl die Autoren des Artikels nichts weiter behaupten, als daß die geistige Einstellung mit der Überlebenszeit »assoziiert ist« und nicht etwa die Ursache dafür sei, sind diese Statistiken bemerkenswert.

Allerdings endet der Artikel mit einem sehr »medizinischen«, mechanistischen Vorbehalt: »Ob sich geistige Einstellungen verändern lassen und ob solche Veränderungen die Überlebenschancen erhöhen, sind Fragen, die einer weiteren Untersuchung bedürfen.« Was mir Sorge macht, ist der erste Teil dieser Äußerung: Zu fragen, ob eine Veränderung der geistigen Einstellung die Überlebensraten erhöht, ist eine Sache, aber ob sich die Einstellungen verändern lassen, ist eine völlig andere. Seit wieviel Jahren gibt es nun schon die Psychotherapie? Haben Freud und Jung denn nichts dazu beizutragen? Wer glaubt denn ernsthaft, wir könnten den Menschen nicht dabei helfen, sich zu verändern. Das ist doch absurd. Ich weiß von der Therapie, die ich in den vergangenen zehn Jahren durchgeführt habe, nur zu gut, daß wir Menschen beibringen können, nicht hilflos zu sein. Wir können sie ermuntern, kämpferisch zu sein. Und selbst unter den verzweifeltsten Umständen können wir ihnen helfen, den Willen zum Leben zu finden.

Sandra Levy, Lehrbeauftragte für Psychiatrie und Medizin an der University of Pittsburgh und Leiterin der Abteilung für Verhaltensmedizin an der onkologischen Fakultät des Krebsinstituts in Pittsburgh, hat ähnliche Untersuchungen durchgeführt, wie sie anläßlich der britischen Studie gemacht wurden. 1984 veröffentlichte sie einen Artikel, in dem sie von »Assoziationen« zwischen Emotionen und Krebs spricht, nicht von Ursachen. Auch sie glaubt, daß es solche Verbindungen gibt. Zu diesem Schluß gelangt sie nicht nur aufgrund der eigenen andauernden Untersuchungen an Frauen mit Brustkrebs, die darauf hinweisen, daß die Überlebenszeit mit einem kämpferischen Geist assoziiert ist, sondern auch aufgrund der Durchsicht von Dutzenden anderer Studien, die in einem Zeitraum von dreißig Jahren veröffentlicht wurden. Levy faßt zusammen: »Niedrige Überlebensraten von Krebs hängen mit Depressionen oder Hilflosigkeit und höhere Raten mit dem Gefühl, damit fertig zu werden, zusammen.«

Genauso wie die britischen Forscher stellt Levy die Frage nach der Möglichkeit, die geistige Einstellung zu ändern: »Läßt sich das Gefühl von Hilflosigkeit und die Unfähigkeit, damit umzugehen, bei den Krebspatienten ändern?« Und ihre Antwort lautet: »Zweifellos ja.« Mit Hilfe von psychologischen Techniken läßt sich der Blick in die Zukunft ändern. Andere Strategien, wie etwa Entspannungstechniken, wirken sich auf die schädlichen hormonellen Einflüsse von Streß aus und geben dem Patienten gleichzeitig das Gefühl, Kontrolle über seine Gedanken und über sein Leben zu haben.

Levys jüngste Untersuchungen haben ein interessantes neues Ergebnis erbracht: Während der wichtigste Faktor, der Überleben prognostiziert, die krankheitsfreie Zwischenphase war — die Länge der Zeit zwischen der ursprünglichen Diagnose und dem Wiederauftreten der Krankheit —, bestand, zu Levys Überraschung, der zweitwichtigste Faktor nicht im kämpferischen Geist, sondern in einem Gefühl der Freude. Freude war ein noch mächtigerer Prophet als die Zahl und der Sitz der Metastasen. Mit dem Überleben standen außerdem die Beziehungen der Frauen zu ihrem Intimpartner und ihrem Arzt in Zusammenhang.

Auch wenn es sehr hilfreich ist zu wissen, welche Gefühle am engsten mit einer guten Gesundheit in Zusammenhang stehen, glaube ich, daß ein gesundes Leben die sogenannten negativen Emotionen nicht unbedingt ausschließen muß. Zum Beispiel kann Zorn eine positivere Reaktion auf eine schlimme Diagnose darstellen als passive Resignation. Gefühle lassen sich nicht bewerten. Zorn hat seinen Platz, solange er frei zum Ausdruck gebracht wird. Wird er jedoch unterdrückt und im Inneren vergraben, kann er eine destruktive Wirkung ausüben und zu Abneigung und Haß führen.

Es gibt die Geschichte von einer Schlange, die die Kinder eines Dorfes in Angst und Schrecken versetzte, wann immer sie zum Spielen nach draußen gingen. Die älteren Bewohner des Dorfes gingen zu der Schlange, um mit ihr zu reden und sie zu bitten, doch damit aufzuhören, die Kinder zu beißen. Die Schlange willigte ein, und während der nächsten paar Wochen ging alles gut. Die Kinder genossen es, im Freien zu spielen, und kehrten jeden Tag glücklich und zufrieden nach Hause zurück. Die älteren Bewohner gingen zu der Schlange, um sich bei ihr zu bedanken, aber sie fanden sie zusammengeschlagen, verletzt und zu einem Knoten verschlungen vor. Als sie fragten, was geschehen sei, sagte die Schlange: »Nun, habt ihr mir nicht gesagt, daß ich damit aufhören soll, die Kinder zu beißen?« – »Das ist richtig«, sagten sie, »wir haben dir gesagt, daß du mit dem Beißen aufhören sollst, aber wir haben dir nicht gesagt, daß du mit dem Zischen aufhören sollst.«

Es ist wichtig, daß man seine Gefühle zum Ausdruck bringt, auch die unangenehmen, denn wenn sie erst einmal herausgelassen sind, besitzen sie keine Macht mehr und können einen nicht mehr zu Knoten verschlingen. Wenn mann sie veräußert, bittet man um Hilfe, und dieser Vorgang ist gleichzeitig eine »Lebens«-Botschaft an den Körper. In unserer eigenen Familie bemühen wir uns, danach zu leben. Deshalb sagte auch einmal meine Freundin unserer Tochter, die einige Zeit bei uns in Cape Cod verbracht hatte: »In eurer Familie weiß man nicht, wie man wütend sein muß.« – »Was meinst du damit?« fragte ich. Und sie erwiderte: »Wenn bei euch jemand wütend ist, dann redet ihr nach einer halben Stunde alle darüber, aber in meiner Familie reden wir dann zwei Wochen lang nicht mehr miteinander!« Das faßte ich als ein großes Kompliment auf.

Es gibt Untersuchungen, die sich um ein besseres Verständnis auf molekularer Basis bemühen, um zu erfahren, wie die Gefühle unsere Körper beeinflussen. Quantenphysiker wie David Bohm und Stewart Wolf behaupten sogar, daß wir uns möglicherweise atomar verändern, wenn wir verschiedene Gefühle erleben. Wolf ist der Meinung, daß Angst die Elektronen beeinflußt und vielleicht sogar durch sie ausgedrückt wird und Liebe durch Photonen.

David C. McClelland, Professor für Psychologie und soziale Beziehungen in Harvard, interessiert sich besonders für die Auswirkungen von Liebe: »Im Augenblick versuchen wir herauszufinden, welche Liebesvariablen es gibt und welchen Einfluß sie auf das endokrine System haben«, erklärt er. »Wir wissen nichts über die Hormone, die mit Liebe in Zusammenhang stehen, und wie Liebe den Lymphozyten beisteht und die Immunfunktion verbessert. Daran arbeite ich gerade.«

Während er daran arbeitet, wenden andere Liebesvariablen in ihrem Leben an. Zusammen mit Niro Asistent, einer Langzeitüberlebenden von Aids, die die Ergebnisse ihres Bluttests von HIV-positiv zu HIV-negativ (HIV ist das Aidsvirus) umgedreht hat, trat ich einmal im Fernsehen auf. Als sie gefragt wurde, wie sie es angestellt habe, sagte sie: »Wenn man mit ganzem Herzen lebt, können Wunder geschehen.« Welch eine einfache Darstellung unserer Annäherung – aber wie schwer ist es doch, mit ganzem Herzen zu leben!

Die »Liebesvariablen«, von denen McClelland sprach, waren die Eigenliebe und etwas, das er scherzhaft als »divluv« bezeichnet (für *divine love*, ein Begriff, der sich, wie er glaubt, in einer psychologischen Zeitschrift nicht gut ausnehmen würde). Mit »divluv« ist eine Art losgelöstes Gedeihen gemeint, wie er es bei vielen von einer Religion inspirierten Menschen vorgefunden hat. Es bedeutet, »daß man sich wegen seines eigenen Ego überhaupt keine Sorgen macht. Ob man Erfolg hat oder nicht, ist unwichtig. Man könnte sagen, man handelt nach dem Herzen. [Von wem haben wir das gerade gehört?] Dieser Zustand der Egolosigkeit kommt von der Erkenntnis, mit sich selbst im reinen zu sein.«

Wenn man durch eine Prüfung fällt, dann fällt man eben durch – es ist ja nur eine Prüfung; man ist deswegen noch lange nicht wertlos oder ein Versager.

Zu akzeptieren, daß sie »mit sich im reinen war«, wurde für Evy McDonald, einer außergewöhnlichen jungen Frau, bei der 1980 eine amyotrophische Lateralsklerose (ALS oder Lou-Gehring-Krankheit) festgestellt worden war, eine wichtige Herausforderung. Ihr Neurologe sagte ihr: »Evy, Sie haben noch sechs bis zwölf Monate zu leben. Wenn Sie noch etwas Gutes tun wollen, dann überlassen Sie Ihren Körper der Wissenschaft.« Am selben Nachmittag verlor sie ihren Job als Krankenschwester, weil sie so oft krank gewesen war, und am selben Abend entdeckte sie, daß in ihre Wohnung eingebrochen worden war und ihre ganzen Wertgegenstände gestohlen waren. Zu diesem Zeitpunkt gelangte sie zu dem Schluß, daß der Rat ihres Arztes vielleicht gar nicht so schlecht war.

In einem Brief schrieb sie mir: »Der Tod schien unvermeidlich, und ein Teil von mir freute sich geradezu darauf, dieses Leben zu beenden. Aber ich hatte meine Angelegenheiten noch nicht alle geregelt: *Bevor ich starb*, wollte ich unbedingt noch herausfinden, was es mit der bedingungslosen Liebe auf sich hat.« Beachten Sie, daß Evy ihre Sterblichkeit nicht leugnete. Aber Menschen wie sie gehen nicht einfach nach Hause, um zu sterben, nur weil irgendein Arzt sie dazu verurteilt hat. Sie benutzen die Diagnose dazu, um wieder zu leben, und fühlen sich dann viel zu wohl, um zu sterben.

Und da saß ich nun vor einem Spiegel in meinem Rollstuhl. In den sechs Monaten, seit bei mir ALS festgestellt worden war, waren meine früher so festen, starken Muskeln schlaff und nutzlos geworden. Ich war im Begriff, an einer besonders schnellen Form dieser unheilbaren Krankheit zu sterben, und hatte bestenfalls noch sechs Monate zu leben. Voller Abscheu blickte ich auf meinen sich degenerierenden Körper. Ich haßte ihn. Das Spiegelbild eines spindeldürren, schlecht geformten Beins (das Vermächtnis einer Kinderlähmung in meiner Kindheit) neben einem mammutartigen, einst muskulösen, war abscheulich für mich . . .

Da ich jetzt die meiste Zeit des Tages an meinen Rollstuhl gefesselt war, fing ich an, meine Gedanken zu beobachten, anstatt darauf zu reagieren. Ich bemerkte, daß sich ein roter Faden durch mein Leben zog – eine unbarmherzige Zwangsvorstellung von Gewicht. Ich war überzeugt, daß ich, wenn ich nur »dünn« genug würde, im Spiegel einen herrlichen Körper würde bewundern können. Und nun saß ich mit akutem Muskelschwund in einem Rollstuhl. Meine Arme und Beine schrumpften.

Was es nur ein Zufall, daß ich mir immer einen kleineren Körper gewünscht hatte und daß mir meine Krankheit nun diesen Wunsch erfüllte? . . .

Während ich, sechs Monate vom Tod entfernt, in meinem Rollstuhl hockte, verspürte ich nur einen einzigen leidenschaftlichen Wunsch: In meinen letzten Lebensmonaten wollte ich die bedingungslose Liebe erleben. Ich wollte dieses süße Gefühl kennenlernen.

Aber wie konnte ich auch nur hoffen, dieses Ziel zu erreichen, wenn ich nicht einmal fähig war, meinen eigenen Körper zu akzeptieren? . . .

Der erste Schritt bestand darin, festzustellen und niederzuschreiben, wie viele negative Gedanken ich im Verlauf eines Tages in bezug auf meinen Körper gehegt hatte und wie viele positive. Als ich das gewaltige Übergewicht an negativen Gedanken auf dem Papier sah, war ich gezwungen, diesen übergroßen Haß auf meinen Körper zur Kenntnis zu nehmen.

Um dieser gewohnten und eingefleischten negativen Haltung entgegenzutreten, nahm ich mir jeden Tag einen ganz bestimmten Aspekt meines Körpers vor, der mir akzeptabel erschien, auch wenn er noch so klein war. Dann folgte das Umschreiben. Hinter jeden negativen Gedanken setzte ich eine positive Bemerkung, wie etwa »Meine Haare sind wirklich hübsch« oder »Ich habe schöne Hände« oder »Meine strahlenden Augen und mein warmes Lächeln erhellen mein Gesicht«. Jeden Tag wurde ein anderer positiver Punkt hinzugefügt, während ich immer weiter umschrieb.

Ich kam mir wie ein Puzzlespiel vor, das zusammengesetzt wird; und als das letzte Stückchen an seinem Platz war, änderten sich meine Gedanken, und ich sah das komplette Bild vor mir. Ich hätte nicht genau sagen können, wann die Veränderung stattfand, aber eines Tages bemerkte ich, daß ich, was meinen Körper anging, überhaupt keine negativen Gedanken mehr hatte. Wenn ich im Spiegel mein nacktes Spiegelbild sah, konnte ich mich ehrlich über seine Schönheit freuen. Ich akzeptierte meinen Körper mit völliger Zufriedenheit, ohne etwas ändern zu wollen − einen Wabbelpudding in einem Rollstuhl.

Zum ersten Mal in meinem Leben empfand ich meinen Körper als etwas Ästhetisches. Ein neuer Film war geschrieben worden [Evy hatte sich vorher auf den Körper als »den Bildschirm« bezogen, »auf dem der Film gezeigt wird«], und ich erlebte ein weiches, sinnliches menschliches Wesen, das in diesem Rollstuhl saß.

Nachdem die alten Drehbücher und entwürdigenden Bilder ein für allemal verschwunden waren, kamen sie nie wieder zum Vorschein. Ich akzeptierte meinen Körper. Er brauchte nicht anders zu sein; er konnte sein, wie er wollte, und werden, was immer er werden sollte . . .

Das war *ein* Schritt auf einer Reise, die im Laufe der Zeit unerwartet und wie von selbst physische Verbesserungen mit sich brachte. Aber auch wenn das Ergebnis anders und der Zerfall meines Körpers weiter vorangeschritten gewesen wäre, hätte das nichts geändert an seiner Schönheit, die ich jetzt akzeptierte, und schon gar nichts an ihr verringert.

Meine Krankheit war eine Herausforderung und ein Geschenk. Sie regte mich dazu an, meine tiefsten Gedanken, Wünsche und meinen Glauben zu untersuchen. Die Reise der Selbsterforschung hat mein Leben neu geformt und mir die Erfahrung der Geist-Körper-Verbindung ermöglicht.

»Der Verfall meines Körpers hatte ein Ende (mit anderen Worten, ich starb nicht)«, sagte sie in ihrem Brief, »und die Verwüstung, die durch die Krankheit hervorgerufen war, schlug ins Gegenteil um. Diese Umkehrung war ein *Nebenprodukt* all der anderen Veränderungen. Die physische Heilung fand nicht statt, weil ich damit begonnen hatte, mich selbst zu ›heilen‹, sondern weil mein Job auf der Erde nicht beendet war . . . Seither wache ich jeden

Tag voller Freude auf, voller Begeisterung, und spiele weiter meine Rolle, die medizinische Praxis zu verändern.« Achten Sie darauf, welches Ziel sie sich setzte: Sie wollte bedingungslose Liebe erfahren, nicht das Sterben vermeiden. Daher bereitete sie sich nicht auf ein Versagen vor, sondern auf eine Erfahrung, zu der sie sich selbst verhelfen konnte. Liebe und Heilung sind immer möglich, auch ohne eine völlige Genesung.

Evy war eine unglaubliche Lehrerin. Als sie erfuhr, daß ich den Leuten riet, immer einen Monat nach dem andern zu leben, schrieb sie mir und tadelte mich, weil ich zu nachsichtig sei – um wirklich über ihr Leben nachzudenken, müßten die Menschen immer nur zehn Minuten auf einmal leben, so wie sie es hatte tun müssen. Sie werden von Evy noch eine Menge erfahren, denn sie wußte über ihre Schritte zur Heilung noch viele praktische Dinge zu erzählen.

Seelenfrieden: Kommunikation mit dem heilenden System

Viele Wissenschaftler sind heute der Meinung, daß wir nicht von zentralen Nervensystemen und endokrinen Systemen und Immunsystemen reden sollten, sondern von einem heilenden System, das eine Art Superintelligenz in uns darstellt. Genauso wie dieses heilende System durch einen selbstbewußten Glauben in Gang gesetzt werden kann, können selbstnegierende oder repressive emotionale Muster genau das Gegenteil bewirken. Woody Allen sagt in einem seiner Filme: »Ich bringe es nicht fertig, meine Wut zu zeigen. Ich verinnerliche sie und züchte mir einen Tumor heran.«

Aber genau das sollte man nicht tun. Wenn Sie jemand fragt, wie es Ihnen geht, und Sie sagen: »Gut«, obwohl sie sich schrecklich fühlen, dann verinnerlichen Sie Ihre wahre Verfassung. Dieses Verhalten stört mich so sehr, daß ich, wenn ich einen Workshop abhalte, um Freiwillige bitte, die sich einen undurchsichtigen, schalldämpfenden Sack über den Kopf stülpen und bis zu den Knöcheln hinunterziehen und auf der Straße spazierengehen. »Dabei könnte uns etwas passieren«, wenden sie ein. Richtig. Das ist ja der springende Punkt. Denn genauso wie die Augen und die Ohren und die restlichen fünf Sinne dazu da sind, uns vor der Welt zu schützen, genauso gibt es einen sechsten Sinn, ein heilendes System, das dazu da ist, Verletzungen zu kurieren und uns vor der Invasion von Bakterien, Viren und Krankheiten zu schützen. Aber wenn wir unsere Bedürfnisse leugnen und nicht um Hilfe bitten, dann ziehen wir diesem heilenden System einen Sack über den Kopf. Dann teilen wir ihm durch dieses Darbietung mit, daß wir nicht gesund werden wollen. Als Folge davon hilft uns der Körper beim Sterben.

»Versuchen« Sie also nicht, so zu tun, als hätten Sie eine positive Einstellung – denn das wäre doch nur Theater und ziemlich schwer. Unser Ziel ist der Seelenfrieden, der unserem heilenden System eine wahre »Lebens«-Botschaft gibt.

Es gibt viele Techniken zur Erlangung des Seelenfriedens. Dazu gehören die hypnotische Eingebung, Biofeedback, Entspannungstraining, Visualisierung, Yoga und einige andere bewußtseinsverändernde Techniken. (Sandra Levy würde die Freude aufzählen, David McClelland die Liebe und die Selbstlosigkeit.) Die Wirksamkeit dieser Techniken ist empirisch meßbar – es geht den Menschen besser, wenn sie sie anwenden. Mit den fortgeschrittenen neuen Mitteln der Molekularbiologie können manche Auswirkungen jetzt auch auf zellularer Ebene gemessen werden.

Obwohl der genaue Mechanismus der heilenden Reaktion erst noch gefunden werden muß, dienen all diese Techniken der Körper-Geist-Kommunikation und -Vereinigung. Auf diese Weise gewinnt unser Geist die Kontrolle über das, was wir gewöhnlicherweise als automatische Körperfunktionen ansehen. Beispielsweise läßt sich auch mit Hilfe eines Entspannungstrainings der Blutdruck senken. Oder man kann damit die Atmung und die Herztätigkeit verlangsamen und die Muskelspannung verringern.

Untersuchungen haben gezeigt, daß das Entspannungstraining und ähnliche Techniken dabei mithelfen können, die negativen Auswirkungen eines ausgedehnten Streßzustandes auf die Immunsystemkomponenten zu bekämpfen. Ein unreguliertes Immunsystem kann sich auf alles erstrecken, angefangen bei der Anfälligkeit für Erkältungen bis hin zur Vernichtung von Krebszellen oder Aidsviren. Es kann auch bei Asthma, Allergien, Diabetes, multipler Sklerose, rheumatischer Arthritis, Schuppenflechte und anderen autoimmunen Krankheiten, bei denen sich der Körper selbst angreift, eine Rolle spielen.

Die Zellbiologin und Psychologin Joan Borysenko, die die Geist-Körper-Klinik am New England Deaconess Hospital leitet, hat in ihrem Buch *Gesundheit ist lernbar* von der Anwendung von Entspannungstechniken berichtet. Das hilft zum Beispiel den Diabetikern, ihren Bedarf an Insulin zu senken. Ich selbst weiß von einer Patientin, die mit Hilfe von Entspannungsübungen ihren Bedarf an Insulin völlig eliminiert hat. Entspannung gilt ganz allgemein als wirksam, so daß es schon Krankenhäuser gibt, in denen ganze Entspannungsprogramme über das interne Fernsehnetz in die Krankenzimmer übertragen werden. Die Liste der Krankheiten, die durch Entspannung auf positive Weise verändert werden können, würden eine ganze Buchseite füllen.

Die Psychotherapie und andere Techniken, die unterdrückte Gefühle ins Bewußtsein rufen, können ebenfalls eine heilende Wirkung haben, sowohl psychologisch als auch physisch, indem sie uns dabei helfen, seelischen Frieden zu finden. Eine interessante Untersuchungsreihe des Psychologen James Pennebaker von der Southern Methodist University hat gezeigt, daß Menschen, die traumatische Erfahrungen einem Tagebuch anvertraut haben, eine bessere Immunfunktion aufweisen als solche, die das nicht taten. Er und Janice Kiecolt-Glaser haben 25 Erwachsene gebeten, Einzelheiten über störende Lebenserfahrungen und ihre damit verbundenen Gefühle aufzuschreiben. Eine gleich große Kontrollgruppe hat sich nur zu oberflächlichen Themen geäußert. Die Blutuntersuchungen weisen eine erstaunlich verbesserte Immunfunktion bei der ersten Gruppe auf, die auch weniger häufig einen Arzt aufsuchte, aber keine Verbesserungen bei der Kontrollgruppe. Sechs Monate nachdem das Experiment abgeschlossen war, zeitigte die erste Gruppe noch immer positive Auswirkungen auf ihre Gesundheit.

Die Patienten, die sich auf Ereignisse konzentierten, die die meisten Menschen so schnell wie möglich zu vergessen versuchen, ließen ihren Gefühlen freien Lauf und brachten sie offen zum Ausdruck. Sie gaben ihrem Körper auf diese Weise »Lebens«-Botschaften. Ich glaube auch, daß sie, indem sie diese Ereignisse niederschrieben, Gelegenheit hatten, sie noch einmal zu überdenken. Mit anderen Worten, sie vollzogen eine einfache Form des kognitiven Wiederholungstrainings: Die Ereignisse selbst änderten sich nicht, aber sie verloren ihre destruktive Macht.

Wir kommen daher immer wieder auf eines zurück: Die Umwelt und die Gene spielen zwar eine wichtige Rolle bei unserer Anfälligkeit für Krebs und andere Krankheiten, die emotionale Umgebung aber, die wir in unserem Körper schaffen, aktiviert entweder Mechanismen der Zerstörung oder der Wiederherstellung. Das ist auch der Grund dafür, warum zwei Menschen, die in derselben Umgebung aufgewachsen sind, selbst wenn sie mit gleichen Genen ausgestattet sind, so identisch wie bei Zwillingen, nicht unbedingt zur selben Zeit die gleichen Krankheiten haben müssen.

Ein 59jähriger Mann kam einmal in meine Praxis. Er hatte Krebs. Etwa dreißig Jahre zuvor war sein Zwillingsbruder an Krebs gestorben. Er erzählte mir, er sei bis vor kurzem immer glücklich und zufrieden gewesen; doch hätte er gerade ein Jahr in völliger Verzweiflung und mit Depressionen durchgemacht, so daß er sich gewünscht hatte, tot zu sein. Aber sein Bruder wäre zeit seines Lebens unglücklich gewesen. Manchmal ist es nicht so sehr eine Sache der Krankheit, die uns zu schaffen macht, sondern unsere Anfälligkeit für diese Krankheit.

Die Techniken, die den Geist verändern und von denen in diesem Teil des Buchs die Rede ist und die später noch genauer besprochen werden, können unsere Anfälligkeit für eine Krankheit verringern oder uns befähigen, sie ins Gegenteil umzukehren, wenn wir bereits krank sind. Indem sie uns dabei helfen, seelischen Frieden zu erlangen, öffnen sie uns den Weg zum Heilungssystem unseres Körpers. Jemand, der mit Frieden in der Seele lebt und das Leben liebt, bedarf größerer Qualen und Giftstoffe, um daran zu sterben.

Körper-Geist-Botenmoleküle

Ein und dieselbe Information findet ihren Ausdruck sowohl in der geistigen Verfassung eines Menschen als auch im Zustand seines

Körpers − eine Information nämlich, die von chemischen Übermittlern, den sogenannten Peptiden, weitergegeben wird. Bei Menschen, Tieren, Pflanzen, Eiern, Samen genauso wie bei einzelligen Organismen tragen Peptide (Botenmoleküle) Informationen von einem Zustand zum nächsten. Sie ermöglichen beim Menschen den Übergang einer Wahrnehmung, eines Gedankens oder eines Gefühls im Kopf zu Botschaften, die vom Gehirn weitergegeben werden, zu Hormonsekreten und schließlich hin zu zellularen Vorgängen im Körper − und dann, in einer nie endenden Feedbackschleife, wieder zurück zum Geist und zum Gehirn.

Die Schlüsselstelle in der Schleife, das heißt der Punkt, an dem sich Körper und Geist begegnen und durch die Funktion der Peptide ausgetauscht werden, liegt im äußeren Hypothalamusbereich des Gehirns. Dort haben die Wissenschaftler dichte Ballungen von Rezeptoren entdeckt. Die Peptide passen in diese Rezeptoren wie der Schlüssel ins Schlüsselloch, um das Zellinnere, wo die Rezeptoren angesiedelt sind, zu aktivieren.

Diese Ballungen von Peptiderezeptoren kommen jedoch nicht nur im Gehirn vor. Andere peptidereiche Stellen sind die Innenwände des Darms und des Magens. Vielleicht nehmen deshalb manche Menschen an diesen Stellen ihre Gefühle ganz besonders deutlich wahr. Bestimmt haben Sie schon von »Darmreaktionen« gehört − nun, wie es scheint, entspricht dieser Begriff buchstäblich einer physiologischen Tatsache. Es scheint wirklich so zu sein, als würden Gefühle nicht nur im Gehirn, sondern im ganzen Körper vorkommen.

»Gefühle werden im Körper ausgedrückt und sind Teil des Körpers«, sagt Candace Pert. »Ich sehe keinen Unterschied zwischen Geist und Körper . . . Und je mehr wir über die Neuropeptide wissen, um so schwieriger wird es, auf althergebrachte Weise vom Geist und vom Körper zu reden. Viel logischer erscheint es mir, von einem einzigen, integrierten Ganzen zu sprechen, von ›bodymind‹ (Körpergeist).«

Die Untersuchungen, die Candace Pert und ihr Mann Michael Ruff, ein Immunologe, an Peptiden durchgeführt haben, könnten sogar eine physiologische Grundlage für das Freudsche und Jungsche Konzept des Unbewußten sein:

Für Freud und Jung war das Unbewußte noch ein hypotheti-sches Gebilde. Für uns bedeutet es, weitaus definitiver, die psychobiologischen Ebenen, die hinter dem Unbewußten ste-hen. Tiefe, tiefe unbewußte Prozesse werden auf allen physio-logischen Ebenen ausgedrückt, letztlich auch auf einzelnen Organen wie etwa dem Herzen, der Lunge oder der Bauchspei-cheldrüse. Unsere Arbeit zeigt, daß sich alle Zellen des Nerven-systems und des endokrinen Systems über ein Netzwerk von Peptiden und ihren Rezeptoren funktional ergänzen.

Obwohl man immer geglaubt hat, daß die Kommunikation zwi-schen dem Gehirn und anderen Körpersystemen hauptsächlich in eine Richtung verläuft, und zwar vom Gehirn zum Körper, machen neuere Entdeckungen, sowohl anatomische als auch bio-chemische, klar, daß sie in beide Richtungen verläuft. Der Immu-nologe J. Edwin Blalock behauptet, daß die Peptidüberträgersub-stanzen, die vom Immunsystem erzeugt werden, beim Auftreten von Invasoren, etwa Viren und Bakterien, als eine Art sechster Sinn fungieren. Sie ergänzen die Information, die das Gehirn von den anderen fünf Sinnen erhält, und bestimmen möglicherweise mit, auf welche Weise manche Menschen spüren, daß etwas nicht in Ordnung ist mit ihnen, bevor sie richtig krank werden. Dieses Phänomen kann ich ständig bei meinen Patienten beobachten, vor allem dann, wenn wir damit beginnen, uns ihre Träume und Zeichnungen anzusehen. Häufig können sie selbst nicht erklären, warum sie glauben, daß etwas mit ihnen nicht stimmt, und häufig weisen sie auch überhaupt keine Krankheitssymptome auf. Aber irgend etwas in ihnen weiß es einfach. Das ist auch der Grund, warum ich es so ernst nehme, wenn eine Frau in meine Praxis kommt und mir erzählt, daß der Knoten, den sie seit einem Jahr in ihrer Brust hat, herausgenommen werden muß, selbst wenn die Untersuchung und die Mammographie keine Veränderung auf-zeigen. Ich weiß, daß wir außer den fünf Sinnen, die wir zu unserem Schutz erhalten haben, damit wir wahrnehmen können, was in unserer Umgebung vor sich geht, von unserem Schöpfer diesen sechsten Sinn bekommen haben, um unser Inneres zu durchleuchten. Wir haben es mit einem einheitlichen, umfassen-den, sich selbst regulierenden System mit einer wunderbaren

Intelligenz zu tun. Es stimmt, was Albert Stenz-Györgyi gesagt hat: Das Gehirn ist nicht nur zum Denken da, es ist ein Organ zum Überleben.

Die Botschaft beachten

Für die meisten von uns ist die Körper-Geist-Einheit oft nur deshalb von Interesse, weil sie uns Wege zu einer besseren Gesundheit zeigt. Candace Pert erklärt das so: »Wir wissen, daß dieselben Neuropeptide, die vom Gehirn ausgeschieden werden, auch die Bewegung der weißen Blutkörperchen des Immunsystems zum Ort der Verletzung erleichtern. Warum sollten wir sie also nicht bewußt lenken können? . . . Das ist ein ziemlich kühner Gedanke, für den es keinen experimentellen Beweis gibt – aber es spricht auch nichts dafür, diese Möglichkeit auszuschließen.«

Es gibt tatsächlich nichts, was diese Möglichkeit ausschließt, dafür gibt es aber eine Menge Beweise, daß wir viele körperliche Abläufe, die wir für automatisch halten, bewußt unter Kontrolle bringen können. Zum Beispiel können Jogis, die die fernöstlichen Meditationstechniken erlernt haben, ihren Herzschlag von dreißig auf dreihundert Schläge pro Minute erhöhen. Swami Rama hat dies zur Genugtuung einer Reihe westlicher Wissenschaftler an der Menninger Foundation unter Beweis gestellt.

Derartige Kunststücke sind aber nicht auf die indische Mystik begrenzt, nicht einmal auf unsere Spezies. Delphine, die nicht wollen, daß man ihnen zu experimentellen Zwecken Blut abnimmt, können ihren Blutfluß so umdirigieren, daß das Blut für die Nadeln der Forscher unzugänglich wird. Untersuchungen, die an Ratten und Mäusen durchgeführt wurden, haben gezeigt, daß sogar die Immunreaktion »gelehrt« werden kann bzw. so konditioniert werden kann, daß sie aktiver oder weniger aktiv ist: Wenn Tieren ein Mittel zur Unterdrückung oder Förderung der Immunität zugeführt wird, das einen speziellen Geschmack hat, kann dieser Geschmack später ihr Immunsystem dazu veranlassen, entsprechend zu reagieren, auch wenn die Droge gar nicht im Spiel ist. Tatsächlich stützt sich das Prinzip der Schutzimpfung auf die natürliche Begabung des Immunsystems, lernfähig zu sein.

Überlegen Sie einmal, was das für die Zukunft bedeutet. Wir besitzen die Fähigkeit, unsere Körper darauf zu trainieren, Krankheiten zu heilen und zu eliminieren.

Aber weitaus interessanter als der Gedanke, Kontrolle über bestimmte Körpervorgänge zu erringen, ist für mich etwas ganz anderes. Ich glaube, wir können meditative und andere Techniken, die den Lebensstil verändern und von denen ich in diesem Kapitel schon gesprochen habe, dazu verwenden, Zugang zu finden zu der Superintelligenz, die meiner Meinung nach in jedem von uns vorhanden ist. Diese Superintelligenz ist die Botschaft, die von der Psyche und dem Soma über die Peptide weitergetragen wird — der Ausdruck unserer DNS, der Code des Lebens. Sie macht uns zu dem, was wir sind. Und wenn wir auf sie hören, wird sie uns sicher auf unseren Weg bringen.

Je mehr ich darüber erfahre, wie unser Universum funktioniert, um so mystischer kommt mir alles vor — und dies nicht, obwohl ich Arzt bin, sondern gerade weil ich Arzt bin. Als Chirurg habe ich täglich Wunder vor Augen. Wenn ich einen Körper aufschneide, verlasse ich mich darauf, daß er wieder zuheilt. Ich schreie nicht in die Wunde hinein und gebe ihr keine Instruktionen, wie sie heilen soll. Der Körper weiß darüber viel mehr als ich. Tatsächlich verlasse ich mich jedesmal, wenn ich eine Operation durchführe, auf seine Weisheit, denn ich habe keine Kenntnisse darüber, warum eine Wunde heilt oder wie eine Anästhesie funktioniert (niemand sonst weiß das — wie ich dem Medizinstudenten sagen mußte, der sich dafür entschuldigte, weil er dieses Phänomen nicht erklären konnte, und er meinte, er müsse wohl die Vorlesung versäumt haben!). Und ich verstehe auch nicht, wie ein befruchtetes Ei heranwachsen kann, um zu einem menschlichen Wesen zu werden. Aber ich weiß, daß jede Zelle, jedes Organ, jedes Organsystem und jeder Mensch durch das gelenkt wird, was ich die liebende Intelligenz der Energie nenne.

Und so werden uns also die Peptide und Neuropeptide, die in jedem von uns vorhanden sind und durch unseren Körper wandern, um ein integriertes heilendes Netzwerk zu schaffen, und die dabei von der Superintelligenz, die der Schlüssel zum Leben ist, geleitet werden, dabei helfen, unser größtes Potential zu erringen — wenn wir unsere Körperbotschaften beachten. Das soll nun nicht heißen, daß manche von uns nicht mit zwei und andere mit hundertzwei Jahren sterben werden, sondern daß unser System so gut funktionieren wird, wie es nur kann, und uns das gesündeste längste Leben gewährt, zu dem wir von Haus aus fähig sind.

Viele von uns sind gegenüber diesen inneren Eingebungen taub geworden. Als Chirurg, der häufig pädiatrische Operationen durchführt, habe ich Gelegenheit, zahlreiche Kinder zu beobachten. Wenn ich ein Kind operiert habe, liegt es danach meist still in seinem Bett. Der Heilungsprozeß beginnt, und dann fängt das Kind eines Tages plötzlich an, die intravenösen Schläuche und Röhren herauszuziehen. Dann weiß ich, daß sich der Körper des Kindes erholt hat und wieder gesund ist und daß wir all diese Dinge wegräumen können – weil das Kind es weiß und es mir sagt. Dieses Eigenwissen müssen wir wieder finden.

Der Quantenphysiker David Bohm hat vorgeschlagen, den Begriff »psychosomatisch« – der, wie er glaubt, die Trennung von Soma und Psyche, Körper und Geist, nur vertieft – durch ein neues Wort zu ersetzen, und zwar durch »›Somasignifikanz‹, um die einheitliche Signifikanz des Körpers zu betonen, letztlich ihre Bedeutsamkeit mit all ihren Folgen und Möglichkeiten«. Unsere Körper meinen, was sie sagen, und sie sprechen zu uns in der Sprache der Gesundheit und der Krankheit. Wenn wir erst einmal gelernt haben, die Verantwortung für unsere Gesundheit zu übernehmen, indem wir auf unseren Körper hören und ihm auch antworten, dann wird es uns auch gelingen, unsere Krankheiten dazu zu benutzen, um unser Leben in neue Bahnen zu lenken.

Viele Menschen haben Angst, daß Patienten, die ermutigt wurden, die Verantwortung für ihre Gesundheit und ihre Gefühle selbst zu übernehmen, sich wie Versager vorkommen werden, wenn es ihnen nicht gelingt, gesund zu werden. Das ist völlig falsch. Wir fordern die Menschen nur auf, sich aktiv um ihre Gesundheit zu kümmern, aber wir verlangen von ihnen nicht, daß sie sich wieder gesund machen. Außergewöhnliche Patienten geben sich keine Mühe, nicht zu sterben. Sie geben sich Mühe, zu *leben*, bis sie sterben. Denn dann haben sie gewonnen, egal wie ihre Krankheit ausgeht.

Sie haben ihr Leben geheilt, auch wenn sie vielleicht nicht ihre Krankheit geheilt haben. Im nächsten Kapitel werde ich verschiedene Möglichkeiten beschreiben, auf die Botschaften zu hören, die uns Psyche und Soma übermitteln, um uns auf unseren Weg zu bringen.

II
Symptome und Symbole,
Träume und Bilder:
Das Selbst spricht

Je mehr ich mit dem Körper arbeite, meine Vermutungen in einem vorübergehenden Zustand der Zurückhaltung bewahre, um so mehr weiß ich eine gegebene »Krankheit« zu schätzen und mit ihr zu sympathisieren . . . Der Körper erscheint nun nicht mehr als ein kranker oder irrationaler Dämon, sondern als ein Prozeß mit eigener innerer Logik und eigener Weisheit.

Arnold Mindell

Pathos aktiviert die Augen und Ohren, um zu sehen und zu hören. In Zeiten des Pathos öffnet die Krankheit Türen zu einer Realität, die einer gesunden Anschauung verschlossen bleibt.

Jean Houston

Man kann nicht ohne Schmerzen durchs Leben gehen. C. G. Jung ist der Ansicht, der Zweck jeder Therapie sei es, die Tür »zu einem normalerweise desillusionierten Leben« zu öffnen, und Woody Allen sagt: »Das Leben ist voller Erbärmlichkeit, Einsamkeit, Unglück und Leid – und es geht viel zu schnell vorbei.« Norman Vincent Peale erzählt, wie er einst in New York auf der Straße einem Freund begegnete, der sein schreckliches Leben beklagte.

Norman sagte zu ihm: »Ich kenne einen Ort in der Bronx, wo es fünfundzwanzigtausend Menschen ohne Probleme gibt.« Sein Freund bat ihn daraufhin: »Bring mich dorthin, Norman«, und Norman antwortete: »Es ist der Friedhof von Woodlawn.«

Wir können wählen, wie wir mit den Schmerzen, die uns das Leben präsentiert, umgehen. Am Untersuchungstisch in meiner Praxis sitzen häufig Menschen und schreien: »Warum ich? Warum hat Gott das einem so wunderbaren Menschen wir mir angetan?« In dem Film *Harold und Maude* fragt Bud Cort einmal Ruth Gordon: »Wie kommt es, daß du zu den Menschen so gut bist?«, und sie sagt: »Es sind Menschen wie ich, weißt du.« Wenn man lebt und zu ein und derselben Spezies gehört, dann hat man eben Probleme.

Daher machen wir weiter und sagen: »Warum nicht ich?« Aber die außergewöhnlichen Patienten, die ich kenne, begreifen das Leben auf einer noch höheren Ebene, und daher verstehen sie auch den zweiten Vers des 26. Psalms: »Erprobe mich, Herr, und durchforsche mich, prüfe mich auf Herz und Nieren.« Sie wissen, daß unsere Versuchungen uns etwas lehren, daß uns die Krankheit etwas zu sagen hat.

Die Botschaft des inneren Selbst spricht zu uns, wie es durch die Krankheit manifestiert wird, und sie ist Ausdruck dessen, was ich gerade als »die liebende Intelligenz der Energie« bezeichnet habe. Sie ist die Quelle unserer Träume oder, wie der Jungsche Psychologe Russell A. Lockhart es ausdrückt, die »Stimme und Vision der Seele«. Jung glaubte, daß Gott in Träumen und Bildern zu uns spricht, und auch die Bibel sagt das. Daher könnte man die Botschaft auch einen Ausdruck Gottes nennen – oder die Lebenskraft, das Selbst, DNS oder die Superintelligenz, die in uns wohnt.

Der Psychiater Alfred Adler nannte die Botschaft »Organjargon«. Und der Psychiater Karl Menninger ist der Auffassung, daß wir sie »mit Symptomen sagen«. Aber was genau sagen wir mit unseren Symptomen? Die Botschaft hat nichts mit Schuld, Sünde, Versagen oder mangelndem Lebenswillen zu tun. Unsere Körper wissen das besser, selbst wenn unser Geist es uns nicht sagt. In jedem von uns ist das Wissen verankert, daß wir eines Tages alle sterben müssen. Diese Menschen, die das Sterben als ein Versagen ansehen, den Tod fernzuhalten, wissen nicht, was Erfolg ist. Ein erfolgreiches Leben hat nichts mit Sterben zu tun. Es hat damit zu tun, gut zu leben. Ich kenne Zwei- und Neunjährige, die den Menschen und sogar ganze Gemeinden durch ihre Fähigkeit zu lieben verändert haben, und ihr Leben war erfolgreich, wenn es auch kurz war. Andererseits kenne ich viele, die viel länger gelebt haben und nichts außer Leere zurückgelassen haben.

Die DNS der Seele

Egal wie alt Sie sind, wenn Sie lernen zuzuhören, dann wird Ihre innere Stimme zu Ihnen darüber sprechen, was Evy McDonalds als ihren (und Ihren) »Job auf der Erde« beschrieben hat. In ihrem Fall und in dem vieler anderer, die ich kenne, hat es eine sogenannte wunderbare Heilung von der Krankheit gegeben. Diese Heilung ist, wie sie sagte, »ein *Nebenprodukt* all der anderen Veränderungen« gewesen, die sie durchgemacht hat, nachdem ihr der Weg, den sie zu gehen hatte, erst einmal klargeworden war. Wenn man ein Leben heilt, dann kann zusammen mit dieser Heilung eine Krankheit geheilt werden. Aber wenn man eine Krankheit als »eine Herausforderung und ein Geschenk« ansieht, dann ist die innere Heilung, die stattfindet, weil man seinen Weg wiedergefunden hat, ein noch viel größeres Wunder.

Diese Weisheit, die einen von innen heraus lenkt, ist das Geburtsrecht. Sie macht es möglich, daß das befruchtete Ei weiß, wie es wachsen muß, um zu sein, physisch, intellektuell, psychologisch und spirituell, und wir können die Zeichen dieser Intelligenz schon in den ersten Augenblicken des Lebens dieses Eis erkennen. Während sich die Zellen in dem befruchteten Ei vervielfachen, erreichen sie ein Stadium, das einem Ball ähnelt und das als Gastrula bezeichnet wird. An dem einen Ende der Gastrula ist eine Einkerbung zu erkennen, die anzeigt, wo der Kopf und die anderen Körperteile sein werden. Von diesem Stadium an wandert eine Zelle, wenn man sie vom Kopfende aus nimmt und sie an das andere Ende legt, wieder zurück zum Kopfende. Sie weiß, was sie ist, was sie werden wird und wohin sie gehört. (Ich weiß, daß Sie alle schon einmal Menschen begegnet sind, die ihren Kopf am anderen Ende haben, aber das ist eine Ausnahme von der Regel.)

Doch, um ernst zu bleiben: Ich glaube, daß in diesem befruchteten Ei eine innere Botschaft steckt, ein inneres Bewußtsein, das sagt: »Das ist dein Weg, auf diese Weise kannst du das bestmögliche menschliche Wesen werden.« Wenn man diesem Weg folgt, dann wird man das volle Wachstum und das volle Potential eines Menschen erlangen, bevor man den Baum des Lebens losläßt − und wieder ist es egal, ob man mit zwei oder hundertzwei stirbt. Wer sich nicht daran hält, wird unter psychologischen oder spirituellen Problemen zu leiden haben. Und wenn einen die Probleme nicht wieder zurück auf den richtigen Weg bringen, dann wird der Körper physisch krank werden. Die Bildhauerin Louise Nevelson, die ihre Arbeit liebte und sie bis zu ihrem Tod im Alter von achtundachtzig ausübte, wußte, daß es das war, wofür sie auf der Welt war. Sie sagte einmal zu jemandem, der sie interviewte: »Eine Weile habe ich aufgehört zu arbeiten, und da bekam ich Abszesse und Geschwüre . . . Wenn man ein Rolls-Royce ist, dann kann man nicht gehen, dann muß man fahren . . .«

Jahrzehnte vor der Entdeckung der DNS verwendete C. G. Jung eine DNS-Metapher, um zu beschreiben, wie der Hauptplan für das eigene Selbst im Unterbewußtsein eines jeden enthalten ist. Wie der Jungsche Therapeut Tom Laughlin in einer unveröffentlichten Arbeit erklärte, legt Jungs Konzept des Unbewußten die Betonung auf seine Weisheit, nicht auf seine Irrationalität:

Das Unbewußte, das weit davon entfernt ist, nur ein leerer Span zu sein, ein Pfuhl blinder, im Keim vorhandener Energien oder unterdrückter Inhalte des Ego, besitzt, in sich verborgen, eine instinktive Intelligenz, in der von Haus aus eine ganze Serie eingebauter Verhaltensmuster enthalten ist, die, wenn sie aktiviert wird, zu unserer gesamten künftigen psychologischen Entwicklung auf die gleiche Art und Weise führen wird, wie die DNS ein Muster unserer gesamten biologischen Entwicklung in sich birgt.

Bei jedem Menschen ist dieses Muster verschieden, und Laughlin fährt fort:

Obwohl jeder zwei Augen, zwei Ohren, eine Nase und einen Mund hat, gibt es keine zwei Gesichter, die völlig gleich sind. Obwohl die DNS für uns alle ein allgemeiner Nenner ist, für Milliarden von uns, gelingt es ihr doch immer, jeden einzelnen Menschen als ein in sich geschlossenes, eigenständiges — individuelles — Ganzes zu schaffen.
So enthält auch die psychische DNS, das Selbst, obwohl es für alle Menschen gleich ist, ein Muster für jede Persönlichkeit, das einzigartig und für dieses Individuum besonders ist. Obwohl die Verhaltensmuster identisch sein können, sind keine zwei Muster von individuellen Persönlichkeiten, genausowenig wie zwei Gesichter, völlig gleich.

Wir müssen alle daran erinnert werden, wenn wir von unserem persönlichen Muster — dem stärksten Ausdruck des Selbst — abweichen, und wie Laughlin betont, ist die Krankheit eine der besten Möglichkeiten, durch die wir daran erinnert werden können:

Jede Krankheit, egal wie leicht sie ist, sollte uns dazu veranlassen, die Frage zu stellen: »Was mach' ich in meinem Leben, daß das natürliche Muster im Unbewußten mich dazu bringen will, damit aufzuhören, weil ich in Wirklichkeit . . . statt dessen irgend etwas anderes tun sollte − etwas, das gut für mich ist, weil es mehr mit meiner wahren Natur übereinstimmt − mit der eigenen individuellen Blaupause der Natur, die in meinem Unterbewußtsein verborgen liegt?«

Je schwerer die Krankheit, um so mehr haben wir uns übernommen − und gewöhnlich sogar nicht einmal nur um unserer selbst willen, sondern wegen des Drucks von außen oder unseren Eltern zuliebe, unserem gleichaltrigen Kameraden zuliebe oder wegen sonst irgend jemandem, den wir lieben . . .

Immer wieder sehen wir uns der Tatsache gegenüber, daß es in uns eine verborgene Kraft gibt, die ständig eine stärkere Kontrolle über uns ausübt als die Kontrolle unseres Ego. Diese innere Kraft läßt uns keine Ruhe, bis wir uns zu unserem vollen Potential entwickelt haben, genauso wie sie uns keine Ruhe lassen würde, wenn wir nur das Vokabular eines Dreijährigen besäßen, das wir uns, als wir sprechen lernten, angeeignet haben.

Jung bezog sich auf den Bauplan eines Menschen als seinen individuellen Mythos. Ich glaube, daß wir alle unseren eigenen Mythos entdecken müssen. Häufig können uns unsere Krankheiten dabei helfen, ihn ausfindig zu machen, denn jede Krankheitserfahrung eines Menschen hat eine einzigartige Bedeutung, und sie drückt etwas von der Individualität des Menschen aus, der diese Erfahrung durchmacht. Die eine Krankheit ist nicht symbolisch bedeutsamer als eine andere; was das betrifft, so ist auch die eine Krankheit nicht unbedingt bedrohlicher als eine andere. Ich habe nicht festgestellt, daß die Patienten bereit waren, ihre Krankheit zu wechseln, wenn ich sie gefragt habe, ob sie bereit wären, ihre Blindheit gegen Krebs oder Diabetes oder eine Herzkrankheit einzutauschen oder Aids gegen Tetraplegie − oder umgekehrt. Jeder von uns muß lernen, mit der Erfahrung der eigenen Krankheit und ihrer symbolischen Botschaft fertig zu werden.

»Die Schlüsselfrage bei . . . allen Krankheiten«, sagt Tom Laughlin, »ist: ›Was versucht das Selbst mir als Patient über mich selbst beizubringen?‹« Das ist genau die Frage, die zu beantworten ich all meinen Patienten zu helfen versuche. Das ist auch der Grund, warum ich mich persönlich für einen Jungschen Chirurgen halte. Um zu einer Antwort zu gelangen, beginnen wir noch weitere Fragen zu stellen. Diese Fragen werden uns helfen, in die persönliche Welt des Patienten vorzudringen, nicht nur in die mechanistische Welt der Krankheit des Patienten.

Die fünf Fragen

In meinem ersten Buch *Prognose Hoffnung* habe ich dem Leser vorgeschlagen, sich vier Fragen in bezug auf seine Krankheit zu stellen. Diese Liste habe ich mittlerweile auf fünf Fragen ausgeweitet: Aufgrund der zahlreichen Workshops, die ich überall im Land durchgeführt habe, habe ich eine Reihe neuer Einsichten gewonnen, so daß auch die Analyse der ersten vier Fragen um zusätzliche Denkanstöße ergänzt werden konnte. Daher meine Bitte: Lesen Sie noch einmal alles, selbst wenn Sie einen Teil schon kennen. Denn indem Sie erfahren, was auf den tieferen Bewußtseinsebenen vor sich geht, können Ihnen diese Fragen helfen, Ihrer Heilung näherzukommen.

1. Wollen Sie hundert Jahre alt werden?

Als ich diese Frage zum ersten Mal gestellt habe, wollte ich herausfinden, ob die Betreffenden das Gefühl hatten, ihr Leben genügend unter Kontrolle zu haben, um ohne Furcht in die Zukunft blicken zu können. Wie weit waren sie fähig, sich Schmerzen und Verlusten zu stellen und sie zur Neuorientierung zu verwenden? Nur 15 bis 20 Prozent bejahten diese Frage. Die meisten waren einfach nicht bereit, so lange leben zu wollen, außer wenn sie irgendeiner Art Garantie dafür bekamen – Gesundheit, genügend Geld zum Leben und so weiter. Mir begann klarzuwerden, welche großen Schwierigkeiten und Schmerzen damit verbunden sind, hundert Jahre alt zu werden.

Wie soll man mit all den Telefonanrufen fertig werden, durch die man erfährt, daß Freunde und liebe Menschen gestorben sind? Was soll man mit all dem Kummer anfangen? Ich habe dieses

Problem mit Gott durchgesprochen (wir reden häufig miteinander – Chirurgen brauchen keinen Termin), und wenn ich heute diese Frage stelle, dann erzähle ich den Zuhörern, daß ich einen Stapel Karten in den Lieblingsfarben Gottes habe, Purpur und Gold, um sie an alle zu verteilen, die sie haben wollen. Auf diesen Karten steht geschrieben: »Der Besitzer dieser Karte hat die Garantie, einhundert Jahre alt zu werden, mit allen notwendigen Hilfen.« Aber Gott sagte zu mir: »Bernie, vergiß nicht, ihnen zu sagen, daß sie die Karte umdrehen müssen und lesen sollen, was auf der Rückseite steht, bevor sie eine annehmen. Denn auf der Rückseite der Karte steht: ›Wenn du sie nicht richtig verwendest, könntest du alle, die du liebst, überleben.‹« Überlegen Sie mal, was es heißt, hundert Jahre alt zu werden, zuzusehen, wie ein Kind stirbt, ein Lebensgefährte stirbt, Freunde sterben. Wahrscheinlich wollen Sie das nicht und glauben, daß es weniger schmerzhaft ist, als erster zu gehen. Aber ich weiß, wie man dem Schicksal aus dem Weg geht, alle, die man liebt, zu überleben.

Machen Sie ein paar Fünfundneunzigjährige ausfindig. Sie kennen alle Antworten, weil sie alles schon einmal erlebt haben, was je passieren kann. Wann immer jemand mit neunzig oder fünfundneunzig in meine Praxis kommt, stelle ich sie (oder ihn) dem Medizinstudenten vor, der gerade in diesem Monat bei mir hospitiert. Ich gehe hinein und sage, wegen des Studenten: »Ich schätze, Sie hatten ein schweres Leben.« Und die Antwort lautet immer: »Nein, ich hatte kein schweres Leben. Deshalb bin ich ja fünfundneunzig geworden.« – »Aber sagten Sie nicht, daß Ihr Haus abgebrannt ist?« sage ich. Ja. »Ihr Geschäft bankrott gegangen ist?« Ja. »Ihr Kind von zu Hause weggelaufen ist?« Ja. »Der jüngste Sohn gestorben ist?« Ja. »Der Ehemann gestorben ist?« Ja. »Der zweite Ehemann gestorben ist?« Ja. Und dann sagt sie: »Großer Gott, ich glaube, ich hatte wirklich ein schweres Leben.« Aber Menschen wie diese haben gelernt, daß die einzige Möglichkeit, sicherzugehen, daß man man niemals alle Menschen überlebt, die man liebt, darin besteht, neue Menschen zum Lieben zu finden. Das ist immer möglich, denn Gott hat uns einen nie endenden Vorrat an Menschen gegeben, die wir lieben können. Durch unseren Schmerz können wir andere finden, die wir lieben und heilen können. Genau darum geht es bei Gruppen wie den

Anonymen Alkoholikern und den außergewöhnlichen Krebspatienten (ECaP). Tatsächlich sage ich immer, daß man, wenn man Glück hat, Alkoholiker oder drogensüchtig zu sein oder an einer Krankheit zu leiden, stets ein Gruppe finden kann, der man angehört, und dann hat man eine Menge Menschen, die man lieben kann und von denen man geliebt wird. Wir müssen damit beginnen, für Menschen Gruppen zu bilden, die einfach nur das Leben genießen.

2. Was geschah mit Ihnen ein oder zwei Jahre vor Ihrer Krankheit?

Ursprünglich war mit dieser Frage beabsichtigt, Menschen dazu zu bringen, darüber nachzudenken, welche traumatischen Ereignisse sich in den Jahren vor ihrer Krankheit vielleicht zugetragen haben, die sie anfällig gemacht haben könnten für die Krankheit. Mit anderen Worten: Wenn die Organe zu einem sprechen, um welche Ereignisse im Leben könnte es dann gehen? Viele Menschen haben mich kritisiert, weil ich sie dazu gebracht habe, sich schuldig zu fühlen, weil sie ihre eigene Krankheit selbst verursacht haben. Das war gar nicht der eigentliche Punkt. Ich bemühe mich nur, Menschen Kraft zu geben, ihnen Möglichkeiten zu geben, sich selbst dabei zu helfen, wieder gesund zu werden. Ich möchte nicht, daß sie sich schuldig fühlen und krank werden. Ich möchte, daß ihnen klar wird, daß sie, auch wenn sie vielleicht nicht fähig sind, alle Ereignisse in ihrem Leben unter Kontrolle zu bringen, ihre Reaktionen auf diese Ereignisse kontrollieren können. Wenn Patienten in meinem Behandlungszimmer sitzen und Dinge sagen wie: »Ich werde diese Ehe zu einem Erfolg machen, und wenn es mich umbringt«, dann möchte ich, daß sie hören, was sie sagen, und sehen, welchen Schaden sie sich selbst mit solchen Botschaften zufügen. Der Geist und der Körper sind eine Einheit; sie können nicht getrennt werden. Sehen Sie sich an, was in Ihrem Leben vor sich geht. Hören Sie damit auf, sich selbst umzubringen.

3. Wozu benötigen Sie Ihre Krankheit, und welchen Nutzen ziehen Sie daraus?

Wenn ich in meinem ersten Buch irgend etwas ändern könnte, dann würde es vielleicht die Formulierung dieser Frage sein, die so viele Menschen aufgebracht hat. Man muß sie zusammen mit der vorherigen Frage betrachten. Wenn Sie das, was Ihnen in den Jahren vor Ihrer Krankheit widerfahren ist, betrachten, was glauben Sie dann, welche Wünsche durch Ihre Krankheit erfüllt werden, welchen Nutzen Sie daraus ziehen? Freud hat uns schon vor langer Zeit den Nutzen von Geisteskrankheiten vorgeführt. Die psychiatrische Literatur ist voll von Fallgeschichten, die zeigen, wie Krankheiten erotische, sich selbst bestrafende und aggressive Bedürfnisse erfüllen können. Das Problem besteht darin, daß diejenigen von uns, die auf die körperlichen Besonderheiten spezialisiert sind, nicht genügend darüber unterrichtet wurden und sich nicht bewußt sind, daß physische Krankheiten ähnliche Bedürfnisse erfüllen können. Wenn wir uns mit physischen Krankheiten befassen, dann neigen wir dazu, uns auf den Körper zu konzentrieren. Wir tun so, als würden die Person und der Geist gar nicht dazugehören. Aber sie können nicht getrennt werden. Um die Krankheit eines Patienten zu verstehen, müssen wir immer die Möglichkeit in Betracht ziehen, daß sie bestimmte psychologische Bedürfnisse befriedigt, die ohne sie nicht erfüllt würden.

Unsere Tochter Carolyn gab mir eines Tages einen Cartoon, auf dem ein Mann zu sehen war, der aufwachte und sagte: »Ich fühle mich großartig, was für ein wunderbarer Tag, ich werde mich krank melden.« Natürlich denken wir oft, daß wir buchstäblich krank werden müssen, um die Ruhe oder den Spaß, den wir in unserem Leben brauchen, zu erlangen. Bobbie und ich haben unseren Kindern daher, als sie noch jünger waren, beigebracht, daß sie, wenn sie einen freien Tag von der Schule nötig hätten, es einfach sagen sollten und sich einen Gesundheitstag nehmen sollten und nicht einen Krankheitstag. Dadurch haben sie eine andere Einstellung zum Leben bekommen. Ich glaube, daß wir es alle nötig haben, unsere Einstellung gegenüber Gesundheit und Krankheit neu zu überdenken.

Wenn man erst mal damit anfängt, sich mit diesen Fragen zu beschäftigen, stellt man fest, daß es häufig einen Grund dafür gibt, warum Krankheiten bestimmte Körperteile angreifen oder zu ganz bestimmten Zeiten auftreten. Der Körper kann außerordentlich geniale Fähigkeiten entwickeln, um zu bekommen, was er benötigt. Wenn man ein überarbeiteter Fernsehreporter ist und einen Tag frei haben will, dann würde einem ein gebrochener Knöchel nicht dazu verhelfen, deshalb bekommt man besser eine Kehlkopfentzündung. Manchmal gelingt es der Krankheit so wirksam, der kranken Person die Sorge und Aufmerksamkeit, die sie benötigt, zu verschaffen, daß alle um ihn herum erschöpft sind von dem Bestreben, ihr ihre Wünsche zu erfüllen. Bei der physischen Diagnose gibt es etwas, das ich »Siegels Zeichen« nenne. Wenn eine Familie in meine Praxis kommt und alle krank aussehen außer einem einzigen, dann weiß ich, daß derjenige, der gesund aussieht, der Kranke ist. Er allein manipuliert und beherrscht alle anderen.

Eine Dame, die in einem Altersheim wohnte, kam eines Tages in meine Praxis und beklagte sich darüber, wie krank sie wäre und wie viele Beschwerden sie habe. Ich sagte ihr, daß sie wieder in ihr Heim gehen müßte, wenn sie sich besser fühlen wollte, und daß sie sich dort irgend jemanden suchen sollte, der noch kränker war und noch mehr Beschwerden hatte als sie. Sie sollte dann diesem Menschen helfen, sich besser zu fühlen, und genau beobachten, wie das vor sich ging. Als sie zwei Wochen später wieder in meine Praxis kam, fragte ich sie: »Nun, was ist passiert?« Und sie sagte: »Ich bin durch das ganze Heim gegangen, aber da war niemand, der noch kränker war und noch größere Beschwerden hatte als ich.« Menschen wie sie brauchen ihre Krankheit, um sich mit der Welt in Verbindung zu bringen. Sie sind zu ängstlich, um sich anderen ohne einen Grund zu nähern. Ich werfe es niemandem vor, wenn er seine Krankheit benutzt. Vielmehr möchte ich Sie auffordern, sich einmal anzusehen, wie Sie selbst aus Krankheiten Nutzen ziehen könnten. Dann sollten Sie sich überlegen, wie Sie diese gleichen Bedürfnisse auf einer gesunden Basis erfüllen können. Hören Sie auf damit, sich zu bestrafen, nur um zu bekommen, was Sie brauchen. Halten Sie sich an Ihre gesunden Tage. Sagen Sie Ihrer Familie, was Sie von ihr brauchen, geben Sie diesen schrecklichen Job auf, den Sie so hassen – dann werden Sie vielleicht keine Krankheit dazu benötigen. Sie sind sterblich. Denken Sie daran, wieviel Ihre Zeit wert ist.

4. Was bedeutet die Krankheit für Sie?

Menschen, die glauben, daß ihre Krankheit einen Mißerfolg darstellt, wurden im allgemeinen von ihren Eltern oder anderen Autoritätspersonen dazu gebracht, sich wie Versager zu fühlen. Aber das bedeutet nicht, daß sie Versager sind. Eine Frau, die ihre Krankheit als Versagen beschrieb, war die Tochter von Eltern, die beide Selbstmord begangen hatten. Es ist nicht schwer, zu verstehen, woher sie ihre Gefühle über sich selbst bekam.

Eine andere Antwort, die die Menschen häufig geben, ist, daß sie die Krankheit als eine Strafe oder Kreuzigung betrachten. Eine Frau schrieb mir, daß sie glaube, ihre Krankheit sei mit ihrem Schuldgefühl verbunden, nicht bei ihrer Mutter gewesen zu sein, als *diese* krank war. Ihre Mutter hatte immer zu ihr gesagt, »sie hoffe, daß sie einmal genauso leiden würde, wie sie hatte leiden müssen«. Eltern können diese Wirkung auf uns ausüben – aber wir können ihr entkommen, indem wir uns dessen bewußt sind. So ist es auch dieser Frau gelungen, wieder gesund zu werden. Sie wußte, daß sie das Recht auf Wiederauferstehung hatte und sich nicht fortgesetzter Verfolgung aussetzen mußte.

Natürlich hinterlassen manche Eltern ihren Kindern ein großes Vermächtnis. Menschen, deren Eltern ihnen die Botschaft vermitteln, daß »F« für Feedback steht, nicht für Fehlverhalten, verstehen, daß die Rückschläge, die sie in ihrem eigenen Leben ertragen mußten, dazu benutzt werden können, zu wachsen und sich neu zu orientieren. (Fünf »F« zum Beispiel werden, auch wenn sie schwer sind, ganz bestimmt dazu dienen, ein Kind auf einen anderen, geeigneten Weg zu »lenken«.) Sie verstehen die Botschaft, die das Buch Hiob vermittelt, so, daß Elend heilsam sein kann und daß man durch Unglück zu einer neuen Realität gelangen kann. Wenn es einem gelingt, seine Krankheit in diesem Licht zu sehen, dann kann man selbst und die ganze Familie aus dieser Erfahrung lernen und geheilt werden. Wie Sie in den Kapiteln VI und VII noch sehen werden, kann derjenige in der Familie, der die

Krankheit hat, zum Heilenden für alle anderen werden, indem er ihnen zeigt, wie man trotz eines Unglücks lebt und liebt. Aus diesem Beispiel können Sie lernen, daß das Leben voller Herausforderungen ist – Herausforderungen, die einem Gelegenheit geben, ein Held zu sein. Auch wenn dieser Mensch nicht mehr da ist, wird die Familie diese Lektionen niemals vergessen.

Aber für diejenigen Menschen unter Ihnen, die sich den Mißerfolg, für den sie ihre Krankheit halten, nicht vergeben können, die das Gefühl haben, daß sie für diese Krankheit nicht hätten empfänglich sein sollen oder daß sie sie hätten bezwingen müssen, wenn sie sich nur ein bißchen mehr angestrengt hätten, sich bessere Bilder gemacht hätten oder ausgiebiger gebetet hätten, kann es eine solche Heilung nicht geben. Und die Last kann nur noch größer werden.

Die Botschaft, die man seiner Familie gibt, lautet, daß alles außer einer Heilung Versagen bedeutet. Wenn Sie das tun, dann werden Sie eine schreckliche Leere hinter sich zurücklassen – nicht nur das Gefühl von Verlust, das wir alle verspüren, wenn jemand, den wir lieben, stirbt, sondern ein Gefühl von Hoffnungslosigkeit und Bedeutungslosigkeit. Hinterlassen Sie Ihren Kindern nicht das Vermächtnis von Hoffnungslosigkeit, das Sie selbst übernommen haben. Es ist an der Zeit, zu diesen Gefühlen in Ihrem Leben nein zu sagen und auch zu den Menschen, die sie in Ihnen geschaffen haben. Nur so können sich Ihr Leben und das Leben jener um Sie herum verändern, egal wie wenig oder wieviel Zeit Ihnen noch bleibt.

Weiter hinten in diesem Kapitel werden Sie lesen, daß eine Krankheit vielleicht Ihr größter Traum ist, der sich bemüht, wahr zu werden. Ich weiß, daß es sicherlich nicht so einfach ist, daran zu glauben, wenn man es mit einer schweren Krankheit zu tun hat.

Aber wenn man immer wieder einen Menschen nach dem anderen sagen hört, daß ihm nichts Besseres hat widerfahren können, als krank zu werden, dann muß man es eines Tages einfach glauben. Es liegt jedoch bei Ihnen zu entscheiden, wie Sie Ihre Krankheit interpretieren wollen – als einen Mißerfolg oder als eine Möglichkeit zur Neuorientierung.

5. Beschreiben Sie Ihre Krankheit und Ihre Erfahrungen damit

Im Gegensatz zu dem, was Susan Sontag in ihrem Buch *Krankheit als Metapher* geschrieben hat, ist an einer Krankheit immer mehr als nur die reine physische Diagnose. Wenn man Menschen bittet, ihre Krankheit zu beschreiben, dann sagen weniger als 5 Prozent Dinge wie: »Ich habe Eierstockkrebs im fortgeschrittenen Stadium« oder: »Ich bin an einem Dickdarmkarzinom erkrankt«. Ja, ein paar wenige Intellektuelle und Ärzte reagieren auf diese Weise, aber das sind auch diejenigen, denen am schwersten zu helfen ist. Ich muß ihnen sagen, daß ich weiß, wie ich ihre Krankheit heilen kann, aber daß ich nicht weiß, wie ich ihnen mit dem helfen soll, was sie erleben.

Leichter zu helfen ist all denjenigen, die ihre Krankheitserfahrung beschreiben können. Denn wenn sie über ihre Krankheit sprechen, dann reden sie auch über das Leben, das diese Krankheit hervorgebracht hat. Eine Freundin von mir erzählte mir, daß sie mehrere Tage lang starke Schmerzen im Nacken gehabt habe, bis sie angefangen habe, mit ihnen zu reden und sie zu fragen, warum sie da seien. Dann erinnerte sie sich, daß sie ihren Bruder immer als einen Nackenschmerz bezeichnet hatte. Doch als er schließlich vor einem Jahr ganz plötzlich gestorben war, hatte sie ihn schrecklich vermißt. Als ihr klargeworden war, daß sie ihn auf diese Weise wieder zurückgeholt hatte, beschloß sie, an ihn zu denken, ohne diese Schmerzen zu haben – und da verschwanden sie wieder.

Ein Ehepaar kam zu mir, weil die Ehefrau meinte, sie habe Schwierigkeiten, mit ihrem Ehemann zu kommunizieren. Als ich den Mann darum bat, seine Krankheit zu beschreiben, sagte er: »Meine Krankheit ist vorübergehend am Abklingen.« Aber als ich die Frau bat, mir zu erklären, wie sie ihre Krankheit erlebte, sagte sie: »Ich befinde mich in der Hölle.« Wenn sich der eine Mensch in der Hölle und der andere in Remission befindet, dann läßt sich leicht erkennen, warum sie sich nicht verständigen können.

Ich sprach einmal mit einer Frau, die sagte: »Mein Krebs ist unsichtbar, man kann nicht einmal seinen Standort feststellen.« Durch ihre Reaktion auf meine Frage erkannte sie, daß sie zuviel Energie darauf verwandte, irgend etwas zu verbergen. Daraufhin fragte ich sie, ob sie aus einer Familie käme, in der man ihr beigebracht hatte, niemals Gefühle zu zeigen. Meine Fragen regten sie dazu an, in sich zu gehen und einen Prozeß in Gang zu setzen, der ihr half, ihr Leben zu heilen.

Als eine Frau, die wegen Unterleibsschmerzen im Krankenhaus eingeliefert wurde, die Schmerzen, die sie verspürte, wie das Innere eines Basketballs beschrieb, forderte ich den Medizinstudenten, der bei mir war, auf, sie zu fragen, welchem Druck sie in ihrem Leben ausgesetzt sei. Es stellte sich heraus, daß sie täglich ihre drei Töchter zum Basketballspielen chauffierte und daß sie das völlig erschöpfte. Ich sagte ihr, daß der Basketball wahrscheinlich aus ihrem Bauch verschwinden würde, wenn sie für ihre Kinder eine andere Transportmöglichkeit fände.

Ein Mann kam mit seiner Tochter zu mir, und sie erzählte mir, daß er einfach keine Lebensgeister mehr in sich verspüre. »Was geht in Ihnen vor?« fragte ich ihn. »Ich habe irgend etwas Wildes und Unkontrollierbares in mir«, antwortete er. Manchmal kommt es bei Menschen, die ein sehr ruhiges, kontrolliertes Leben führen, vor, daß sich ihr Körper gegen sie auflehnt, um irgendwie Aufregung zu schaffen. Ich schlug ihm daher vor, ein bißchen mehr Bewegung und Lärm in sein Leben zu bringen. Ein paar Wochen später erhielt ich einen wunderbaren Anruf von seiner Familie: »Unser Vater lebt wieder! Er spricht mit uns und behauptet sich und tut Dinge, die ihm Spaß machen.«

Wenn man darüber nachdenkt, welche Bedeutung die Krankheitsmetapher für einen selbst hat, kann dieser Akt einem neue Kraft verleihen. Der Jungsche Psychotherapeut und Autor Arnold Mindell erzählt immer wieder folgende kleine Geschichte: Ein Kind spaziert durch den Wald, und zwischen den Wurzeln eines Baumes sieht es eine Flasche mit einem Korken. Als es die Flasche aufhebt und den Korken herauszieht, erscheint ein Geist. Er sagt zu ihm: »Aha, jetzt habe ich dich in meiner Gewalt.« Aber das Kind ist nicht dumm, es sieht den Geist an und sagt: »Also, wenn du so mächtig und klug bist, dann wollen wir doch mal sehen, wie du wieder in die Flasche kommst.« Der Geist kehrt wieder in die Flasche zurück, und das Kind drückt schnell den Korken hinein, so daß der Geist wieder gefangen ist. Wenn wir unsere Krankheit fragen: »Warum bedrohst du mich, was willst du von mir, warum bist du hier?« oder gar: »Warum willst du mich töten?«, dann können wir die Symptome wieder in die Flasche sperren. Wenn wir das tun, dann wird es uns gelingen, die positive Seite unserer Krankheit zu erkennen.

»Ich glaube nicht, daß ein Mensch eine Krankheit selbst schafft, sondern daß seine Seele durch diese Krankheit eine wichtige Botschaft an ihn richtet«, sagte Mindell. Das war zu anderen Zeiten und in anderen Kulturen allgemein bekannt, aber heute ist unser Blick so ausschließlich auf die mechanischen Funktionen der Krankheit gerichtet, daß wir diese Botschaft einfach ignorieren. Wenn wir jedoch nach ihr Ausschau halten, erkennen wir, daß sie es immer gegeben hat.

Eines Abends wurde ich im Krankenhaus von einem Mann angesprochen, der mich bat, seiner Frau in ihrem Zimmer einen Besuch abzustatten. Rachel sei eine außergewöhnliche Patientin gewesen, sagte er. Aber jetzt lag sie im Koma, dem Tode nahe, und sie war ins Krankenhaus gekommen, um zu sterben. Ich ging hinein, um sie mir anzusehen, beugte mich über sie und flüsterte in ihr Ohr – denn ich weiß, daß Menschen im Koma hören können (genauso als würden sie schlafen oder stünden unter Narkose) –: »Ihr Mann sagt, Sie seien eine außergewöhnliche Frau. Aber wenn Sie müde sind und sich elend fühlen und gehen müssen, dann ist das völlig in Ordnung. Ihre Liebe wird bei Ihrer Familie bleiben.«

Als ich am nächsten Tag in ihr Zimmer kam, war sie wach und sagte: »Ich will nicht sterben.« Also bat ich sie, ihre Krankheit zu beschreiben. »Es ist eine Art Verstopfung«, sagte sie zu mir, und ich sagte ihr, daß sie sich mit allen Hindernissen in ihrem Leben befassen müsse. Fünf Tage vergingen, bevor ich wieder Gelegenheit hatte, sie zu besuchen, aber als ich in ihr Zimmer kam, war das Bett leer. Dafür saß am Fenster eine attraktive Dame. Ich fragte sie, ob sie wüßte, wo Rachel geblieben sei. »Ich bin Rachel«, sagte sie, »und ich gehe heute nach Hause.« Neun Monate später war sie noch immer zu Hause, und obwohl ich sie seither aus den Augen verloren habe, bin ich sicher, daß sie mit den Hindernissen in ihrem Leben fertig geworden ist. Ihre Geschichte ist nur eine von vielen, die ich erlebt habe und die zeigen, daß ich recht habe, wenn ich sage, daß Krankheit ein Symbol für die Zwangslagen des

Lebens ist. »Die physische Unordnung«, wie Jung solche Fälle nennt, »ist ein direkter mimetischer Ausdruck der physischen Verfassung.«

Ein Brief, den ich kürzlich erhielt und der mich tief berührte, beschrieb einen solchen Fall, bei dem die Krankheit ein direkter Ausdruck eines inneren Dilemmas war. »Peter war sein ganzes Leben von Liebe und Glück umgeben«, schrieb seine Witwe, »aber es gab keinen einzigen Tag, an dem er nicht die Schmerzen erlebte, die seine Angehörigen während des Holocausts erlitten hatten.« Und sie fuhr fort, seine Erfahrungen zu beschreiben:

Im Juni 1985 unterzog sich Peter einer vierzehnstündigen Operation. Nicht ein einziger seiner vielen Ärzte glaubte, daß er sie überleben würde. Sie waren außerdem über die Diagnose erstaunt — ein großer bösartiger Tumor am Herzen. Was folgte, waren zwanzig Monate unsäglichen Leidens für Peter — und für uns eine wilde Suche nach angemessener Behandlung, Hilfe und nach Antworten. Die erste Frage, die wir uns stellten, war, wie ein Mann, der ein so gesundes Leben führte, Krebs bekommen konnte. Aber in dieser Hinsicht standen wir nicht allein da. Denn viele andere Krebsopfer stellen sich erstaunt die gleiche Frage. Was Peters Fall so ungewöhnlich machte, war die Stelle, an der sich seine Verletzung befand. Unsere Suche führte uns zu Ärzten, die die psychologischen Aspekte von Krankheiten erforschten . . .

Auf tragische Weise wurde alles ganz klar; Peters Zustand war die physische Manifestation des Holocausts. Der Krebs an seinem Herzen war der innere Ausdruck der Abscheulichkeit, von der er Zeuge geworden war und die er in diesem Herzen mit sich herumtrug.

Peter war einfach nicht fähig oder gewillt, sich der Vergangenheit zu stellen und sie zu »entlassen«, obwohl ihn seine Therapeuten drängten, es zu tun. Er war nicht fähig, seine unbewußte Wut und seine unbewußten Schmerzen verbal auszudrücken. Peter war zwar von Haus aus ein toleranter und absolut kein rechthaberischer Mann, doch lehnte er es vehement ab, »der Welt zu vergeben«, daß sie den Holocaust hatte geschehen lassen.

Es steht so viel Liebe, Verständnis und Weisheit in diesem Brief, daß ich wieder einmal nicht nur an die Bedeutung von Krankheiten erinnert werde, sondern auch an den Trost, der daraus gewonnen wird, wenn man diese Bedeutung akzeptiert, anstatt unsere Leiden als zufällig anzusehen. Wenn wir eine Krankheit als eine Gelegenheit ansehen, unseren individuellen Bauplan zu enthüllen und zu entfalten, dann werden wir gesund, innen und manchmal auch außen. Wie der Teilnehmer eines Workshops sagte: »Wir müssen von innen heraus gesund werden.«

Eine der lebhaftesten und enthüllendsten Krankheitsbeschreibungen, die mir je begegnet ist, kam von einer Frau, die mir über ihre Erfahrung mit multipler Sklerose schrieb:

Die Krankheit könnte als ein inaktiver Vulkan beschrieben werden, der plötzlich verrückt spielt. Zuerst sitzt er da und stößt gerade genügend Rauch aus, um irritierend zu sein. Und während dieser Zeit fühle ich mich sicher. Wenn der große Ausbruch beginnt, möchte ich weglaufen und die Insel verlassen. Es gibt keinen Ort, zu dem man fliehen könnte. Ich muß zusehen, wie die heiße Lava, wo immer sie hinwill, in meinen Körper fließt. Ich weiß nie, wie hoch sie schlagen oder welchen Schaden sie anrichten wird. Ich weiß nie, ob an diesen zerstörten Stellen je wieder Blumen oder Bäume wachsen werden, die mich vor den schmerzhaften brennenden Strahlen der Sonne schützen können. Werden auf diesem öden Land je wieder Obstbäume wachsen, damit ich anderen etwas darbieten kann? Die Lava, die dahinfließt, macht mir angst. Ich weiß nicht, welche Stellen ich schützen soll, und ich weiß nicht, wann ich sie schützen soll. Die Verbrennungen werden so schmerzhaft, und die Heilung geht nur so langsam vor sich. Das, was durch die Verbrennungen verlorengegangen ist, kann vielleicht nie wieder ersetzt werden. Aber wenn die Heilung voranschreitet, fühlt es sich gut an. Zuerst war ich sehr enttäuscht. Die Verbrennungen verheilten nicht so, daß ich zu mir selbst zurückkehren konnte. Ich war sehr zornig, weil ich den Lavastrom nicht unter Kontrolle bekam. Dieser Vulkan bringt sogar manche meiner Freunde dazu, von der Insel zu fliehen, wenn er aktiv wird. Aber mit den Freunden, die bleiben, teilen wir uns die Verbrennungen, und wir lindern gemeinsam unsere Schmerzen. Wenn wir die Schmerzen und das Heilen gemeinsam erleben, dann fühlen wir auch, daß in unserem Inneren alles in Ordnung ist.

Diese Beschreibungen waren Teil einer Selbstentdeckungsreise, die das Leben einer Frau veränderte, die viele Jahre lang krank gewesen war. »Wenn ich anhalte, um über die innere Heilung nachzudenken, die in den vergangenen acht Jahren stattgefunden hat«, schrieb sie mir kürzlich in einem Brief, »kann ich ehrlich sagen, daß diese Krankheit ein Segen war, der es mir gestattet hat und noch immer gestattet, die inneren Veränderungen zu vollziehen, die nötig sind, damit ich geheilt werden kann.« Hört sich das an wie Schuldgefühle, Fehler oder Schelte?

Eine andere Beschreibung einer Krankheit, die vielleicht nicht so lebendig, aber auf ihre Weise trotzdem enthüllend ist, kam von einem schwerkranken Mann, der eines Tages meine Praxis aufsuchte. Als ich ihn bat, mir von seiner Krankheit zu erzählen, sagte er: »Ich leide hin und wieder an Unpäßlichkeit.« Ich sagte zu ihm: »Sie könnten eines Tages an Unpäßlichkeit sterben, wissen Sie.« Nur um seine Nachbarn und seine Mitarbeiter davon zu überzeugen, daß er nichts Schlimmes habe, bot er ihnen tagtäglich eine unglaubliche Darbietung. Jeden Morgen verließ er das Haus, ging zur Arbeit, kehrte dann wieder nach Hause zurück und brach in dem Augenblick, in dem er dort eintraf, zusammen. Dann wurde er von seiner Familie gefüttert und ins Bett gebracht, und am nächsten Tag spielte er den erschöpfenden Akt wieder von vorne durch. Er war entschlossen, sich nicht mit der Realität seiner Krankheit zu befassen, sondern seiner Umwelt etwas vorzuspielen. Es blieb keine Zeit, sich mit seiner Familie abzusprechen. Die Anstrengung, die es kostete, seine Krankheit zu leugnen, zehrte an ihnen allen. Ich arbeitete mit ihm und brachte ihn dazu, sich einige Zeit frei zu nehmen, um mit seiner Familie zusammenzusein und mit ihr ihre Liebe zu teilen. Das war eine heilsame Erfahrung und eine Erleichterung für alle.

Manche Leute halten ihre Krankheit für eine Sperre oder für etwas, das ihr Leben in die Hand nehmen will. Ich frage solche Menschen, was dazu beitragen könnte, den Fluß anzuhalten oder ihre Lebensenergie zu übernehmen. Eine Frau sagte: »Meine Tumore sind wie Kletten.« Sie hat eine Mutter, die sich an sie klammert. Ein Mann beschrieb seine Krankheit als ein unglaublich schönes weißes Licht, und ich sagte: »Das hört sich an, als wäre Ihre Krankheit viel zu schön, um sie aufzugeben«, und das zwang ihn einzusehen, wie abhängig er von ihr war. Der Mann, der seine Krankheit als »wuchernd« beschrieb, hatte das Gefühl, daß er von seiner Familie erdrückt wurde. Die Frau, die ihre Krankheit als ein Gefängnis beschrieb, lehnte alle Behandlungsvorschläge, die ich ihr machte, ab: »Eine Operation tut weh, Bestrahlung verbrennt, bei einer Chemotherapie fallen einem die Haare aus«, sagte sie. Als ich sie schließlich fragte: »Warum essen Sie nicht einfach Gemüse?«, lautete ihre Antwort: »Weil ich es nicht mag.« Sie konnte einfach nicht verstehen, daß sie gar keine Wahl hatte, daher ihr Gefängnis.

Wenn Sie aber damit beginnen, Fragen zu stellen, um Ihr Leben neu zu ordnen, werden Sie Ihre Krankheit anders erfahren. Am Anfang haben Sie sie vielleicht als einen Vulkan angesehen, als eine Klette oder eine Verstopfung, doch nun können Sie dazu übergehen, sie als ein Geschenk zu betrachten, als eine Herausforderung, einen Wachruf oder einen Schönheitsfleck, so wie die Menschen in Kapitel VI, wie Sie noch erfahren werden, ihre Schmerzen charakterisieren.

Wenn Sie sich mit ganzer Aufmerksamkeit Gefühlen und Problemen gewidmet haben, deren Sie sich bis dahin nicht bewußt waren, könnte Ihre Krankheit der erste Schritt dazu sein, mit ihnen fertig zu werden. Das ist einer der Gründe, warum ich glaube, daß die fünf Fragen so wichtig sind, und warum ich hoffe, daß immer mehr Ärzte dazu übergehen, zusätzlich zu der Anwendung von traditionellen Mitteln solche Fragen zu stellen. Aber Ärzte neigen dazu, Techniker zu sein. Sie konzentrieren sich einfach auf Defekte im physischen Mechanismus, denn darauf sind sie bei ihrer unangemessenen Ausbildung gedrillt worden.

Bei einer Untersuchung, die von dem Psychologen Dan Bar-On an der Ben-Gurion-Universität in Israel durchgeführt wurde, hat man 89 männliche Patienten mit einem Herzanfall zusammen mit ihren Ärzten interviewt und sie gefragt, was sie als Grund für den Herzanfall ansahen. Der Arzt war meistens viel eher geneigt als der Patient, rein physiologischen Faktoren, wie Fettleibigkeit oder Rauchen, die Schuld zu geben, während viele Patienten glaubten, psychologische Umstände, wie etwa eine schlechte Arbeitssituation, seien schuld daran. Die Männer, die ihre eigene Rolle beim Auftreten des Herzanfalls erkannten – zum Beispiel all jene, die sich als »wütend« bezeichneten und zugaben, unter großem Druck gearbeitet zu haben –, hatten vor, etwas zu unternehmen, um die äußeren Bedingungen zu verändern. Es waren dann auch genau diese Männer, die sich am schnellsten wieder erholten. Aber unabhängig davon, welche Fortschritte die Patienten machten, sie konnten den Grad ihrer Genesung immer besser voraussagen als ihre Ärzte. Bar-On führt dies auf ihr besseres Verständnis für die Ursache, die den Herzanfall ausgelöst hatte, zurück. Ich stimme mit Bar-On überein und sehe darin einen weiteren Beweis für die Notwendigkeit, daß Ärzte die Krankheit des Patienten genauso verstehen müssen wie der Patient selbst. Die Frage nach einer Beschreibung der Krankheit ist ein Schritt in diese Richtung.

Die Sprache der Symbole

Symptome als Symbole

Ich wünschte, jemand hätte mir, als ich an der medizinischen Fakultät studierte, erzählt, daß C. G. Jung schon vor mehr als einem halben Jahrhundert Träume interpretiert und physische Diagnosen abgegeben hat. Das hätte mich in meiner Tätigkeit als Arzt beeinflußt und mir eine Menge Schmerzen erspart. Es war mir damals nie in den Sinn gekommen, eine Krankheit könnte etwas Symbolisches sein oder ihre Bedeutung oder Diagnose könnte in Träumen aufzuspüren sein.

Aber warum, so fragen Sie Sich vielleicht, können wir erst durch Symbole auf die eigentliche Bedeutung kommen? Ich habe mich das auch gefragt. Warum können wir in der Nacht nicht einfach schlafen, und dann leuchtet plötzlich eine Tafel auf und sagt uns, was wir tun und wie wir leben müssen? Daher habe ich diese Frage bei einem meiner Gespräche mit ihm, unserem Schöpfer, gestellt. Unser Schöpfer erwiderte: »Bernie, ich habe es versucht, aber da waren die vielen Sprachen, und wenn ich für jede eine Leuchttafel hätte anfertigen müssen, dann hätte ich mit der Schöpfung einen Tag länger gebraucht. Deshalb habe ich mich für universelle Symbole entschieden.« Bitte, achten Sie auf diese Symbole. Sie kommen aus der Seele. Sie können auf diesem Planeten hingehen, wohin Sie wollen − ausgestattet mit einem Karton und Kreide, wird es Ihnen mit Hilfe von Symbolen möglich sein, mit allen Menschen zu kommunizieren.

Was für mich neu war, ist seit tausend Jahren bekannt. Die alten Griechen haben für Asklepios, den Gott der Heilkunde, Tempel errichtet, in die die Kranken gingen, um dort die Nacht zu verbringen oder um auf eine Diagnose zu warten oder vielleicht sogar auf die Heilung, die ihnen im Traum kommen würde. Hippokrates, den wir den Vater der Medizin nennen, Aristoteles, der große rationalistische Philosoph, und selbst Galen, der letzte der großen griechischen Ärzte, der im christlichen Zeitalter geboren wurde − sie alle glaubten an Träume, sowohl an ihre diagnostischen als auch an ihre heilenden Kräfte. Und alle bewerteten Träume als Botschaften der Götter.

Russell A. Lockhart vergleicht die Einstellung der alten Griechen zu Träumen und Krankheiten mit unserer modernen, mechanistischen Einstellung und zeigt, was auf der Strecke geblieben ist:

Der Zweck der Krankheit, die Bedeutung des Leidens, diente dazu, das Individuum zu zwingen, seiner Trennung von den Göttern ins Gesicht zu sehen, seine überheblichen Errungenschaften zu opfern und sich im wahren Geiste der Beziehung auszutauschen, indem es sich selbst (re-ligio) durch seine Leiden in den Dienst der Götter stellte.

Der moderne Mensch und seine Medizin haben das Gefühl zu dem besonderen Sinn für Bedeutung und Wert einer Krankheit verloren und für die zentrale Rolle, die diese Träume dabei spielen, seine Seele mit den Kräften, die außerhalb von ihm liegen, zu verbinden. Wir schulden Jung Dank, weil er diese religiöse Einstellung, nicht nur in bezug auf den Traum, sondern auch in bezug auf die Krankheiten des Menschen, neu entdeckt hat. »Der Mensch braucht seine Schwierigkeiten«,

sagt er, »sie sind für seine Gesundheit unbedingt erforderlich.«
Leider hat diese Einstellung die medizinische Praxis nicht
durchdrungen. Der Traum ist in den gegenwärtigen medizini-
schen Schreinen nur selten vorhanden. Heute wird bei einer
Diagnose nicht mehr der Traum um Rat gefragt oder bei der
Behandlung rekrutiert oder zur Heilung herangezogen. Wir
können die Frage stellen: Gibt es in der modernen Kultur einen
Ort zur Wiederbelebung der alten magischen Einstellung zu
Krankheit, zu Leiden, zum Heilen und zu der zentralen Rolle
des Traums?

Natürlich würde ich diese Frage bejahen, und ich tue dies, indem
ich mir die Worte von Meredith Sabini und Valerie Maffly
aneigne, die, wie Lockhart, Analytiker der Jungschen Schule sind
und daher in großem Umfang mit Träumen gearbeitet haben:

Nicht nur die Patienten, sondern auch die Ärzte müssen
einen . . . Weg finden, um eine . . . neue Einstellung zu lie-
fern, die das Paradoxon erkennt, daß die Krankheit den Samen
eines Heilungsprozesses beinhalten kann. Wer mit Krebspatienten arbeitet, weiß, daß dieser neue Weg auch die Einbezie-
hung des inneren Arztes bedingt − oder eines archetypischen
Heilers −, um über Träume und aktive Phantasie zu erkennen,
welcher Weg jedem Patienten offensteht. Diese Betrachtungsweise könnte Konflikte schaffen, Konflikte mit der traditionellen medizinischen Betrachtungsweise. Aber trotzdem scheint
sie ein Weg zu sein, der es dem isolierten Ego vielleicht ermöglicht, sein »Fundament« zu finden und dem einsamen Menschen sein Selbst.

Ich würde nur noch hinzufügen, daß diese Betrachtungsweise
meiner Meinung nach für Aids, die neurologischen Krankheiten,
für Arthritis, multiple Sklerose, Hautkrankheiten, amyotrophische Lateralsklerose, Herzkrankheiten − für alle wichtigen Krankheiten − genausoviel Gültigkeit besitzt wie für Krebs. Wie Jung
bemerkt: »Man kann nicht sagen, daß jedes Symptom eine Herausforderung ist und daß jede Heilung in dem Zwischenbereich
zwischen Psyche und Physis stattfindet. Man kann nur sagen, daß

es ratsam wäre, sich jeder Krankheit auch von der psychologischen Seite zu nähern, weil es für den Heilungsprozeß von außerordentlicher Bedeutung sein könnte.« Da ist auch der Grund, warum ich Menschen, die im Hinblick auf ihre medizinische Versorgung (oder auf alles andere, was in ihrem Leben wichtig ist) Entscheidungen treffen müssen, bitte, mir ihre Krankheit zu beschreiben, Bilder von ihrer Situation zu malen und mir ihre Träume zu erzählen.

Markige Weihnachten

Vor mir liegt eine Postkarte, und darauf steht: »Ich wünsche Ihnen markige Weihnachten. Tausend, Millionen, Milliarden Dank dafür, daß Sie mir bei der Entscheidung geholfen haben, diese Knochenmarktransplantation vorzunehmen.« Aber ich habe die Entscheidung gar nicht getroffen; das hat das Unterbewußte dieser Frau getan. Die Geschichte, wie es dazu kam, wird in ihren Briefen erzählt; den ersten schrieb sie im September 1986: »Ich muß wissen, ob ich mich einer Knochenmarktransplantation unterziehen soll, die mir für meine Lymphknotenerkrankung eine Heilungsrate von 50 bis 60 Prozent verspricht. Bei einer Infektion jedoch kann mir dieser Eingriff den Tod bringen. *Oder* sollte ich es lieber mit einer ›spontanen‹ Remission versuchen, für die zu arbeiten ich bereit bin? Die dritte Möglichkeit wäre, diese Knochenmarktransplantation so lange hinauszuschieben, bis oder falls ich wieder rückfällig werde.«

Die medizinische Geschichte dieser Frau begann mit einer Lymphknotenschwellung, die 1983 diagnostiziert worden war, etwa zur gleichen Zeit, als sie zum dritten Mal schwanger wurde. Obwohl die anfängliche Diagnose auf einen langsam wachsenden Tumor hindeutete, entdeckte man, als ihr Baby durch einen Kaiserschnitt geboren wurde, ein eineinhalb Pfund schweres Lymphom an ihrem Eierstock. Ihr Onkologe stufte es als hochrangig bösartig ein und empfahl ihr eine aggressive Chemotherapie, die eine »40- bis 50prozentige Heilungschance« bot. Sie las das Buch *Wieder gesund werden* von O. Carl und Stephanie M. Limonton, trainierte Visualisierungstechniken ein und arbeitete hart daran, ihre Chemotherapie zu akzeptieren und die Probleme in

ihrem Leben zu verändern. Die Ergebnisse waren vielversprechend: Obwohl eine CAT-Untersuchung, die gleich nach der
Chemotherapie durchgeführt wurde, nicht normal ausfiel, zeigte
eine operative Untersuchung keinen Krankheitsherd mehr.

Diese scheinbare Remission dauerte zwei Jahre, während der
sie, wie sie mir erzählte, ihre eigenen Bedürfnisse zugunsten der
Ansprüche ihrer drei kleinen Kinder zurückstellte und eine Reihe
von Menschen, die ihr nahestanden, verlor (alle durch Krebs).
Dann, im Juli 1986, wurde an ihrem Hals ein neues Knötchen
entdeckt und als Lymphom diagnostiziert. Außerdem stellte man
fest, daß sie eine ausgezeichnete Kandidatin für eine experimen-
telle, aber sehr riskante Knochenmarktransplantation abgeben
würde, die am Dana-Farber Cancer Institute durchgeführt wurde.
Bei diesem Verfahren wurde dem Patienten das eigene Knochenmark entnommen, dann mit monoklonischen Antikörpern gereinigt und anschließend dem Patienten intravenös wieder zugeführt. »Und der Körper ist so klug«, schrieb sie in ihrem Brief,
»und weiß ganz genau, wohin er diese Zellen schicken muß.«
Trotzdem fürchtete sie sich als Krankenschwester vor dieser Prozedur und auch vor ihren Risiken.

Bei ihrer Entscheidung mußte sie nicht nur die Risiken in
Betracht ziehen, sondern auch die Anforderungen, die an ihre
Familie gestellt wurden. Nach der Transplantation würde sie fünf
bis sechs Wochen in Isolation im Krankenhaus liegen:

> . . . und ich werde eine Menge Bluttransfusionen bekommen,
> denn der Doktor sagte, daß ich praktisch blutlos und gegen alle
> den Menschen bekannten Infektionen schutzlos bin . . . Nach
> der sechswöchigen Isolation werde ich sechs weitere Monate in
> der Nähe von Boston bleiben müssen, um ambulant Bluttrans-
> fusionen zu bekommen.
>
> Wenn ich nur noch eine Transfusion pro Woche benötige,
> kann ich nach Hause. Aber ich werde jedesmal, wenn eins
> meiner Kinder krank wird, aus dem Haus müssen, und dann
> kann ich mich gar nicht um sie kümmern.
>
> Ich liebe meine Kinder, Dr. Siegel, und ich möchte hierblei-
> ben, solange sie aufs College gehen, aber ich möchte auch noch
> meine Enkelkinder erleben. Die Ärzte sagten mir, daß es nun

keine andere Behandlungsmöglichkeit mehr gibt außer dieser Knochenmarksache, nachdem die Krankheit trotz all der Chemotherapien zurückgekehrt ist.

Ich werde in die Transplantation einwilligen, wenn es sein muß, aber ich mache mir Sorgen, weil die ganzen gesunden Zellen ebenfalls zerstört werden, einschließlich der Linse in meinen Augen. Ich fühle mich kein bißchen krank, habe nachts keine Schweißausbrüche, kein Fieber.

Ich habe Angst, da oben in Boston eine Infektion zu bekommen und ganz allein in einem Zimmer zu sterben, im November 1986 . . . Aber ein Teil von mir (der wissenschaftliche Teil meines Gehirns) sagt mir, daß es vielleicht ein Geschenk Gottes ist, daß ich ausgerechnet die richtigen B-Zellen habe, die für diese Transplantation Voraussetzung sind, und daß mir die Ärzte dort eine Lösung mit guten Heilungschancen bieten.

Eine andere Seite in mir kann nicht glauben, daß ich wirklich krank bin, so daß ich das Gefühl habe, als würden sie mit einer Kanone auf einen Spatzen schießen. Ich frage mich, ob es mir nicht vielleicht auch Heilung bringen würde, wenn ich Gymnastik mache, mehr Vitamin C zu mir nehme, meditiere, Diät lebe und mich bemühe, den Streß, so gut es geht, zu verringern. Dann brauchte ich wenigstens nicht auf meine täglichen Streicheleinheiten von meinen Kindern und meinem Mann zu verzichten.

Denn das wichtigste ist doch, daß ich mich gesund fühle, daß ich mich wohl fühle und daß ich entschlossen bin, es auf jeden Fall auch weiterhin zu bleiben, egal, welchen Weg ich einschlage . . .

Ich schrieb ihr zurück und bat sie, mir von ihren Träumen zu erzählen, die sie gehabt hatte. Als sie mir von einem Traum schrieb, gingen wir ihn gemeinsam durch und besprachen die Symbolik, die darin lag. Diese Analyse führte dazu, daß sie nun fähig war, eine konfliktfreie Entscheidung zu treffen. Hier ist ihre Beschreibung des Traums:

Ich befand mich in einem hohen Hotel in San Antonio, und ich wollte mit meinem Mann und meinen Kindern dortbleiben, weil wir offenbar gerade Urlaub machten. Und da ich lieber dortbleiben wollte, anstatt abzufliegen, um meine Chemotherapie zu machen, klopfte ich in dem Wolkenkratzer an die Türen, und drei Leute sagten: »Gehen Sie zu Dr. Oslund.« Zwei waren fröhlich, und das eine war eine Dame . . . Das andere, was ich Ihnen nicht erzählt habe (schrieb sie später), war, daß in dem Traum im Zimmer neben mir eine Frau wohnte, die eine Tochter namens Dana hatte.

Wir analysierten ihren Traum Stück für Stück. Zuerst fragte ich sie, warum sie glaubte, in San Antonio zu sein. Die Stadt selbst hatte für sie keine Bedeutung, aber der heilige St. Antonius hatte es, der Heilige für verlorene Dinge, und sie suchte nach einer Antwort. Als nächstes sahen wir uns den Arzt an, der ihr empfohlen worden war, diesen Dr. Oslund. Wenn man lateinisch kann, weiß man, das *os* Knochen heißt und *lund* Erde oder Mark bedeutet. Ich glaube, die beiden fröhlichen Leute waren in ihren Gedanken mit dem Immunsystem verbunden (wegen Aids), und die Dame war sie selbst, und alle drei favorisierten Dr. Oslund. »Jetzt wissen Sie also, daß Sie eine Knochenmarktransplantation haben werden«, sagte ich zu ihr. Aber wo? Die Freundin, unten in der Halle, hatte eine Tochter namens Dana. Wenn man von ihrem Haus in Hartford, Connecticut, die Massachusetts Turnpike hinunterfährt, kommt man nach Boston und zum Dana-Farber Cancer Institute. Folglich sagte ihr der Traum, daß sie nach Boston gehen und sich am Dana-Farber der Transplantation unterziehen sollte. Als sie mir den Traum erzählte, wunderten wir uns beide, daß er in einem hohen Wolkenkratzerhotel spielte. Aber als sie zu dem Krankenhaus kam, rief sie mich an, um mir zu sagen, daß sie es jetzt verstand – sie war nach ihrer Ankunft dort gleich in den zwölften Stock gebracht worden.

Aber selbst hier hörten die Zeichen und Zufälle nicht auf. Tatsächlich verleiht die Geschichte dieser Frau meinem Glauben eine neue Bedeutung: daß sich Gott des Zufalls bedient, um anonym zu bleiben.

Eines Tages, ungefähr zwei Monate nach diesen Gesprächen über den Traum, flogen meine Frau Bobbie und ich von einem Workshop nach Hause. Am Flughafen angekommen, gingen wir auf den Parkplatz, um unser Auto zu holen. Es hat ein Nummern-schild, auf dem ECAPMD geschrieben steht (ein Hinweis auf unsere Gruppen mit außergewöhnlichen Patienten). An der Windschutzscheibe des Wagens fanden wir einen Zettel vor: »Ist das Bernies Wagen? Ich hoffe es. Ich wollte Ihnen nur sagen, wieviel Frieden Sie und Ihr Programm in unser Leben gebracht haben. Meine Schwester wird sich einer Knochenmarktransplan-tation im Dana-Farber unterziehen, und Ihre Bänder und Ihre Meditationsanweisungen und Selbstheilungsratschläge helfen ihr und uns allen in der Familie daheim, uns darauf vorzubereiten. Wir lieben Sie. PS: Wir haben zufällig jemanden zum Flughafen gebracht.«

Unser Auto stand also im richtigen Augenblick am richtigen Ort, so daß wir diese Botschaft erhalten konnten und erfuhren, was geschehen war. Wenn man für solche Botschaften empfäng-lich ist, dann erhält man mit der Zeit immer mehr davon. Ich kann gar nicht mehr sagen, wie oft Bobbie und ich auf unseren Reisen durch das ganze Land am Flughafen in ein Taxi gestiegen sind und auf der Fußmatte einen Pfennig gefunden haben, der uns wissen läßt, daß wir uns im richtigen Taxi und in der richtigen Stadt befinden. Vor kurzem bin ich beim New Yorker Marathon mitgelaufen. Es war nicht sicher, ob ich ihn bis zum Ende durch-stehen würde, aber ich war überzeugt davon, daß ich ein Zeichen erhalten würde, obgleich ich nicht so verrückt war zu glauben, daß ich 26 Pennys finden würde. Aber als ich auf der Verrazano Narrows Bridge zusammen mit 23 anderen am Start stand, sah ich auf dem Boden zu meinen Füßen einen Vierteldollar. Ich brauchte also nur noch einen Penny zu finden. Ungefähr zehn Meilen später sah ich wieder zu Boden, und da war ein glitzerndes Pennystück. Wäre ich stehengeblieben, dann hätten mich die anderen niedergetrampelt. Also lief ich auf die Seite und verrich-tete meine Notdurft auf der Straße. Jeder konnte sehen, daß ich nicht weiterlief. Als ich mich bückte, um den Penny aufzuheben, sagte ein Läufer zu einem anderen: »Was ist denn mit dem los?« Und der andere sagte: »Der muß aber wirklich arm sein.«

Funkelnagelneue Pennys an unerwarteten Orten, Fahrstühle, die sich öffnen, ohne daß ein Knopf gedrückt wird, selbst ein platter Reifen – alles kann eine Botschaft sein. Und tatsächlich sage ich jetzt immer »spirituelle platte Reifen«. Warum platte Reifen? Ich will Ihnen erzählen, was Bobbie und mir einmal passiert ist. Wir waren in Keystone, Colorado, und versuchten, in Denver noch ein Flugzeug nach Hause, nach Connecticut, zu erreichen. Aber es ging alles schief: Der Portier besorgte den Wagen zu spät, ich bog an einer falschen Stelle ab, und wir verfuhren uns in den Bergen. Ich mußte ein anderes Auto anhalten, indem ich es von der Straße drängte, damit wir uns nach der Richtung erkundigen konnten – und dann, als ich schließlich wieder auf dem Highway war, hatten wir einen Platten.

Ich wechselte den Reifen, warf ihn in den Kofferraum und machte mich wieder auf den Weg zum Flughafen. Inzwischen war es nicht nur viel zu spät, sondern ich war auch noch schmutzig und wütend. Als wir zum Flughafengebäude kamen (ich verwende nie das Wort Terminal), liefen wir zum Gate und sahen gerade noch, wie sich die Türen schlossen. Wir hatten unser Flugzeug verpaßt. Aber als wir niedergeschlagen aus dem Flughafen gingen, hörten wir, daß das Flugzeug, das wir verpaßt hatten, eben abgestürzt war. Bobbie und ich gingen hinaus zum Wagen, machten den Kofferraum auf, umarmten den Reifen, und jetzt hängt er, mit Bronzefarbe bepinselt, über unserem Kamin. (Nur der erste Teil der Geschichte ist wahr, aber ich hoffe, daß Sie sich auch den Rest angehört haben und wissen, was ich damit sagen will.)

So etwas nenne ich einen spirituellen platten Reifen. Wenn man aufgeschlossen und bewußt lebt, dann begegnet man ihnen auch. Dann kommt man mit dem Stundenplan des Universums in Berührung, im Unterschied zum eigenen persönlichen Stundenplan, der sich nur mit Fragen befaßt wie etwa: »Komme ich zu spät? Wie sehe ich aus? Was denken die Leute von mir?« Sie bringen einen dazu, sich mit den *wahren* Fragen zu beschäftigen: »Wie kann ich diesen Augenblick leben und verstehen? Krankheiten können unsere spirituellen platten Reifen sein – Brüche in unserem Leben, die zuerst wie Katastrophen aussehen, die aber damit enden, daß sie unser Leben auf eine bedeutsame Art in neue Bahnen lenken. Und es geschieht häufiger, wenn man zu seinem intuitiven unbewußten Bewußtsein Verbindung hält.

Kurze Zeit nach der Botschaft an meiner Windschutzscheibe

erhielt ich einen neuen Lagebericht, diesmal von meiner ursprünglichen Briefpartnerin. Wie es schien, wollten die Zufälle, die die Richtigkeit ihrer Entscheidung bestätigen, gar nicht aufhören:

Nun, es sind jetzt neun Tage her seit meiner Knochenmarktransfusion, und es geht mir sehr gut. Ich schreibe Ihnen direkt nach einer Einheit roter Blutzellen und sechs Einheiten Plättchen, von denen ich nicht einmal glaube, daß ich sie nötig hatte, aber die Leute um mich herum wollen was zu tun haben. Ich bin guten Muts. Mein Zimmer ist freundlich und nicht annähernd so einsam, wie ich es erwartet hatte. Ich habe schon mit Pedro und Blanca, meinen Putzleuten, Freundschaft geschlossen. Zuerst dachte ich, Pedro sei ein Arzt, weil er in voller Uniform, mit Maske und Handschuhen, hereinkam. Noch bevor ich ihm irgendwelche Öffnungen zeigte, für die er sich vielleicht interessieren könnte, griff er nach dem Mop, so daß es mir ein ziemliches Rätsel war, worauf er eigentlich aus war.

Ich kann Ihnen gar nicht genug danken. Ich habe überhaupt keine Angst mehr, und zu meiner eigenen Überraschung und zur Freude meines Arztes stehe ich die Sache gut durch . . .

Hier ist noch ein anderes kleines Lied, das Ihnen gefallen wird. Der Arzt nannte meine Knochenmarkinfusion meinen neuen Geburtstag oder meine Wiedergeburt. Es geschah am 11. Dezember um sechs Uhr. Außer mir waren noch der Arzt da, der meine Knochenmarknabelschnur bewachte, und Maura, eine Krankenschwester, die ich bis dahin noch nie gesehen hatte und danach auch nie wieder gesehen habe. *Meine Mutter heißt Maura!* Und ich dachte mir, welche Ironie des Schicksals, daß es wieder ein Arzt, meine Krankenschwestermutter Maura und ich waren, genauso wie 1953, als ich auf die Welt kam. Als der Arzt die Knochenmarkinfusion abschaltete, bekam ich einen Schüttelfrost. Das ist nach jeder Knochenmarkinfusion so, und Maura wickelte mich in Tücher und Decken. Ich weiß, daß ich das Richtige tu.

Bei so vielen wunderbaren Zeichen – wie hätte sie es nicht wissen sollen? Vor kurzem, als ich ihre Geschichte in einem Workshop

vortrug, lernte ich diese Frau kennen; sie war unter den Teilneh-
mern, und sie stand auf und sagte: »Das bin ich!« Es geht ihr
prächtig — ein weiterer Beweis dafür, daß wir alle, auf einer tief
verborgenen Ebene, unseren Weg und unseren Weg zur Heilung
kennen, wenn es uns nur gelingt, diese Ebene zu erreichen.

Träume als Symbole

Manchmal kündigen Träume eine Krankheit, schon lange bevor
irgendwelche Symptome auftreten, an. Marc Barasch, Journalist
und Herausgeber einer Zeitschrift, erwachte eines Morgens von
einem schrecklichen Traum: Folterknechte schoben heiße Kohle-
stücke unter sein Kinn. »Ich spürte genau, wie die Hitze meine
Kehle zu verbrennen begann, und ich schrie, meine Stimme
wurde immer heiserer vor tierischer Verzweiflung, als die Kohle-
stückchen meinen Kehlkopf zerfraßen.« Während er noch im Bett
lag und versuchte, sich von dem entsetzlichen Traum zu befreien,
rief ihn seine Freundin aus Colorado an, wo es fünf Uhr morgens
war. Sie hätte gerade einen schrecklichen Traum gehabt, erzählte
sie ihm. Beide hätten zusammen im Bett gelegen, und das Bett
hätte sich mit Blut gefüllt. »Was, glaubst du, hat das zu bedeuten?« fragte sie. »Es bedeutet, daß ich Krebs habe«, sagte er zu ihr,
»ich habe Krebs, der in meiner Kehle wächst« — eine Diagnose,
die Monate später bestätigt werden sollte, als Barasch schließlich
zu einem Arzt ging, weil sich die ersten Symptome bemerkbar
machten.

Der Arzt war skeptisch, als Barasch ihm mitteilte, daß er krank
zu sein glaubte. »Sie haben nicht einmal geschwollene Drüsen
— und schon gar keinen Krebs«, sagte der Arzt, »und Ihre Blut-
proben sind alle völlig normal.« Barasch erzählte ihm dann von
einem anderen Traum, den er gehabt hatte und in dem die
Mediziner einen Kreis um ihn gebildet und Nadeln in etwas
gesteckt hatten, das sie als »Halsgehirn« bezeichneten. Ob damit
ein wirkliches Organ gemeint sein könnte, wollte er wissen. Aber
der Arzt war offenbar der Meinung, daß er einen exzentrischen
Hypochonder vor sich hatte, und gab ihm nur zögernd einen
Termin für eine gründliche Untersuchung. Während dieser Untersuchung, die viele Wochen später stattfand, stellte er einen Kno-

ten fest und sagte Barasch, daß sie ein Szintigramm machen müßten. Wovon, wollte Barasch wissen. »Von Ihrer Schilddrüse«, sagte der Arzt und lächelte widerwillig, »dem Halsgehirn«.

Barasch hatte auch Träume, in denen alternative Methoden der Heilung vorkamen. Trotzdem ging er mit großer Ambivalenz daran, sich der Operation zu unterziehen, die ihm sein Arzt empfohlen hatte und gegen die er selbst noch ernste Zweifel hegte. Ich kenne jedoch viele Menschen, die dem medizinischen Rat gefolgt sind, den sie in ihren Träumen erhalten haben.

Vor ein paar Jahren lernte ich einen Mann kennen, der gerade erfahren hatte, daß er Leukämie hatte, und ich fragte ihn nach seinen Träumen. Drei Träume waren besonders bedeutungsvoll. In dem einen war er im Wasser, und ein Kran ließ einen großen Lastwagen auf ihn fallen, aber es gelang ihm, darunter wegzutauchen – was für mich bedeutete, daß er überleben würde, was ich ihm auch sagte. Er erzählte mir noch, daß er zweimal von seinem Bruder geträumt hätte, der ihn in dem einen Traum vor einem Vulkanausbruch gerettet und in dem anderen festgehalten hatte, als er gerade dabei war, in einem hohen Gebäude aus dem Fenster zu fallen. Ich sagte ihm, ich würde daraus schließen, daß sich sein Bruder im Falle einer Knochenmarktransplantation am besten dazu eignen würde, als Spender zu dienen, um ihm das Leben zu retten. Später kam er in ein großes Krebszentrum, wo man in Erwägung zog, seine Schwester für eine Knochenmarktransplantation heranzuziehen, aber er sagte den Verantwortlichen, daß sein Bruder besser geeignet sei. Dies stellte sich dann auch als richtig heraus. Im vergangenen Oktober wurde er ins Krankenhaus eingeliefert, um das Transplantat seines Bruders zu bekommen, und ich bin ganz sicher, daß alles gutgehen wird.

Träume können nicht nur viel über die physische Dimension einer Krankheit aussagen, sondern auch über emotionale Faktoren. Die Psychologin Meredith Sabini hat sechzig Träume untersucht, in denen es um Krankheiten geht und die sie von ihren Kollegen, ihren Patienten und aus Veröffentlichungen gesammelt hat. Sie sagte in einem ihrer Artikel über dieses Projekt:

Als ich damit anfing, Träume von Krankheiten zu untersuchen, war ich erstaunt, was sie alles enthüllten. Denn in den meisten

Fällen wurde die Krankheit als Teil eines größeren Prozesses gezeigt, der mit den zentralen Fragen eines einzelnen individuellen Lebens zu tun hatte. Sogar eine Krankheit, die man für rein organisch gehalten hatte – multiple Sklerose –, hatte etwas mit Veränderung zu tun; Krebs wurde als eine »Erfindung« bezeichnet, als Projektion bestimmter lang vernachlässigter Probleme auf den Körper; ein Herzanfall wurde (in einem Traum, der hier nicht zitiert ist) mit einem Selbstmord durch Erschießen verglichen. Einfache normale Symptome wie zum Beispiel eine verstopfte Nase und Schmerzen im unteren Teil des Rückens waren nur die Spitze des Eisbergs, die sichtbare Oberfläche ungeheuer komplexer innerer Fragen.

Sabini und andere Analytiker, die sich auf Traumdeutung spezialisiert haben, stimmen darin überein, daß die Träume, genauso wie die physischen Symptome, häufig nur die psychologischen Verletzungen wiedergeben und kommentieren, die den Träumenden plagen. Für mich wird dem Träumenden dadurch mehrfach Gelegenheit gegeben, die Botschaft zu verstehen. Wenn das physische Symptom nicht auf das psychologische Problem aufmerksam macht, dann wird das vielleicht der Traum tun. Wie Jung sagte: »Nicht selten zeigt der Traum die bemerkenswerte innere symbolische Verbindung zwischen einer zweifellos physischen Krankheit und einem definitiven psychischen Problem« – wenn wir den Traum nur nutzen würden, um diese Verbindung aufzuklären.

Traumdeutung ist manchmal eine äußerst komplexe Angelegenheit. Wenn Sie Jungs Beschreibung von den geistigen Abläufen lesen würden, auf die er vor mehr als einem halben Jahrhundert die Diagnose gestützt hat, von der ich an früherer Stelle berichtet habe, dann würden Sie wahrscheinlich die Hände über dem Kopf zusammenschlagen und zu dem Schluß kommen, daß es vielleicht doch besser wäre, wenn Gott mit Leuchttafeln arbeiten würde. Aber viele Träume bedürfen keiner Jungschen Fähigkeiten. Die meisten Träumenden finden ihre Träume nicht so unergründlich, daß sie professionelle Hilfe benötigten, um die Symbole zu deuten. Die Psychologin und Traumexpertin Ann Faraday schreibt dazu in ihrem äußerst nützlichen Buch über

Traumdeutung *Die positive Kraft der Träume*, es habe den Anschein, als sei die symbolische Sprache das wirksamste Mittel, um ein ganzes Bündel von Gefühlen zu artikulieren. Dichter, Stückeschreiber, Filmemacher und Künstler hätten sich diese Sprache schon immer zunutze gemacht. Ein Traum ähnele in vielerlei Hinsicht einem Film, der dem geistigen Auge während des Schlafens eine ganze Reihe von Bildern vorführe und seine Botschaft mit Hilfe von visuellen Bildern und den Assoziationen von Gedanken übermittele.

In Bildern und bildhaften Gedankenassoziationen zu denken sei wahrscheinlich die primitivste Art des Denkens, die bis zu den Ursprüngen und dem Aufstieg der menschlichen Rasse zurückgehe, als die Macht der Rede erst am Beginn ihrer Entwicklung gestanden habe und das abstrakte Denken noch nicht geboren gewesen sei.

Der Höhlenmensch, der in der dunklen Höhle seine Frau betrachtete, habe sie wahrscheinlich tatsächlich als Wölfin oder als Reh *gesehen*, schon lange bevor er fähig gewesen sei, dem Gedanken, daß sie *wie* ein Tier sei, Ausdruck verleihen zu können — eine Form des Gedankens, der vielleicht die wissenschaftliche Genauigkeit fehle, die aber große emotionale Wahrhaftigkeit besitze. Tatsächlich verließen wir uns auch heute noch alle darauf, wenn wir unsere Gefühle ausdrücken wollten. Denn das große Gerüst unserer Sprache bestehe aus Bildern, die in verbale Metaphern umgesetzt seien — »der Wolf im Schafspelz«, »Schiffe, die durch die Nacht gleiten«, »eine Brücke über dem reißenden Fluß«, »den Bus verpassen«, »ins kalte Wasser springen«, »durch die Decke fahren« und unzählige vergleichbare Redewendungen. Wenn sich der träumende Geist also in Form von Filmbildern ausdrücke und alle »wenn und aber« ausspare und uns buchstäblich sich kreuzende Straßen und Brücken zeige, wenn wir uns lebenswichtigen Entscheidungen gegenübersähen, buchstäblich von ihnen verschlungen würden, wenn wir uns von etwas »aufgesaugt« fühlten, dann verwendeten wir die fundamentalste Art aller Sprachen, die Männer und Frauen jeden Alters und jeder Rasse gemeinsam haben.

Das ist die Sprache, die uns, in Aldous Huxleys Worten, »einige wenige zeitlose Stunden lang die äußeren und inneren Welten«

zeigt, »nicht wie sie einem Tier erscheinen, das Worte und Gedanken kennt, sondern wie sie direkt und bedingungslos vom Geist im großen und ganzen wahrgenommen werden«. In der Kindheit haben wir Zugang zu ihr, aber später verläßt sie uns, da wir von »Worten und Gedanken« besessen sind, die die Sprache der Symbole allmählich verblassen lassen. Aber wie jede andere Sprache, so läßt auch sie sich mit der Praxis neu erlernen. Wenn man ein Traumtagebuch führt, in das man jede Nacht seine Träume aufschreibt, so ist das eine ausgezeichnete Möglichkeit, mit dem Unterbewußten wieder Verbindung aufzunehmen. Ich empfehle Ihnen allen, daß Sie gleich neben Ihrem Bett ein Tagebuch liegen haben, damit Sie sich, wenn Sie geträumt haben und aufwachen, sofort Notizen machen können, bevor Sie den Traum wieder vergessen haben. Diese Technik überzeugt vielleicht auch alle jene von Ihnen, die glauben, keine Träume zu haben, daß sie doch welche haben.

Jeder träumt. Sobald Sie damit beginnen, regelmäßig Ihre Träume aufzuzeichnen, geben Sie dem träumenden Teil von sich ein Signal, das Huxley »die Tür zur Wahrnehmung« nennt, die jetzt offensteht. Dann werden Ihre Träume wahrscheinlich allmählich immer mehr in Ihr Bewußtsein vordringen. Als ich damit begann zu meditieren und dadurch gewissermaßen den Deckel von meinen inneren Symbolen lüftete, handelte einer der ersten Träume, den ich hatte, von einem jungen Mann, der zu mir kam, lächelte, mir in die Augen sah und sagte: »Vielen Dank, daß Sie uns herausgelassen haben«, dann drehte er sich um und ging weg. Und ich wußte, daß er sich dafür bedankte, weil ich diesen Stoff zu diesem Zeitpunkt an die Oberfläche gelassen hatte. Ich hatte die Tür zu der dunklen Kammer meines Unterbewußtseins geöffnet.

Jetzt sehe ich mich in meinen Träumen nach Antworten auf alle möglichen Fragen um, praktische und philosophische. Als ich Probleme mit meinem Nacken hatte, träumte ich, daß ich Carlos Castanedas *Reise nach Ixtlan* lesen sollte. In dem Buch fordert Don Juan Carlos auf, sich einen Rucksack zu besorgen und endlich damit aufzuhören, alles immer in den Händen mit sich herumzutragen. Mir wurde klar, daß diese Botschaft auch an mich gerichtet war, weil ich ständig eine Aktentasche mit schweren Büchern,

Akten und Kassetten mit mir herumtrug, und daß mir davon der Nacken und der ganze Rücken weh taten.

In einem anderen Traum war ich in Kalifornien und hatte eine riesige, aber sehr leichte Tanne unter dem Arm. ich glaubte, das soll bedeuten, daß wir nach Kalifornien ziehen sollen. Aber Tom Laughlin hob hervor, daß der Baum mit den Wurzeln ausgerissen war, und das ergab einen Sinn, wenn man an die vielen Reisen dachte, die Bobbie und ich machten. Die Tatsache, daß der Baum noch Wurzeln hatte, aber sehr leicht zu tragen war, sagte mir, daß es gerade in dieser Lebensphase richtig war, auf Reisen zu gehen, anstatt neue Wurzeln zu schlagen, und auch, daß es keine große Last sein würde.

In letzter Zeit hatten meine Träume damit zu tun, wie geschäftig mein Leben geworden war, seit ich *Prognose Hoffnung* veröffentlicht hatte – ich hatte im ganzen Land Vorträge gehalten, Workshops geleitet und die vielen tausend Briefe, die ich erhalten hatte, beantwortet, und außerdem hatte ich noch meine Arbeit als Chirurg. In dem einen Traum war nur ein Parkplatz übrig, auf dem ein Traktor abgestellt werden sollte, aber niemand wollte diesen Job übernehmen, weil der Platz so klein war. Doch ich kletterte auf den Traktor und sagte: »Ich kümmere mich schon darum«, parkte ihn rückwärts ein und verbeulte dabei die anderen Wagen. Dadurch wurde mir klar, daß eben nicht immer alles Platz hat. In einem anderen Traum fuhr ich über eine rutschige Straße und bemühte mich, einen sicheren Ort zu finden, um die vielen Menschen, die mir folgten, loszuwerden. Es waren keineswegs bedrohliche und gefährliche Leute, aber sie hörten einfach nicht auf, mir zu folgen. Als ich aufwachte, mußte ich daran denken, daß in letzter Zeit alle hinter mir her zu sein schienen und daß so viele Menschen etwas von mir wollten.

In dem letzten Traum, den ich Ihnen erzählen will, sagte man mir, ich solle das Buch *The Rime of the Ancient Mariner* lesen. Als ich in den Buchladen ging, um es mir zu besorgen, lag eine wunderbare Ausgabe davon direkt vor mir auf dem Ladentisch. Ich schlug sie auf und las: »Wer am besten betet, der liebt am besten / alle Dinge, groß und klein; denn der liebe Gott, der uns liebt, / hat uns alle geschaffen und liebt uns.« Mir wurde klar, daß man mir damit sagen wollte, daß es keine Ausnahmen gab – wenn man liebt, dann muß man alle lieben.

Ich würde Ihnen, unter anderen, Faradays Buch *Die positive Kraft der Träume* empfehlen, wenn Sie daran interessiert sind, Ihre Träume zu deuten. Es enthält viele praktische Informationen und einen Überblick über die häufigsten Traumthemen und Bilder. Sowie eine ernstzunehmende Anleitung zu ihrer Deutung, die leicht nachvollzogen werden kann.

Patricia Garfields *Kreativ träumen* ist ebenfalls eine ausgezeichnete Quelle. Bei ihr liegt die Betonung nicht so sehr auf der Deutung der Träume, sondern auf der aktiven und formenden Mitwirkung am eigenen Traumleben. Garfield zeigt uns, wie wir die Weisheit der Kulturen, die in dem überlieferten Traumwissen tiefer verwurzelt ist als unser eigenes Wissen, dazu verwenden können, unsere kreativen und problemlösenden Fähigkeiten zu vergrößern. Stephen LaBerges *Lucid Dreaming* ist ein weiteres Buch, das Ihnen dabei helfen kann, aktiv und konstruktiv an den eigenen Träumen teilzunehmen. Sehr zu empfehlen ist auch Gail Delaneys *Living Your Dreams*. Auch rate ich jedem, das Buch von Marie L. von Franz *Traum und Tod. Was uns die Träume Sterbender sagen* zu lesen, eine sehr nützliche Einführung in die Jungsche Betrachtungsweise.

Das Buch von Eugene Gendlin *Dein Körper – Dein Traumdeuter* beschreibt seine Technik sehr treffend. »Das zugrundeliegende Kriterium der Methode«, schreibt Gendlin, »ist Ihre eigene körperliche Erfahrung davon, wie sich etwas in Ihnen öffnet . . . eine physische spürbare Veränderung.« Diese »spürbare Veränderung« vergleicht er mit dem Gefühl, von dem man erfaßt wird, wenn man sich an etwas erinnern will: Man geht im Kopf ein ganzes Bündel von Möglichkeiten durch, bis man plötzlich merkt, daß das, woran man sich zu erinnern versucht, zurückkommt, und man erlebt ein Gefühl der Erleichterung oder Befreiung, das fast physisch ist. Sein Buch legt eine Reihe von Fragen und Übungen vor.

Mir gefällt an Gendlins Technik besonders, daß sie es uns ermöglicht, bei unserer Suche nach der Bedeutung sowohl die Psyche als auch das Soma zu verwenden. Da das Gefühl von Bestätigung, das Sie erwarten, im Inneren Ihres eigenen Körpers vor sich geht, beschützt es Sie vor Individuen, die zwar in guter Absicht handeln, die aber fehlgeleitet sind (einschließlich Ihres eigenen bewußten Selbst) und versuchen würden, Ihren Träumen ihre eigenen Interpretationen aufzuzwingen. Gendlin warnt die Therapeuten und andere Möchtegerntraumdeuter davor, ihr eigenes »Zeug« mit den Träumen eines anderen zu vermengen. Jeder einzelne Mensch muß für die eigenen Symbole immer der einzig Maßgebende sein, in Träumen wie in Bildern.

Ich würde dem nur hinzufügen, daß Sie vorsichtig mit sich umgehen sollten, wenn Sie der inneren Welt Ihrer Träume gegenüberstehen. Träume sprechen nicht mit strafender moralisierender Stimme; sie kommen zu Ihnen, um Ihnen zu helfen. Wenn sich das, was Sie bei Ihrer Deutung vernehmen, selbstgerecht anhört, dann müssen Sie Ihre externe Alltagsstimme vielleicht zum Schweigen bringen, um Ihre innere Stimme zu hören. Die gleiche Vorsicht ist bei furchteinflößenden Träumen geboten, vor allem bei Träumen vom Tod oder von unkontrollierbaren Bedrohungen Ihres Lebens. Gelangen Sie nicht zu schnell zu schrecklichen Schlüssen im Hinblick auf die Bedeutung solcher Träume. Allerdings glaube ich, daß manche Menschen in ihren Träumen den Tod vorausahnen, und obwohl ich sogar schon infolge eines Traums von einem bevorstehenden Tod Operationen verschoben habe, glaube ich, daß wir Träume, in denen der Tod vorkommt, häufig viel zu wörtlich nehmen. Der Tod kann für viele Dinge stehen, nicht nur für Ihren eigenen tatsächlichen Tod (oder für den Tod Ihrer Lieben). Ann Faraday erklärt das so: Normalerweise verwende der träumende Geist den Tod als eine Metapher, um damit zum Ausdruck zu bringen, daß unsere Gefühle für irgend jemanden oder die Gefühle, die jemand anderer für uns empfinde, tot seien, oder daß wir zugelassen hätten, daß in unserem Innenleben irgend etwas sterbe. Der interessanteste Traumtod sei unser eigener, denn er deute auf den Tod eines fehlenden Selbstbildes hin, durch den die Wiedergeburt in ein höheres Stadium des Bewußtseins und des authentischen Selbstseins herbeigeführt werde.

Wahrscheinlich werden Sie solche Träume haben, wenn Sie sich, infolge einer Krankheit, auf den Weg gemacht haben, Ihr Inneres zu ergründen, wie wir es besprochen haben. Nach meiner

Erfahrung ist dieser innere Ort, den Sie erforschen, jedoch nicht feindselig oder bedrohlich. Alle Geschichten, die mir meine Patienten und andere Menschen, mit denen ich korrespondiert habe, erzählt haben, deuten darauf hin, daß die »liebevolle Einsicht der Energie«, die uns von innen heraus lenkt, genau so ist, wie das Wort besagt – »liebevoll«.

Ein Psychologe hat mir von einer Patientin geschrieben, deren liebevolle innere Führung ihr dabei geholfen hat, mit Darmkrebs und Leukämie fertig zu werden.

(Meine Patientin) und ich haben einen inneren Kommunikationsvorgang ihrer Krankheiten erforscht. Ihre Krankheiten haben mit uns kommuniziert und uns bestimmte Anweisungen gegeben, die wir befolgen sollten. Zuerst fand die Kommunikation aus den »inneren Quellen« in Form von kinästhetischen Signalen statt, als Antworten auf Fragen, die wir gestellt haben. Dann verlief die Kommunikation in einer direkteren Sprache über das, was wir zuerst für Träume hielten. Jetzt kann sie eine sofortige Veränderung im Bewußtsein herbeiführen und die Botschaften oder Anweisungen direkt von einer Art »Führer« oder »Energiequelle« empfangen. Und wir befolgen diese »Botschaften«, so gut wir sie verstehen können.

Er erläutert die Geschichte dieser Kommunikation und sagt:

Vor drei Monaten haben wir mit einer ganz bestimmten »inneren Struktur« die Abmachung getroffen, die Tumore zu entfernen. Sie sagte, sie würden in fünf Tagen verschwunden sein. (Meine Patientin) wurde im Krankenhaus untersucht, und wie sich zeigte, waren die Tumore verschwunden. Dann, im vergangenen Monat, haben wir mit dem »Immunsystem« für den Darm eine Abmachung getroffen, daß es sich zu erkennen geben soll. Wir haben auch mit dem »Leukämiesystem« eine Abmachung getroffen, um die Produktion der weißen Krebszellen zu stoppen. Als diese beiden »inneren Systeme« koordiniert waren, erklärte das »Immunsystem«, daß die Infektion im Darm innerhalb von dreißig Tagen bereinigt sein und das Blut innerhalb von dreißig Tagen wieder normal sein würde. Wir machten für den 31. Tag einen Termin im Krankenhaus aus, für eine »Spiegelung« . . . Ihr Darm war jetzt SAUBER; dabei hatte sie die Darminfektion seit 1979 gehabt. Dann wurde sie einem Bluttest unterzogen. Er fiel NORMAL aus – zum ersten Mal in ihrem Leben NORMAL, als hätte es nie eine Leukämie gegeben.

Als nächstes wurde eine Knochenmarkextraktion vorgenommen. Aus ihrem Knochenmark war ersichtlich, daß sie tatsächlich Leukämie hatte.

Andererseits wies ihr Blut keinen Befund auf. Wir haben vor, als nächstes in das Knochenmarksystem vorzudringen, um dort eine Veränderung herbeizuführen . . .

Vier Monate später erhielt ich diesen Bericht über die Fortschritte ihres Heilungsprozesses:

Eine neuere »Anweisung« forderte, daß (meine Patientin) von ihrem Arzt untersucht wurde – es sollten ein Knochenmarktest, eine Blutuntersuchung, eine Untersuchung der Darmtätigkeit usw. vorgenommwn werden. Ihr Arzt war von den Ergebnissen betroffen:

1. Sie wies keinerlei Anzeichen einer Krankheit auf – weder Krebs noch Leukämie, nirgendwo in ihrem physischen Körper.
2. Ihr Körper wies keinerlei Anzeichen dafür auf, daß sie je eine solche Krankheit gehabt hatte. Dieser zweite Punkt machte ihrem Arzt, glaube ich, die meisten Sorgen.

Hören Sie, Bernie, ihr Arzt macht sich jetzt große Sorgen deswegen. Ihm liegt sehr viel an ihr, und er hat Angst, daß sie irgendwie im Bereich der »Dämmerzone« herummacht und von dem, was dies alles verursacht hat, bedroht wird. Er will sich nicht mit mir treffen. Ich glaube, er hat Angst und ist wütend.

Auch ich hatte Angst, mit ihm darüber zu reden (und mit allen anderen auch), was wir tun . . . Es scheint offensichtlich, daß diese »Führer« nicht nur irgendeine Art Energiesystem innerhalb einer Person sind, sondern auch außerhalb von ihr . . . weit außerhalb von ihr, vielleicht als spirituelle Wesen . . .

Ich weiß, daß es diese wundersamen Heilungen gibt, obwohl die Ärzte leider häufig davor zurückschrecken oder wütend sind über solche Erfolge. Vor kurzem hat mir ein Arzt geschrieben, wie er seinen weit fortgeschrittenen Krebs losgeworden ist. Er sagte, seine Kollegen seien verwirrt und der Meinung, daß alles nur ein »fauler Zauber« sei. Deshalb erzählt er jetzt jedem, er sei wieder gesund geworden, weil er Sellerie gegessen habe. Das schafft weniger Ärger. Ich weiß, daß unsere Krankheiten zu uns sprechen können. Wenn wir die Türen der Wahrnehmung öffnen, werden wir uns wundern, was alles hereinkommt. Aber ich glaube nicht, daß wir Angst zu haben brauchen.

Bilder als Symbole

Bilder können ebenfalls die Tür zu unserem inneren Selbst öffnen. Ich stelle meinen Patienten daher nicht nur die fünf Fragen, die ich schon angesprochen habe, sondern ich bitte sie auch, ein paar Bilder zu malen. Allen neuen Patienten gebe ich dazu folgende Anweisungen:

1. Zeichnen Sie auf einem weißen Blatt Papier mit der schmalen Seite nach oben ein Bild von sich selbst, von Ihrer Behandlung, Ihrer Krankheit und Ihren weißen Blutkörperchen, wie sie die Krankheit auslöschen. Halten Sie dafür bitte Kreidestifte in allen Regenbogenfarben sowie in Braun, Schwarz und Weiß bereit.

2. Auf einem anderen weißen Blatt Papier, das Sie horizontal legen, zeichnen Sie dann ein weiteres Bild oder eine Szene in Farbe, ebenfalls mit den Kreidestiften.

3. Sie können auch noch ein Bild von Ihrem Haus und Ihrer Familie zeichnen oder andere Motive, die Sie für interessant oder wichtig halten. Wenn Sie sich wichtigen Konflikten oder Entscheidungen gegenübersehen – zum Beispiel in Verbindung mit Ihrer Krankheit oder irgendeinem anderen Aspekt Ihres Lebens –, dann haben Sie vielleicht den Wunsch, sie wiederzugeben. Benutzen Sie dieses Bild als eine Gelegenheit, Informationen aus Ihrem Unterbewußtsein zutage zu bringen, die Ihnen dabei helfen könnten, mit Ihren gegenwärtigen Problemen fertig zu werden.

Da meine Kenntnisse in der Traumanalyse nur begrenzt sind, fällt es mir leichter, Zeichnungen zu deuten als Träume. Die Ergebnisse scheinen im übrigen aufs gleiche hinauszulaufen: Jedenfalls werden der Patient und der Arzt mit den tiefsten Gefühlen, die der Patient in bezug auf seine Krankheit und die Behandlung hat, konfrontiert. Stellt ein Patient beispielsweise die Chemotherapie als eine wunderschöne Flasche voller Sonnenschein und Energie dar, so ist das als ein gutes Zeichen zu bewerten. Die Behandlung verspricht Heilung mit einem Minimum an Nebenwirkungen. Umgekehrt ist es keine Überraschung, daß der Patient durch einen solchen Eingriff nicht geheilt wird, wenn er zuvor den Arzt als einen Teufel gemalt hat, der ihm Gift verabreicht.

Neulich bekam ein Arzt, der sich gerade selbständig gemacht hatte, Kehlkopfkrebs. Eine Kehlkopfexstirpation würde zur Folge haben, daß er lernen müßte, über die Speiseröhre zu sprechen. Es würde ihm dann sicherlich schwerfallen, sich verständlich zu machen. Als man ihm als Alternative eine Bestrahlungsbehandlung anbot und ich ihn aufforderte, diese Behandlungsmethode in ein Bild umzusetzen, stellte er den Röntgenapparat als Gott und die Strahlung als von Gott kommend dar (die Zeichnung ist auf Seite 102 abgebildet). Für ihn war die Bestrahlung ein unglaubliches Geschenk, weil sie ihm seine Stimme erhalten würde.

Manchmal zeigen Bilder, daß die Gefühle des Patienten nicht mit dem, was sie zu fühlen vorgeben, übereinstimmen. So war es der Fall bei einem jungen Mann. Er sagte, daß er glaube, eine Bestrahlung würde ihm guttun. Dann zeichnete er jedoch die Strahlen als Todesstrahlen, die ein mechanisches Monster auf ihn richtete. Ihn hatte seine Familie dazu gezwungen, sich für eine Bestrahlungsbehandlung zu entscheiden. Dies hatte so schreckliche Auswirkungen, daß er sich sogar bei Verkehrsampeln übergeben mußte, weil ihn das rote Licht an das rote Licht am Röntgenapparat erinnerte. Der Kern des Problems war, daß er die Kontrolle über sein eigenes Leben verloren hatte. Seine Familie hatte ihm die Entscheidung über seine Behandlung weggenommen. Nachdem er die Bilder gemalt hatte und seine wahren Gefühle aufgedeckt waren, wurde den Betroffenen klar, wie wichtig es war, daß er seine Entscheidungen selbst traf. Er beschloß, sich nun nicht mehr der Strahlentherapie zu unterziehen, sondern sich operieren zu lassen. Die Bilder, die er gemalt hatte, waren wichtige Hilfsmittel, um seine tiefer liegenden psychologischen Probleme zu erforschen.

Natürlich kann es auch genau umgekehrt sein — manchmal enthüllen die Bilder unbewußte positive Gefühle in bezug auf eine Behandlung, vor der sich der Patient auf bewußter Ebene fürchtet; das kann für den Patienten sehr ermutigend sein. Da ich fest davon überzeugt bin, daß eine Behandlung am besten wirkt, wenn zwischen den bewußten und unbewußten Gefühlen kein Widerspruch besteht, fordere ich meine Patienten auf, Bilder zu malen. Bilder bringen widersprüchliche Gefühle an die Oberfläche, man kann darüber sprechen und sie aus der Welt schaffen. Das führt häufig dazu, daß der Patient bereit ist, eine Therapie zu akzeptieren, die er vorher abgelehnt hatte.

Zum Beispiel kam einmal eine Frau in meine Praxis, die in bezug auf ihre Behandlung eine sehr schwierige Entscheidung treffen mußte. Sie hatte Brustkrebs, der in einem frühen Stadium diagnostiziert worden war, und sie hatte jetzt die Wahl, die Knötchen entfernen zu lassen, was normalerweise die angemessene Behandlung gewesen wäre, oder sich einer Brustamputation zu unterziehen. Die Brustamputation hatte man ihr vorgeschlagen, weil sowohl ihre Mutter als auch ihre Schwester Brustkrebs hatten. Man war der Auffassung, ihre Familiengeschichte würde eine weitreichendere Prozedur fordern, als es sonst in diesem frühen Stadium der Fall gewesen wäre.

Als ich sie bat, für mich ein Bild zu malen, zeichnete sie einen Baum, an dem jeder Zweig in einem Winkel von 90 Grad abgeschnitten war (siehe Zeichnung auf Seite 104). Ihr Unterbewußtsein sagte ihr, daß es manchmal nötig sei, den Baum des Lebens zu beschneiden, wenn er gesund bleiben sollte. Eine Brustamputation würde demnach für sie die richtige Behandlung sein. Als diese Botschaft erst einmal in ihr Bewußtsein gedrungen war, konnte sie dadurch und durch andere Bilder, die sie und ihre Familie malten, die Brustamputation als etwas Heilendes ansehen und nicht mehr als etwas, das sie verstümmeln würde. Nach der Operation streckte sie die Arme aus und umarmte mich, als ich in ihr Zimmer kam, und sagte: »Ich liebe Sie, vielen Dank, daß Sie mich gesund gemacht haben« — das half auch mir, denn es zeigte

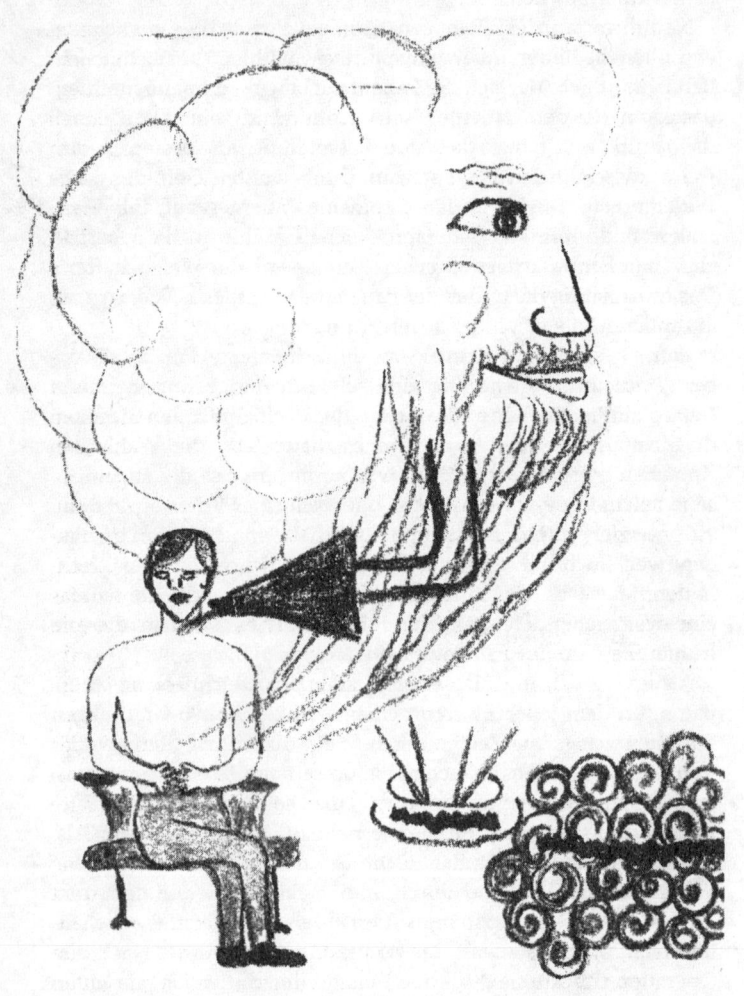

mir, daß die Operation, die ich durchgeführt hatte, nicht als eine Verstümmelung, sondern als ein Geschenk angenommen wurde.

Zeichnungen können auch für die diagnostische und prognostische Arbeit nützlich sein. Dr. Caroline Bedell-Thomas konzentriert sich bei ihren Forschungen (über die Sie in Kapitel V mehr erfahren werden) auf die Zusammenhänge von Persönlichkeit und Krankheit. Sie hat Untersuchungen durchgeführt, aus denen ersichtlich wird, daß die Figuren, die die Teilnehmer von sich selbst als Jugendliche anfertigten, schon auf spezielle physische und mentale Krankheiten im späteren Leben hinwiesen. Dazu gehörten auch Herzkrankheiten, Selbstmord und – zu ihrer Überraschung – bösartige Erkrankungen. In meiner eigenen Praxis haben mir diese Zeichnungen der Patienten oft bei der Diagnose geholfen.

Eines Tages wurde ein kleines Mädchen in meine Praxis gebracht, dessen Lymphknoten an Hals und Kinn vergrößert waren. Ihre Eltern waren bestürzt, weil in ihrer beider Familien Lymphknotenschwellungen schon häufiger vorgekommen waren. Ich forderte das Kind auf, mir ein paar Bilder zu malen, weil ich ihm dabei helfen wollte, mit eventuellen Ängsten fertig zu werden, die es vor den notwendigen diagnostischen Untersuchungen im Krankenhaus haben könnte. Auf einer ihrer Zeichnungen hatte sie sich selbst dargestellt und auf einer anderen das Haustier der Familie, eine Katze, die ihre Pfoten ausstreckte (die beiden Zeichnungen sind auf Seite 105 und 106 abgebildet). Während ich noch auf die Bilder starrte und mich fragte, warum sie die Katze zu einem Zeitpunkt, an dem sie so krank war, derart lebendig vor Augen hatte, wurde mir plötzlich klar, daß sie das Katzenfieber, das von Kratzern herrührt, hatte. Die Untersuchungen bestätigten diese Diagnose, und die Diagnose selbst bestätigte einmal mehr die Weisheit des Körpers, die in uns allen steckt.

Ich kenne viele Fälle, bei denen Zeichnungen eine allgemeine Prognose über den Patienten gegeben haben, sogar den Zeitpunkt und die Ursache des Todes ankündigten. Ein vierjähriges Mädchen mit einem ausgedehnten Sarkom in Kopf und Hals malte einen roten Ballon, auf dem sein Name stand, mit vielen bunten Ausschmückungen darum herum, und der neben etwas, das wie eine Torte aussah, am Himmel schwebte. Ich hatte das Gefühl, es

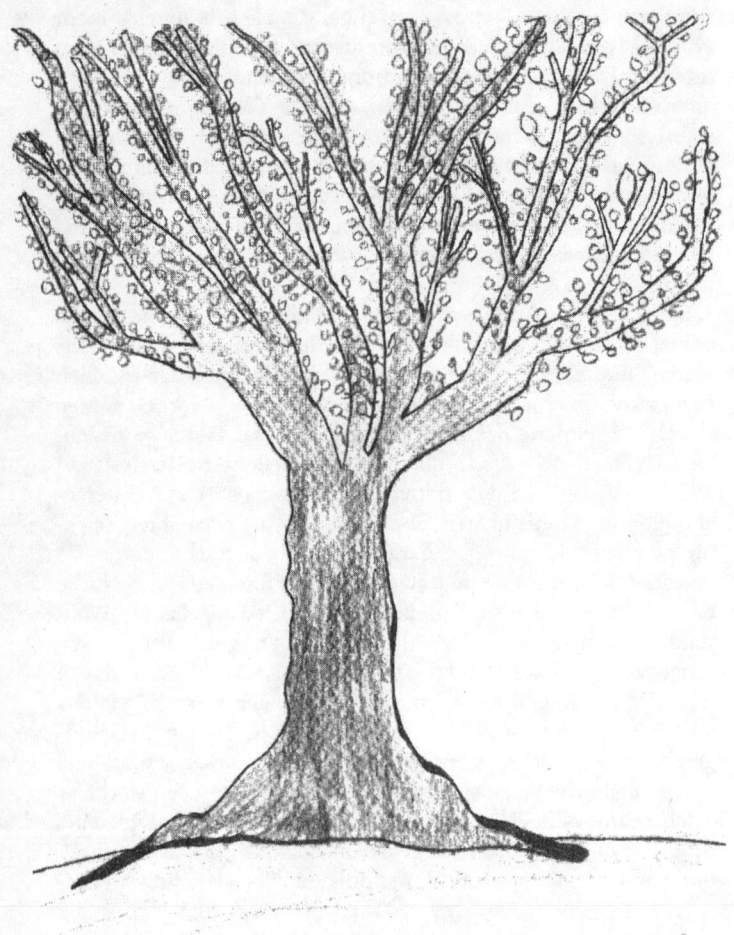

sollte bedeuten, daß es bald sterben würde und daß es dies seiner Mutter zum Geschenk machte, um sie von der langen schweren Zeit zu erlösen, die sie durchgemacht hatte. Und tatsächlich starb es dann genau am Geburtstag seiner Mutter.

Als Arzt würde ich niemals davon sprechen, wann jemand sterben muß — das muß jeder selbst entscheiden —, aber ich verwende die Informationen, die ich durch die Zeichnungen der Patienten erhalte, um ihnen (und auch ihren Familien) dabei zu helfen, den Tod bewußt wahrzunehmen und zu akzeptieren, wenn sie dafür bereit sind, oder aber den Lauf der Dinge umzudrehen, wenn sie es noch einmal versuchen wollen.

Bilder sind ein wunderbares Mittel, dem Patienten Dinge ins Bewußtsein zu bringen, mit denen er fertig werden will, wenn es nur auf indirektem Weg möglich ist.

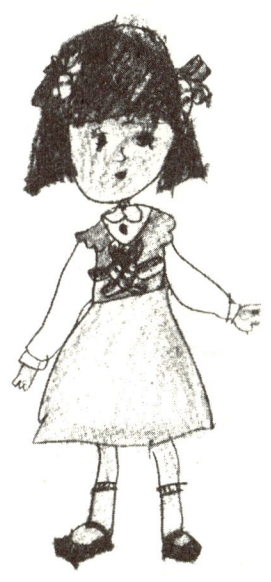

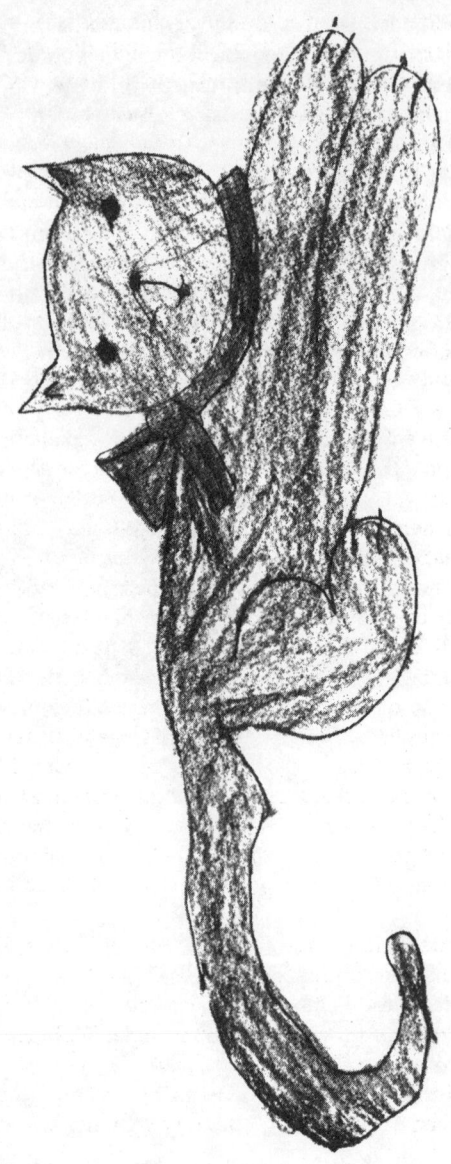

Man muß nicht schon physisch krank sein, um Bilder auf diese Weise zu verwenden. Ich bekam einmal einen wunderbaren Brief von einer Frau, die an einem meiner Workshops für Berufsmediziner teilgenommen hatte. Sie war in Begleitung ihres Mannes, eines Zahnarztes gekommen, und eigentlich gar nicht an dem Thema interessiert. Aber als »eingefleischte Kritzlerin« ließ sie sich von den Kreidefarben, die für die Zeichenübungen ausgelegt waren, verführen dortzubleiben.

Die Zeichnung, die sie selbst anfertigte, war in Blau und Schwarz und zeigte eine leere Höhle in ihrer Brust, während das Herz neben ihr am Boden lag. Zufällig hatte ich an diesem Tag eine Geschichte von jemandem erzählt, der aus Kummer über den Verlust seiner Familienangehörigen ein Herzsarkom bekommen hatte. Durch diese Geschichte und die Zeichnung, die sie von sich selbst anfertigte, wurde dieser Frau plötzlich klar, was sich in ihrem eigenen Leben abspielte: Sie machte sich aus Kummer über ihren Vater, der seit zwei Jahren an einer lebensbedrohlichen degenerativen Krankheit litt, selbst krank. Dadurch, daß sie ihre Situation zum ersten Mal auf so einfache Weise klar und deutlich vor sich sah, wurde alles andere neu ins richtige Lot gerückt. »Der tragische Zustand meines Vaters hielt weiter an, aber . . . jetzt kann ich mich wieder freuen und sehe nicht mehr alles so düster und tragisch im Leben«, schrieb sie mir später. Die innere Heilung jedoch, die sich in ihrer fünfjährigen Tochter vollzog, war noch weitaus bemerkenswerter. »Sie ist eigentlich sensibel und aufnahmefähig und war jetzt etwa neun oder zehn Monate lang völlig durcheinander – launenhaft, dickköpfig, einstirnig, unflexibel. In der Schule weinte sie immer und war traurig.« Eine Woche nachdem sich ihre Mutter durch ihre Zeichnung ihren eigenen Kummer vor Augen geführt hatte, war sie völlig verändert:

Ihre Lehrer sagen, sie sei wie ein neues Kind – glücklich, spontan, zutraulich, mitteilsam und interessiert. Sie konnten sich diese Veränderung nicht erklären, aber ich konnte es. Mir wurde klar, wie sehr unsere Kinder alles von uns übernehmen, vor allem auch seelische Zustände, die nicht verbal zum Ausdruck kommen. Sie hatte meine Veränderung und mein Erwachen übernommen, und es war einfach wunderbar. Wir gehen noch immer regelmäßig zu meinem Daddy. Sein Zustand wird immer schlechter, aber wir weinen nicht mehr auf dem Heimweg.

Ich habe die wesentlichen Erkenntnisse über die Deutung von Zeichnungen in den Workshops gelernt, die Elisabeth Kübler-Ross abgehalten hat, und aus Artikeln der Jungschen Therapeutin Susan Bach, die sich seit Jahrzehnten mit diesem Thema beschäftigt, und von den vielen tausend Menschen, mit denen ich zusammengearbeitet habe. Die Psychologin Joan Kellog arbeitet auf eine ähnliche interpretierende Weise mit Mandalas, runden Bildern, die ursprünglich in der religiösen Kunst der orientalischen und indischen Kulturen verwendet wurden. Das Thema ist zu umfassend, um an dieser Stelle in allen Einzelheiten ausgeführt zu werden, aber wenn Sie sich weiter damit beschäftigen wollen, gibt es jetzt ein Buch über die sybolische Bedeutung von Zeichnungen – *The Secret World of Drawings: Healing Through Art* von Gregg Furth –, erschienen 1988 bei Sigo Press in Boston.

Zeichnungen können wunderbare Werkzeuge sein, die uns dabei helfen, mit den wichtigen Fragen in unserem Leben umzugehen. Genauso wie Träume sprechen sie die Sprache der Symbole, der Metapher. Wenn wir bereit sind, dieser Sprache zu lauschen, und ihr gestatten, uns dabei zu helfen, uns unseren Ängsten zu stellen, dann wird es wie eine Offenbarung sein. Wir werden mit all der nötigen Energie und dem Wissen, das erforderlich ist, geführt werden, und in unser Leben werden Liebe und Seelenfrieden einziehen. Ich wünschte, alle Ärzte würden ihren diagnostischen und therapeutischen Werkzeugen einen Karton mit Malkreide hinzufügen.

Filmleinwände und Metaphern

Träume, Zeichnungen, metaphorische Sprache und die Erfahrung, krank zu sein – sie alle sind Ausdruck unseres Selbst. Arnold Mindell würde sagen, daß sie alle Aspekte dessen sind, was er den Traumkörper nennt, »unsere völlig wahre Persönlichkeit«, die sich in verschiedenen *Kanälen* manifestiert. Er verfolgt seine Entdeckung des Traumkörperkonzepts zurück und erinnert sich an die Arbeit mit einem Patienten, der später an Magenkrebs starb. Sie führte dazu, daß sich der Patient über sich selbst klar wurde. Er wollte »explodieren«, um sich auszudrücken, so wie er es in seinem ganzen Leben noch nicht getan hatte. Kurz bevor er ins Krankenhaus ging, hatte er geträumt, daß er an einer unheilbaren Krankheit litt, die durch eine Medizin behandelt werden konnte, die wie eine Bombe wirkte. Plötzlich erkannte Mindell, wie einheitlich die Symptome des Mannes waren – sein Traum und sein Bedürfnis, die aufgestauten Gefühle durch Schreie freizusetzen:

In diesem Augenblick wußte ich, daß in seinem Traum der Krebs die Bombe war. Es war seine verlorene Ausdruckskraft, die sich bemühte freizukommen. Als sie keinen Weg nach draußen fand, trat sie als Krebs in seinem Körper auf und in seinem Traum als Bombe . . . Sein Körper explodierte buchstäblich wegen der angestauten Gefühle. Auf diese Weise wurden seine Schmerzen zur Medizin, genauso wie es im Traum erklärt wurde. Sie heilten seinen einseitigen Mangel an Ausdrucksfähigkeit.

Der Traumkörper erschien ihm in seinem Traum visuell als Knaller. Er fühlte ihn als seine im Körper entstandenen Schmerzen, die ihn zur Explosion drängten. Später erschien er ihm als seine Schreie, in einem verbalen oder auditiven Kanal. Der Traumkörper ist also ein Informationssender mit vielen Kanälen. Er fordert den Betreffenden auf, seine Botschaft auf vielerlei Weise zu empfangen und zu bemerken, wie seine Informationen immer wieder in Träumen und Körpersymptomen auftauchen.

Obwohl der Patient kurz vor dem Tod gestanden hatte, als er seine Arbeit mit Mindell begann, erholte er sich wieder, so daß er das Krankenhaus verlassen und sein neues Selbstwissen einsetzen konnte. Er lebte noch mehrere Jahre, und während dieser Zeit änderte er sein Leben mit Hilfe seiner neu entdeckten Fähigkeit, sich selbst auszudrücken. Wenn man eine solche Geschichte hört, versteht man, warum Mindell sagen kann: »Ein erschreckendes

Symptom ist meist Ihr größter Traum, der sich bemüht, wahr zu werden.«

Evy McDonald, von der Sie im vorangegangenen Kapitel gelesen haben, vertritt eine ähnliche Ansicht, was die Beziehung zwischen Symptom und Psyche anbelangt. Sie legt dies in ihrem Artikel »Der Körper ist wie eine Filmleinwand« dar. Sie zitiert Dr. Irving Oyles Worte, daß der Zustand der Gesundheit jeweils den Zustand des Geistes widerspiegele, und geht dann mit dieser Metapher noch einen Schritt weiter, um ihren eigenen Fall zu analysieren:

Mein Körper schien mir doch mehr als ein einfacher Spiegel zu sein; er war eine Filmleinwand, auf der meine wahren Einstellungen und Gefühle, akzeptiert oder zurückgehalten, aktiv dargestellt wurden . . . Wenn uns nicht gefällt, was wir auf der Filmleinwand zu sehen bekommen . . . dann ist die einzig richtige Lösung, die Spule im Projektor auszutauschen. Und so ist es auch mit unseren Körpern. Sie sind mächtige Sender von Botschaften und können uns auf unsere wahren Gedanken über uns selbst aufmerksam machen. In dem Theater meines Geistes und Körpers hatte ich mehrere Entscheidungsmöglichkeiten: wegzugehen (zu sterben); mit einer Körpertherapie, spezieller Diät, medizinischer Behandlung oder anderen Therapien, nur an meinem Körper (der Leinwand) zu arbeiten; und/oder eine neue Filmrolle in den Projektor einzulegen − das heißt, meine Gedanken in bezug auf meinen Körper zu ändern. Solange der Glaube an Unattraktivität und Unerwünschtheit die Stütze für den Zustand meines Lebens war, gab es keine Möglichkeit, meine Erfahrungen und/oder meinen Körper zu verändern. Meine Gedanken waren gleichzeitig Richter und Gefangener, so daß meine Körpererfahrung eingesperrt blieb. Viele von Ihnen kennen bestimmt die Redewendung: »Du bist, was du ißt.« Meiner Meinung nach wäre es zutreffender zu sagen: »Du wirst zu dem, was du denkst.«

Meistens ist Krankheit nicht etwas, das man vorsätzlich tut; die *ganze* Zeit über besteht irgendeine Beziehung zwischen der Krankheit und unseren Gedanken. Mit uns geschieht nichts; wir sind diejenigen, die geschehen lassen. Der Geist und der

Körper arbeiten zusammen, und der Körper ist die Leinwand, auf dem der Film abläuft.

Ich habe Ihnen schon erzählt, wie Evy ein neues Skript für ihr Leben schrieb, indem sie sich jeden Tag vor einen Spiegel setzte und lernte, sich selbst zu lieben. Sie können auch eine neue Filmrolle in den Projektor einlegen, indem Sie mit Ihrem inneren Selbst kommunizieren. Meditation, Entspannung, Visualisierung, direkte Verbalisierung und Gefühle sind nur einige der Wege, die Kommunikation in Gang zu bringen. Mehr darüber erfahren Sie im nächsten Kapitel.

III
Kommunikation mit dem Körper

Es ist diese unbegreifliche Sache, die Liebe, die Liebe in vielen Formen, die in jede therapeutische Beziehung eingeht. Es ist ein Element, das von dem Arzt überbracht werden kann, das Transportmittel. Und es ist ein Element, das bindet und heilt, das beruhigt und wiederherstellt. Das bewirkt, was wir – immer noch – Wunder nennen müssen.

Karl Menninger, The Vital Balance

Nachdem ich davon gesprochen habe, wie man Botschaften aus dem inneren Selbst empfängt, möchte ich jetzt erklären, wie man Botschaften an das innere Selbst zurücksendet. Aus den Reaktionen auf *Prognose Hoffnung* habe ich eine Menge praktischer Informationen erhalten. Sie geben Aufschluß darüber, wie man symbolische Botschaften und Vorschläge an das Unterbewußtsein lenkt und wie bedeutsam sie sein können. Tatsache ist, daß wir die ganze Zeit, zum Glück oder leider auch zum Unglück, mit unserem inneren Selbst in Kommunikation stehen. Genauso wie alle anderen um uns herum − vor allem Menschen in Vertrauens- und Machtpositionen oder autoritäre Personen wie Eltern, Lehrer und Ärzte. Wir müssen uns vergewissern, daß die Botschaft, die ankommt, Heilung bewirkt.

Die Kommunikation mit dem inneren Selbst hat viele Formen. Unsere Gefühle sind unsere wichtigsten Mittel zur Kommunikation mit dem inneren Selbst. Gefühle, die durch die Berührung einer Hand geweckt werden, durch Musik, den Geruch einer Blume, in Anbetracht eines schönen Sonnenuntergangs, eines Kunstwerks, durch Liebe, Lachen, Hoffnung und Glauben, haben sowohl auf die unterbewußten als auch auf die bewußten Aspekte des Selbst einen Einfluß. Und sie haben auch physiologische Folgen. Selbst die Tiere, die wir bei uns zu Hause aufnehmen, können für unser physisches Wohlbefinden eine Rolle spielen. Ein neuerer Bericht der National Institutes of Health faßt die Ergebnisse von einer Reihe von Forschern zusammen, die zeigen, daß Haustiere die Herztätigkeit und den Blutdruck beeinflussen können.

Die direkteste und willensstärkste Art der Kommunikation, die uns beeinflußt, sind wahrscheinlich die Worte, die wir zu uns selbst sprechen. Aber wie gelangen sie dorthin, wie übersetzt sich die verbale Sprache in physiologische Vorgänge? Nach der Psychologin Jeanne Achterberg, sind Bilder, wie in ihrem Buch *Die heilende Kraft der Imagination* nachzulesen ist, die Brücke dorthin. Achterberg glaubt, daß Botschaften in Form von Wörtern »durch die richtige Hemisphäre in eine nicht verbale oder bildhafte Terminologie übersetzt werden müssen, bevor sie von dem vegetativen oder autonomen Nervensystem verstanden werden können«.

Wenn es uns gelingt, ein geistiges Bild, von welchen Wörtern auch immer, zu uns selbst zu sagen, zu beschreiben oder auszusprechen, können diese Wörter zu bedeutsamen Botschaften an die Innenwelt unseres Körpers werden. Damit haben wir eine große Kontrolle über die von Wörtern inspirierten Bilder, die wir schaffen. Wir sollten uns daher stets vergewissern, sie nur für Farben bestätigende, lebenssteigernde Bilder zu verwenden. Die sich selbst erfüllende Prophezeiung ist eine Realität, die wir ebenfalls zu unserem Vorteil umkehren können. Manchmal können wir sie zu einer physiologischen Realität machen.

Zur Unterstützung ihrer Idee zieht Achterberg Untersuchungen heran, die die Wirkung der Phantasie auf physiologische Prozesse zeigen, die so unterschiedlich sind wie Speichelbildung, Herzschlag, Muskelspannung, Hautresistenz, Blutzucker, Verdauungsaktivität, Pickelbildung, Blutdruck und Schweißabsonderung. Dieser Katalog von Wirkungen schließt sowohl die Veränderung des autonomen Nervensystems, von dem wir normalerweise annehmen, daß es außerhalb der bewußten Kontrolle steht, mit ein wie auch die Veränderungen des Systems der Skelettmuskulatur. Eine vergleichbare Liste von Heilungsprozessen, die sich auf die Arbeit des Hypnotherapeuten T. X. Barber erstreckt, wird in Ernest Rossis Buch *The Psychobiology of Mind-Body Healing* aufgeführt. Alle Veränderungen, die aufgelistet sind, können als Reaktion auf die Bilder vorkommen, die sich im Geist entwickeln, wenn er aufgefordert wird, irgendein Ereignis oder Objekt mental ins Bildliche umzusetzen (oder es zu hören, zu berühren oder zu schmecken). Wie diese Anregung der Veränderungen in Gang gesetzt werden kann, bleibt unklar − vielleicht durch Veränderungen des Blutflusses, wie Barber meint, oder durch Neuropeptide. Aber daß sie stattfindet, ist unbestritten.

Weil die meisten von uns jedoch die Macht der Wortbilder nicht wirklich ernst nehmen, verkrüppeln wir uns selbst durch negative Botschaften, die wir oder unsere autoritären Figuren ansprechen, anstatt uns durch positive zu stärken. Worte können genauso töten wie heilen. Das ist eine Tatsache, derer sich viel mehr Ärzte bewußt sein sollten. Der Kardiologe Bernard Lown erzählt in seiner Einführung zu Norman Cousins' Buch *Der Arzt in uns selbst* zwei Geschichten, die das illustrieren. Sie zeigen deutlich, warum Kommunikation so lebensnotwendig ist und warum sie bei der medizinischen Ausbildung gelehrt werden sollte.

In dem einen Beispiel machte ein Arzt mit seinen Studenten im Krankenhaus Visite, und als er dann zur Krankheit einer Patientin Stellung nahm, sprach er nicht von Trikuspidalstenosis, sondern nur in der Abkürzung von TS. »Hier haben wir einen klassischen Fall von TS«, sagte er und ging aus dem Zimmer hinaus. Sobald er draußen war, bemerkte Lown, daß die betroffene Patientin sehr beunruhigt war. Ihr Puls war erhöht, und ihre eben noch reinen Lungen füllten sich mit Flüssigkeit. Als er sie fragte, warum sie so besorgt sei, sagte sie, das käme, weil der Arzt sie eben als »terminale Situation« bezeichnet habe. Alle Versicherungen, daß genau das Gegenteil der Fall sei, erwiesen sich als nutzlos − der große Arzt hatte ja gesprochen −, und es war unmöglich, sie davon zu überzeugen, daß es sich bei ihr um eine relativ leichte Krankheit handelte. Am selben Abend hatte die Frau ein akutes Herzversagen und starb.

Ein paar Jahre danach deutete Lown, als er wieder mal mit seinen Studenten die Runde machte, auf einen sehr kranken Patienten und verkündete, daß dieser einen »sehr lauten galoppierenden dritten Herzton« habe. In der medizinischen Terminologie bedeutet ein galoppierender Rhythmus, daß das Herz versagt, weil der kardiale Muskel schwer beschädigt und erweitert ist. Für diesen Mann konnte nichts mehr getan werden, und es bestand wenig Hoffnung für seine Genesung. Trotzdem machte er eine erstaunliche Wende durch und wurde gesund. Einige Monate später erklärte er auch, warum: Sobald er gehört hatte, daß Dr. Lown sein Herz als »galoppierend« bezeichnet hatte, berichtete er, kam er zu dem Schluß, daß damit gemeint sei, es galoppiere wie ein Pferd. Er wurde sofort ganz optimistisch und wußte, daß er gesund werden würde – was dann auch eintrat.

Am dramatischsten ist vielleicht die Geschichte, die mir eine Frau in einem Brief über ihre Tante schrieb. Bei der Tante war ein bösartiger Gehirntumor diagnostiziert worden, und man gab ihr noch drei Monate zu leben. Verzweifelt fuhr sie nach Mexiko, um sich mit *Laetrile*, einem Pulver aus gemahlenen Pfirsichkernen, behandeln zu lassen, und kehrte dann nach Hause zurück: Ein Jahr später ging es ihr blendend, sie arbeitete wieder und fuhr wieder Auto. Sie fühlte sich großartig. Dann, eines Tages, traf sie zufällig ihren früheren Arzt. Dieser reagierte erschrocken und überrascht, als er sie noch am Leben sah. Nachdem sie ihm erzählt hatte, was sie getan hatte, erklärte er ihr entrüstet, daß die Behandlung mit *Laetrile* Quacksalberei sei, und schimpfte sie aus, weil sie Zeit und Geld vergeudet habe. Er könne ihr das beweisen. In jener Nacht starb sie. Was er wohl dagegen hatte, daß sie am Leben war?

Offenbar gibt es bei uns für Ärzte und alle, die im Krankenwesen beschäftigt sind, eine Moral, die ganz gewiß nichts mit den indirekten Werten von *Laetrile* zu tun hat. Wenn jemand, weil er ganz fest an etwas Bestimmtes glaubt, davon einen Nutzen hat, dann brauche ich doch nicht gleich auf die Autorität meines Berufs zu pochen, um die günstigen Auswirkungen zunichte zu machen. Ich weiß, wie Hoffnung und Glaube einen Patienten manchmal so erfüllen können, daß sie sein Leben verlängern, wenn die konventionelle Medizin nicht helfen kann. Die Quacksalber dieser Welt sind sich dessen sehr wohl bewußt. Sie haben den leeren Raum eingenommen, den die Ärzte, die sich ausschließlich auf die mechanischen Mittel zur Behandlung von Krankheiten verlassen, nicht ausfüllen können. Ärzte müssen lernen, daß sie diese Leere mit Hoffnung und Gebeten ausfüllen können.

Tatsächlich hinterlassen Ärzte wie der, von dem hier gerade die Rede war, Schlimmeres als eine Leere – sie füllen sie mit negativen Botschaften aus. Wenn ihre Medikamente nicht wirken und sie keine Heilung herbeiführen können, sind sie frustriert und destruktiv. Was haben wir als Ärzte denn gegen einen Erfolg, und warum müssen wir Anekdoten zunichte machen? Ich bitte jeden

Arzt: Wenn zu Ihnen eine »Anekdote« in die Praxis kommt, dann machen Sie sie, bitte, nicht zunichte. Wenn Menschen, die Erfolg haben, Dinge tun, an die Sie nicht glauben können, dann müssen Sie sie akzeptieren und lieben, selbst wenn sie mit Ihren Entscheidungen nicht übereinstimmen. Auf diese Weise werden sich die Patienten wohl fühlen und sich von der Medizin umsorgt fühlen und fähig sein, alles, was ihnen zur Verfügung steht, nutzbar zu machen. Nichtübereinstimmung können sie tolerieren, aber nicht Zerstörung.

Ein Patient muß schon sehr stark und selbstbewußt sein, um die Worte eines destruktiven Arztes zurückzuweisen. Viele Menschen, zum Beispiel die Frau, von der Sie gerade gelesen haben, sind dazu nicht fähig. Aber vor kurzem habe ich von jemandem erfahren, der seine eigene Methode hat, mit den negativen Dingen, die die Ärzte und Krankenschwestern immer wieder von sich geben, fertig zu werden. Man hatte bei ihm eine seltene Krebsform diagnostiziert und ihm gesagt, daß er in drei Monaten, längstens in einem Jahr, tot sein würde. Er qualifizierte sich jedoch für ein experimentelles chemotherapeutisches Programm. Anstatt ihn zu ermutigen, scheint ihm das medizinische Personal immer wieder erzählt zu haben, daß seine Chancen sehr gering seien, da die Bestrahlungstherapie, der er sich unterzog, keinen Sinn habe. Und er war überzeugt, daß die Chemotherapie schreckliche Nebenwirkungen haben würde (als er dann keine Nebenwirkungen zeitigte, wies ihn eine Krankenschwester darauf hin, daß es »manchmal länger dauert, bis die Symptome auftreten«). Um sich zu schützen, befestigte er an der Wand über seinem Bett »Edwards Credo«, das »an jeden neuen Arzt, der sich mit meinem Fall beschäftigt«, gerichtet war:

WAS ICH WEISS:
 1. Ich habe einen schlimmen Krebs. Ich habe meinen Bericht gelesen und weiß, daß ich daran sterben kann.
 2. Ich weiß, wie schlimm dieser Krebs ist – ich habe früher in der Krankenhausverwaltung gearbeitet.
 3. Ich weiß, daß jede Behandlung Risiken mit sich bringt, auch den Tod.

4. Viele Menschen sterben an dem Krebs, den ich habe. Ich kenne die Statistiken.

DESHALB:

1. Besteht keine Notwendigkeit, das oben Angeführte zu wiederholen. Ich habe es schon sehr oft von wohlmeinenden Menschen zu hören bekommen, die es für die Pflicht eines Arztes halten, sich mit dem Patienten auf die dunkle Seite zu stellen, vor allem dann, wenn ich ihnen manchmal zu optimistisch vorgekommen bin.
2. Gute Gedanken, Freundschaft, Rat, Ermutigung, Hoffnung, Liebe, Energie, Lächeln – das alles wird dankbar angenommen. Aber lassen Sie, bitte, Pessimismus, Niedergedrücktheit, Bitterkeit, Mitleid und negative Predigten draußen vor der Tür, natürlich ohne mich anzulügen.

NEHMEN SIE, BITTE, ZUR KENNTNIS:

1. Ich weiß, daß Sie mir auf eine positive Weise helfen können, wenn Sie es wollen. Aber, bitte, vergessen Sie nicht, daß mein Leben mir gehört und denen, die ich liebe, und denen, die mich lieben.
2. Meine Frau und ich sind überzeugt, daß zum medizinischen Beruf mehr gehört als Fachkönnen und Geschicklichkeit und Chemikalien und Protoplasmen. Genauso glauben wir an die geistigen Kräfte des Körpers, an seine immunologischen und spirituellen Fähigkeiten. Wir benötigen jede Hilfe, die wir bekommen können, um all diese Hilfsquellen für mich zu nutzen und um Ihnen dabei zu helfen, mir zu helfen.
3. Es gibt noch viel, für das sich zu leben lohnt für mich, und ich gebe mir große Mühe, alles zu tun, was in meinen geistigen und physischen Kräften steht, damit das, was Sie mir verschreiben, möglichst gute Wirkungen erzielt.
4. Ich habe selbst schon Menschen kennengelernt, die dasselbe haben wie ich und die trotz der schlechten Heilungschancen wieder gesund geworden sind. Das habe ich auch vor. Ich beabsichtige, mir soviel Zeit zu kaufen, wie ich nur kann, für mich selbst und für alle, die ich liebe. Vielleicht können wir sogar noch mehr tun. Das ist der Grund, warum ich hier bin.

5. In meinem Herzen habe ich Hoffnung. Tun Sie nichts, was diese Hoffnung zerstören könnte, so daß sich Pessimismus oder Bitterkeit breitmacht, denn dann wird es mir unweigerlich schlechtergehen.

Ich wünschte, sowohl Ärzte als auch Patienten würden »Edwards Credo« lesen – Ärzte, damit sie damit aufhören, die potentiellen Wohltaten ihrer Medikamente mit der zerstörerischen Wirkung ihrer Worte zunichte zu machen, und Patienten, damit sie dazu angeregt werden, sich diesen Ärzten zu widersetzen, die immer nur darauf aus sind, ihre Patienten zum Tode zu verurteilen.

Diagnosen, Prognosen und Protokolle

Falls das gesprochene Wort in seiner Wirkung nicht zersetzend genug ist, dürfte das geschriebene, wie es in medizinischen Texten, statistischen Analysen und Behandlungsprotokollen erscheint, genügen, um einen Patienten fertigzumachen. Kürzlich erhielt ich einen Brief, in dem die verheerende Wirkung beschrieben ist, die Mediziner mit einem dreifachen Angriff auf einen Patienten erzielten.

Zuerst war der Patient schlicht entsetzt, als er »die manchmal stündlichen Berichte der jüngeren Ärzte« hörte, die beharrlich darauf bestanden, ihm seine Testergebnisse zu interpretieren. Dann war er verzweifelt, als man ihm die Diagnose mitteilte, daß er Lungenkrebs im fortgeschrittenen Stadium habe und nur noch zwanzig bis dreißig Tage zu leben habe. Seine anschließende Reaktion war ziemlich normal.

Mein wichtigstes Ziel war es, wieder nach Hause zu kommen, um meine finanziellen Angelegenheiten zu regeln, mich darum zu kümmern, daß mein Testament, meine Versicherungen usw. in Ordnung waren und alles geregelt war, damit mein Rechtsanwalt dafür sorgen konnte, daß meine Familie erhielt, was ihr zustand . . . Ich beschloß, jene letzten Tage mit meiner Familie und meinen Freunden zu verbringen und dann mit meiner Lieblingsflinte und einem Fläschchen Heublein's Manhattan einen Jagdausflug in den Wäldern zu machen, damit ich dieses Tal voller Tränen verlassen konnte, ohne das ganze Haus zu beschmutzen.

Ein weiterer Fall von einem Mann, der von seinen Ärzten zum Tode verurteilt worden war, bis er durch die Bemühungen eines Freundes und eines besorgten Onkologen, der ihn in eines meiner Seminare schickte, noch einmal dem Leben zurückgegeben wurde. Und was brachte ihm die Teilnahme an diesem Seminar? »Einen Sinn, ein Ziel, Selbstbeteiligung, eine Veränderung . . . die Anregung, mein Schicksal selbst in die Hand zu nehmen, weiterzumachen, um vielleicht anderen zu helfen, zweifellos mehr Zeit.«

Nun bin ich kein Zauberer, und bei diesen Workshops werden keine geheimnisvollen Zeremonien abgehalten; und ich weiß auch nicht, was aus diesem Mann geworden ist, denn er hat mir, nur einen Monat nachdem sich diese Ereignisse, von denen er berichtete, zugetragen hatten, geschrieben. Ich kann also ganz sicherlich nicht behaupten, ihn durch ein Wunder geheilt zu haben oder, ohne Genaues zu wissen, eine beeindruckende Remission herbeigeführt zu haben, obwohl er in seinem Brief schrieb, daß es ihm bei seinem kombinierten Programm aus Chemotherapie, gelenkten Vorstellungen und Meditation, Diät und Körperübungen gutginge.

Das einzige, was ich für mich in Anspruch nehmen würde, ist meine Fähigkeit, diesen Menschen Hoffnung zu geben. Ich gab diesem Mann, der mir schrieb, eine Chance, ein Held zu sein, und er nutzte sie. Er beschloß, nicht aufzugeben, und er hatte ein gutes Gefühl dabei. Für mich ist das Wunder genug – vor allem nachdem wir allmählich etwas mehr über die physiologischen Folgen des Optimismus herauszufinden beginnen. Wenn man bedenkt, welchem Schicksal dieser Mann ausgeliefert war, nachdem man ihm seine Diagnose mitgeteilt hatte, muß man sich fragen, warum die Ärzte eigentlich so besorgt sind, wenn sie ihren Patienten »falsche Hoffnungen« machen. Dies ist einer jener Fälle, bei denen die »falsche (nämlich keine) Hoffnung« das eigentliche Problem ist. Sie verleitet einen dazu, sich am liebsten gleich das Gehirn aus dem Kopf blasen zu wollen. Ich glaube, daß man

Hoffnung braucht, um die Veränderung zur Heilung zu erleichtern. Vor Jahren dachte ich genauso wie andere Ärzte über »das Hintergehen« von Menschen, um sie gesund zu machen, und fast hätte ich deswegen meine erste ECaP-Gruppe aufgelöst. Ich sagte ihnen, daß sie nach Hause gehen sollten – es ginge ihnen nur aus unrechtmäßigen Gründen wieder besser. Seither sind zehn Jahre vergangen, und es macht mir überhaupt nichts aus, alle mir zur Verfügung stehenden Mittel, einschließlich das der Hoffnung, anzuwenden, um den Menschen dabei zu helfen, leben zu können.

Die negativen Botschaften, die dieser Mann erfuhr, endeten nicht mit seiner Prognose. Wie so viele schwerkranke Menschen wurde er in ein Behandlungsprotokoll aufgenommen, das ausschließlich in destruktiven Redewendungen verfaßt war. In diesem Falle handelte es sich bei dem Dokument um ein Pamphlet des U.S.-Department of Health and Human Services mit dem Titel *Chemotherapy and You.* »Das ist eine großartige Schrift, die sie einem überreichen, nachdem sie einem gerade erzählt haben, daß man Krebs hat; wenn einen das nicht umwirft, dann wüßte ich nicht, was sonst«, sagte dieser Patient dazu.

Probieren Sie es doch einmal aus, und lesen Sie das Protokoll einer Chemotherapie. Darin steht nicht ein einziges Wort darüber, daß sie auch helfen wird – darin stehen nur destruktive Informationen. Die einzige Mitteilung, die einigermaßen neutral ist, ist die Beschreibung des Medikaments. Kein Wunder, daß so viele Menschen lieber einen schnellen Tod sterben wollen, als sich den Torturen, die in diesen Dokumenten beschrieben sind, zu unterwerfen. Und kein Wunder, daß diese tapferen Seelen, die sich ihr unterwerfen, dann an praktisch jeder möglichen Nebenwirkung leiden, die dort so farbig für sie aufgeschrieben wurde.

Jeder gute Psychotherapeut weiß, wie destruktiv eine derart negative Haltung sein kann. Wenn die Menschen, die diese Protokolle schreiben, die Arbeiten des Psychiaters und Hypnotherapeuten Milton Erickson kennen würden, dann wüßten sie, wie sie dieselben Informationen in einem Kontext positiver Bestätigung und Unterstützung weitergeben könnten. Nicht nur das Medikament, sondern auch das Protokoll würde dann in ein Instrument der Hoffnung – und daher der Heilung – verwandelt.

ADRIAMYCIN®

(doxorubicin)

Wie es aussieht:
Nach der Auflösung eine rote Flüssigkeit.

Wie es verabreicht wird:
Durch Injektion in die Vene.

Übliche Nebenwirkungen:
Während ein bis drei Stunden, nachdem das Mittel verabreicht wurde, können Übelkeit und Brechreiz auftreten und bis zu 24 Stunden anhalten.
Gewöhnlich setzt ein kompletter Haarausfall zwei oder mehr Wochen nach Beginn der Behandlung ein, der aber nicht von Dauer ist.
Bis zu 48 Stunden nach Verabreichung des Mittels kann eine Verfärbung des Urins (rosa bis rot) auftreten.
Ein bis zwei Wochen nach der Behandlung ist mit einem niedrigeren Puls zu rechnen.

Seltener auftretende Nebenwirkungen:
Herzmuskelschäden, weswegen vor Verabreichung des Mittels und mehrmals während der Behandlung Untersuchungen angebracht sind, um die Herzfunktion zu messen. Bei Atemnot oder dem Anschwellen der Knöchel informieren Sie Ihren Arzt.
Es können Müdigkeit, Schwäche, Schwindelgefühle auftreten.

Entzündungen der Mundschleimhaut.
Wenn das Mittel aus den Venen tropft, können Gewebereizungen entstehen. Machen Sie bei Verabreichung des Mittels sofort darauf aufmerksam, wenn Sie ein brennendes, schmerzendes oder stechendes Gefühl feststellen. Sollte die Umgebung der Injektionsstelle nach Verabreichung des Mittels rot anschwellen, benachrichtigen Sie sofort Ihren Arzt.

Unbewußtes Hören

Ratschläge wirken sowohl auf das Unterbewußtsein als auch auf das Bewußtsein. Nach meinen Erfahrungen mit bewußtlosen Patienten glaube ich seit langem, daß der Mensch fähig ist, im

Koma, schlafend oder in Narkose, bedeutungsvolle Worte zu hören.

Deshalb gehe ich immer von der Annahme aus, daß alles, was in ihrer Gegenwart gesagt wird, Einfluß auf sie nehmen kann. Da uns die Fähigkeit zu hören wahrscheinlich als letztes abhanden kommt, wenn wir das Bewußtsein verlieren, scheint der Gedanke gar nicht so weit hergeholt, daß viele scheinbar leblose Menschen hören können.

Henry L. Bennett, ein Psychologe am Institut für Anästhesiologie an der University of California, der auf diesem Gebiet sehr viel Forschungen durchgeführt hat, sagt: »Selbst unter angemessener Anästhesie werden die auditiven Wege im Gehirn vielleicht nicht berührt, auch und einschließlich die auditive Großhirnrinde, wo die Bedeutungen aufgezeichnet werden.« Wenn die Menschen wieder bei Bewußtsein sind, ist ihnen vielleicht gar nicht klar, daß sie sich daran erinnern, was gesprochen wurde, als sie unter Narkose standen. Aber das bedeutet nicht, daß sie es nicht gehört haben oder daß sie nicht davon beeinflußt werden, was sie gehört haben.

Das gleiche gilt auch für Patienten im Koma. Die Information gelangt auf einer unterbewußten Ebene zu ihnen und kann ihr Verhalten, ihre Einstellung und ihre Gesundheit beeinflussen. Ein interessanter Vergleich von dreißig Patienten, der in *The Lancet* veröffentlicht wurde, deutet darauf hin, daß es sogar um Leben und Tod gehen kann, wenn mit Menschen im Koma gesprochen wird oder wenn sie anderweitig stimuliert werden. Alle sechzehn Komapatienten, zu denen gesprochen wurde und die als Teil eines »umweltbereichernden Programms« angefaßt wurden, haben sich wieder erholt, wohingegen elf von vierzehn vergleichbaren Patienten, die keine derartige Stimulation erhalten haben, starben.

Untersuchungen wie diese zeigen, daß es viele verschiedene Möglichkeiten der Kommunikation mit Menschen gibt, die bewußtlos sind, einschließlich die der körperlichen Berührung. Sprache und Berührung sind beides Formen der »Umweltbereicherung«, die wir verwenden können, um die interne chemische neurologische Umgebung auf eine Art und Weise zu verändern, die zu Heilung und Wachstum führt.

Das weiß ich nicht nur aus Untersuchungen, von denen ich gelesen habe, sondern auch aus erster Hand. Ein Brief, den ich vor kurzem von einem Methodistenprediger erhielt, hat mich besonders berührt. Er schreibt von einem 80jährigen Mitglied seiner Kirche, einer Frau, die mit knapper Not ein Feuer in ihrem Haus überlebt hatte. Wegen des großen Schadens, den sie an der Lunge davongetragen hatte, hatte man nicht erwartet, daß sie sich wieder erholen würde.

Ungefähr eine Woche nach dem Brand war sie noch immer im Koma, völlig teilnahmslos . . . Ich war überzeugt, daß sie im Sterben lag und ich sie nicht mehr lebend wiedersehen würde.

Ruby war ein großmütterlicher Typ, und sie backte immer Kuchen für die Kirche, damit die Kinder in der Sonntagsschule versorgt waren . . . Plötzlich hatte ich eine Erleuchtung. Ich nahm ihre Hand in meine und sagte mit ziemlich lauter und fester Stimme: »Ruby, ich glaube, Sie haben sich aufgegeben und sind bereit zu sterben. Das können Sie doch nicht tun! Wenn Sie sterben − wer soll denn dann zu Weihnachten für die Kinder in der Sonntagsschule die Plätzchen backen, und wer wird dann für meine Kinder Plätzchen backen? Wir brauchen Sie, Sie müssen gesund werden und Plätzchen backen.«

Am nächsten Tag reagierte sie schon deutlicher und war schon ein bißchen mehr bei Kräften. Bald darauf begann sie wieder zu essen. Und am Ende kam sie gerade noch rechtzeitig wieder nach Hause, um für das nächste Weihnachtsfest die Plätzchen zu backen. Mehrere Jahre später . . . meine Frau und ich hatten beschlossen, Ruby zu besuchen . . . kam sie auf das Feuer zu sprechen und wie krank sie danach gewesen war. Sie sagte: »Wissen Sie, ich war so krank, daß ich wußte, daß ich mich aufgegeben hatte und bereit war zu sterben. Aber plötzlich hatte ich das Gefühl, daß ich nicht so einfach sterben konnte. Ich mußte wieder gesund werden und zurückkommen, um wieder meine Plätzchen zu backen.«

Obwohl er ihr nie erzählt hatte, was er ihr in dem Krankenhauszimmer gesagt hatte, und eine lange Zeit sehr befangen war wegen dieser Sache, folgt er jetzt seinem Instinkt und spricht mit bewußtlosen Patienten (und betet auch mit ihnen), wann immer er seine geistlichen Dienste verrichtet.

Der Chirurg David Cheek hat das Phänomen des Bewußtseins unter Narkose (»unbewußte Wahrnehmung«) über mehrere Jahrzehnte hinweg untersucht. In einem Überblick über die Fachliteratur zu diesem Thema führt er derartige Untersuchungen an. Er spricht beispielsweise von einem Fall, bei dem der jeweilige Anästhesiearzt 1500 Patienten folgende maßgefertigte Botschaft überbrachte, während die Operation ihrem Ende entgegenging: »Mister Smith, Ihre Gallenblase ist jetzt erfolgreich entfernt worden. Es wurde keine ernsthafte Krankheit festgestellt. Sie werden im Bereich Ihrer Operationswunde keine Schmerzen haben. Der Schlauch in Ihrer Nase befindet sich dort, damit Ihnen nicht übel wird. Deshalb werden Sie auch keine Übelkeit verspüren, und der Schlauch in Ihrer Nase wird Sie nicht stören.«

Gut die Hälfte der Patienten, die diese Botschaft empfangen hatten, verlangten keine postoperativen Medikamente gegen Schmerzen. Ähnliche Untersuchungen an kleineren Patientengruppen ergaben sogar noch bessere Resultate. Andere Untersuchungen haben gezeigt, wie wirksam es ist, die narkotisierten Patienten darüber zu informieren, daß sie während der Operation nicht bluten werden oder daß sie nach der Operation ihre Beckenmuskeln entspannen und keine Schwierigkeiten beim Stuhlgang haben werden. Ein neuerer Aufsatz in *The Lancet* zeigt, daß positive Anregungen im Operationssaal nicht nur zu weniger Unbehagen nach der Operation führen, sondern auch zu einer früheren Entleerung. Anästhesieärzte erkennen allmählich den Wert solcher Anregungen gegenüber Patienten bei Besuchen vor der Operation, am besten einen Tag vorher, um sie dann während der Operation noch zu verstärken.

Nach Cheek müssen heilende Botschaften, die an den Patienten unter Narkose gerichtet werden, von einer wichtigen Quelle ausgehen — das heißt von dem Chirurgen oder dem Anästhesiearzt —, und sie müssen im richtigen Augenblick ankommen, das heißt zu dem Zeitpunkt, an dem sich die Operation ihrem Ende nähert. Ich glaube, das ist zu begrenzt. Ich wende normalerweise das, was mir über die positive Beeinflußbarkeit von Patienten bekannt ist, von dem Augenblick an, von dem ich den Operationssaal betrete. Ich spreche mit dem Patienten, während er noch bei Bewußtsein ist. Während der Anästhesiearzt die Maske über ihn legt, erkläre ich ihm, daß wir im Operationssaal alle Masken tragen und daß man vor ihnen keine Angst zu haben braucht. Ich habe von einer Frau gehört, die sich auf dem Operationstisch aufrichtete und das Operationsteam aufforderte, ihre Masken abzunehmen und sich ihr vorzustellen. Dadurch konnte sie ihre Angst loswerden. Andere Patienten reagieren vielleicht auf eine etwas absonderliche Annäherung: Ich hatte einmal eine Frau im Operationssaal, die unentwegt jedem erzählte, wie wunderbar sie ihn fände und von was für netten Leuten sie versorgt würde, bis ich mich schließlich vorbeugte und in ihr Ohr flüsterte: »Ich kenne sie, und sie sind überhaupt nicht nett.« In diesem Augenblick breitete sich ein breites Grinsen in ihrem Gesicht aus, und ihre Angst war verschwunden.

Wenn sich meine Patienten entspannt haben, sage ich ihnen, daß sie das Blut von der Operationsstelle weglenken sollen, damit sie nicht bluten; ich sage ihnen, daß sie sich, wenn sie aufwachen, unbehaglich, durstig und hungrig fühlen und daß sie keine Schwierigkeiten haben werden, sich zu entleeren; und ich gebe ihnen jede andere Botschaft, die der Situation angemessen ist. Wenn der Anästhesiearzt sagt: »Sie sind gleich weg«, rede ich vielleicht von einer Verabredung, damit das Bild positiv wird. Ich stehe daneben, halte die Hand meines Patienten und führe ihn behutsam mit besänftigenden Worten und heilender Musik in die Narkose. Hinterher haben mich meine Patienten sogar schon gefragt, ob ich nur mit einer Hand operiert hätte, weil sie den Eindruck hatten, daß ich, auch nachdem sie eingeschlafen waren, ihre Hand hielt.

Ich rede mit meinen Patienten während der ganzen Operation, erzähle ihnen, wie die Dinge vorangehen, und fordere sie zur Mitarbeit auf, wenn es notwendig ist. Zum Beispiel rate ich ihnen, mit dem Bluten aufzuhören oder ihren Blutdruck oder ihren Pulsschlag zu senken. Die Menschen, die mit mir zusammen im Operationssaal gearbeitet haben, wissen, wie wirksam solche Ratschläge sein können. Eines Tages, als ich mich darauf vorbereitete, nach Beendigung einer Operation wegzugehen, riß der Anästhesiearzt ein Stück von dem Elektrokardiogramm ab und sagte zu mir: »Hier, kümmern Sie sich darum.« Ich sah hin und stellte fest, daß der Patient, der noch immer in Narkose war, eine Rhythmusstörung hatte, daher flüsterte ich ihm ins Ohr: »Sie sitzen in einer Schaukel. Es geht vor und zurück, schön gleichmäßig, im selben Rhythmus. Vor und zurück, langsam und gleichmäßig.« Und sein Kardiogramm fiel wieder normal aus.

Wenn der Pulsschlag eines Patienten während der Operation zu hoch wird, sage ich oft einfach: »Wir hätten Ihren Puls gern auf 86.« Ich nenne immer eine ganz bestimmte Zahl, weil ich möchte, daß alle sehen, daß der Puls ganau auf diese Zahl zurückfällt. Wie macht der Patient das? Bislang wissen wir noch nicht, wie der Körper heilende Ratschläge in die Tat umsetzt. Aber irgend etwas im Körper hört diese Botschaften und weiß, wie es darauf reagieren muß – wir brauchen sie unseren Patienten (und uns selbst) nur zu geben.

Es ist schon zehn Jahre her, seit ich damit begonnen habe, diese Technik im Operationssaal anzuwenden, um zu zeigen, wie wirksam sie sein kann. Die ersten Reaktionen meiner Kollegen waren negativ, weil die Menschen keine Veränderungen mögen. Sie reagieren wie Süchtige, die man auffordert, ihre Sucht aufzugeben. Aber die Krankenschwestern bemerkten allmählich den Unterschied bei den Patienten und fingen an, mich und meine Arbeit zu unterstützen. Vor kurzem machte mir eine dieser Schwestern ein großes Kompliment. Als ich in den Operationssaal kam und Kathy mich sah, sagte sie: »Oh, ich bin froh, daß Sie es sind und nicht einer von den andern Verrückten.«

Wenn ich in bezug auf die Fähigkeit der Patienten, Ereignisse zu registrieren, während sie bewußtlos sind, noch irgendwelche Zweifel gehabt hätte, dann wären sie durch die Erfahrung, die ich mit Bobbie machte, als sie operiert wurde, zerstreut worden. Ich blieb bei ihr, während sie die Narkose bekam, und natürlich hielt ich ihre Hand, bis sie wirkte. Aber als ich gehen wollte, damit sich der Anästhesiearzt und der Chirurg durch meine Gegenwart nicht gestört fühlten, entdeckte ich, daß ich meine Hand nicht von Bobbies lösen konnte, weil sie mich so fest hielt. Wegen der Medikamente, die sie erhielt, konnte sie sich später nicht daran erinnern, aber selbst in ihrer Bewußtlosigkeit drückte sie mir ihre Liebe aus und zeigte mir, daß wir zusammengehörten.

Kürzlich hatte ich während einer Flugreise ein Erlebnis, das beweist, wieviel Bewußtsein die Menschen besitzen, während sie schlafen. Wir haben die Gewohnheit, uns immer beim Start an den Händen zu halten, aber in diesem Fall hatte unser Flugzeug große Verspätung, und Bobbie war eingeschlafen, als es endlich abhob. Ich hatte das Gefühl, daß man mir etwas vorenthielt, weil ich beim Start nicht ihre Hand halten konnte, aber ich wollte sie auch nicht aufwecken, daher streckte ich nicht den Arm nach ihr aus. Aber gerade als das Flugzeug auf der Rollbahn startete, schoß ihre Hand unter der Decke hervor und ergriff meine Hand. Ich dachte mir, wie schön es war, daß sie gerade noch rechtzeitig aufgewacht war, damit wir uns an den Händen halten konnten wie sonst. Ungefähr eine Stunde später drehte sie sich zu mir um und sagte: »Ich bin traurig. Ich habe geschlafen und habe nicht deine Hand festgehalten, als wir gestartet sind.« Da wurde mir klar, daß sie fest geschlafen hatte, daß aber ihr Unterbewußtsein ihre Hand an die richtige Stelle gebracht hatte, und ich erzählte ihr, was geschehen war. Darüber war sie sehr erstaunt.

Selektive (und vermischte) Wahrnehmung

Eine neuere Untersuchung darüber, wie Geist und Körper auf Wörter reagieren, die unbewußt verarbeitet werden, belegt, was ich gesagt habe – nämlich daß sich das, was wir unterhalb der Bewußtseinsebene erfahren, auf unser Leben auswirken kann. Der Yaler Psychiater Dr. Bruce Wexler und sein Mitarbeiter Dr. Gary Schwartz haben für ihre Untersuchung einen speziellen Computer verwendet. Dieses Gerät ermöglichte es ihren Versuchspersonen, zwei Wörter gleichzeitig zu hören, ein emotional neutrales und ein positives oder negatives. Die Versuchspersonen wußten nicht, daß sie zwei Wörter hörten, und berichteten zur Hälfte, daß sie das emotionale Wort gehört hätten, und zur anderen Hälfte das neutrale Wort. Aber häufig lebten die Wörter, die sie nicht bewußt gehört hatten, im Unterbewußtsein weiter. Beispielsweise berichtete eine Person, daß sie das Wort »Tür« gehört hätte, als die beiden Wörter »Stier« und »Tür« gesprochen wurden. Als man sie jedoch aufforderte, ihren Geist noch einmal zu durchforschen, beschrieb sie jemanden, der blutverschmiert durch eine Tür ging.

Nach diesem Teil des Versuchs wurden die Gehirnwellen und die elektrische Aktivität in den Muskeln, die das Lächeln und das Stirnrunzeln kontrollieren, gemessen. Laut Wexler zeigten die Ergebnisse, daß die »Reaktion auf die unbewußt verarbeiteten negativen Wörter genauso groß war wie auf die bewußt verarbeiteten negativen.«

Ein weiteres Ergebnis dieser Untersuchung war, daß Menschen, die (auf der Basis von Persönlichkeitstests) als sehr ängstlich, sehr wenig ängstlich oder als Verdränger eingestuft wurden, verschiedene physische Reaktionen auf die unbewußt verarbeiteten negativen Wörter aufwiesen. Sowohl Versuchspersonen mit geringer Ängstlichkeit als auch Verdränger berichteten, daß sie nach den negativen Wörtern, die sie nicht bewußt gehört hatten, nur wenig Angst verspürten. Das wurde durch Messungen der Muskelspannung bei der wenig ängstlichen Gruppe bestätigt, aber nicht durch die Messungen der Muskelspannung bei der Verdrängergruppe. Die Verdränger und die sehr ängstliche Gruppe wiesen bei den Messungen sogar eine noch höhere Muskelspannung auf, wenn sie das negative Wort nicht bewußt aufgenommen hatten, als bei bewußter Aufnahme. Wexler glaubt, daß dieses Auftreten physischer Spannung auf Möglichkeiten hinweist, bei denen verdrängte, unbewußt erlebte Gefühle auf den Körper einwirken und zu psychosomatischen Krankheiten führen können.

Einige faszinierende Forschungen, die an der Cambridge University durchgeführt wurden, könnten einen Bezug dazu haben, wie bestimmte Erfahrungen, die nicht in unser bewußtes Bewußtsein gelangen, trotzdem ein Teil von uns sein können. Der Psychologe Anthony Marcel hat Menschen beobachtet, die aufgrund eines Schlaganfalls oder eines Gehirnschadens blind waren und weniger aufgrund eines Augenschadens. Als sie aufgefordert wurden, auf einen Gegenstand zu zeigen, der vor ihnen aufgestellt war, sagten sie natürlich, daß sie ihn nicht sehen könnten. Aber als sie trotzdem gebeten wurden, es zu versuchen, taten sie es mit erstaunlicher Genauigkeit. Diese Fähigkeit mancher blinder Menschen, Gegenstände ausfindig zu machen, wird »Blindsicht« genannt. Marcels Erklärung dazu, die sich auf ausgedehnte Forschungen stützt, ist, daß ihre Sehfähigkeit tatsächlich nicht geschmälert ist, daß aber das Bewußtsein ihrer Sehfähigkeit geschädigt wurde. Irgendwie wissen sie nicht, daß sie sehen können, weil der Bereich des Gehirns, der das Bewußtsein kontrolliert, die Botschaft nicht erhält. Menschen in diesem Zustand, der mit einem Schaden des Okzipidallappens in Zusammenhang steht, können trainiert werden, wieder zu sehen. Das Gehirn kann neu lernen. Neuen Teilen kann beigebracht werden, die Funktion der geschädigten Stellen zu übernehmen. Ich kenne eine junge Dame, die blind war und jetzt das College besucht und ganz normal sieht.

Das Phänomen des teilweisen Bewußtseins fiel dem Hypnoseforscher Ernest Hilgard in einem völlig anderen Zusammenhang auf. Er beobachtete eine Hypnosedemonstration, bei der ein Student, dem man gesagt hatte, daß er vorübergehend taub sein würde, keine Zeichen einer Reaktion auf einen Gewehrschuß und andere laute Geräusche zeitigte. Aber als man dem Studenten zuflüsterte, daß »einige Teile« von ihm vielleicht wieder hören könnten und daß er, falls das der Fall sei, den Finger heben solle, tat er es zu seiner eigenen Überraschung. Denn er hatte keine Ahnung, warum er plötzlich den Finger hochhob.

Ich selbst habe ein ziemlich erstaunliches Beispiel der selektiven Wahrnehmung eines Tages in meiner Praxis erlebt. Ich nahm gerade eine kleine Operation an einem Mann vor, mit dem ich eine sehr intensive Diskussion über ein Thema führte, das für uns beide von großem Interesse war. Nachdem ich schon mitten in der Operation war, merkte ich, daß in einer Ecke des Zimmers eine Krankenschwester heftig mit den Armen winkte und auf die Nadel mit dem Narkosemittel deutete, die ich gar nicht benutzt hatte. Als ich den Patienten fragte, ob mit ihm alles in Ordnung sei, sagte er ja. So fuhren wir mit unserer Diskussion fort, und ich führte die Operation durch, ohne daß er auch nur den geringsten Schmerz verspürt hätte, obwohl er überhaupt nicht unter Narkose stand. Er hatte einen fünf Zentimeter langen Schnitt in seinem Rücken, war aber durch unsere Unterhaltung so abgelenkt, daß die Schmerzen, die normalerweise einen solchen Eingriff begleiten, gar nicht in sein Bewußtsein drangen. Ich erzählte ihm hinterher, daß wir beide während der Operation hypnotisiert gewesen seien. Und wir mußten beide lachen.

Ich selbst habe mit diesem Phänomen ebenfalls eine ganz persönliche Erfahrung gemacht. Es gab einmal eine Zeit, in der ich wegen einer Verletzung große Schmerzen im Rücken hatte. An Tagen, an denen ich im Operationssaal sein mußte, fühlte ich mich schrecklich unbehaglich – bis ich mit der Operation begann. Wenn die Operation erst einmal in Gang war, versank ich so sehr in dem, was ich tat, daß ich meine Schmerzen völlig vergaß, selbst bei Operationen, die viele Stunden dauerten. Sobald ich meinen Teil an der Operation beendet hatte, begann mein Rücken jedoch wieder zu schmerzen. Manchmal mußte ich mich sogar hinlegen, bevor ich den Operationssaal verlassen konnte.

Leider könnte es vorkommen, daß die Fähigkeit des Gehirns, bestimmte Phänomene auszusperren, in der Narkose versagt. Dies könnte für den Patienten große psychologische Probleme mit sich bringen, wenn das Operationsteam nicht akzeptiert, daß der Patient, während er ohne Bewußtsein ist, hören und Informationen verarbeiten kann. Sein Versagen äußert sich also nicht nur darin, wenn es nicht fähig ist, dem Patienten während und nach der Operation heilende Botschaften zu überbringen. Es könnte darüber hinaus sogar genau das Gegenteil tun, wenn es über den Patienten Witze reißt oder vielleicht sogar beleidigende Bemerkungen über ihn macht, während er bewußtlos auf dem Operationstisch liegt; oder aber es gibt seine Meinung über die verheerend schlechten Heilungschancen des Patienten von sich. In unserem bewußten Leben erlaubt es uns die selektive Wahrnehmung häufig, mit Dingen fertig zu werden, die für uns schmerzhaft zu hören sind. Aber unter Narkose können diese schützenden Mechanismen möglicherweise zu funktionieren aufhören, so daß wir ihnen schutzlos ausgeliefert sind. Obwohl sich die meisten Patienten nie bewußt an die destruktiven Bemerkungen erinnern, die zu solchen Gelegenheiten das Unterbewußtsein erreichen, so hat eine ganze Reihe psychologischer Untersuchungen doch gezeigt, daß sie trotzdem schlimme Auswirkungen haben. Sie können sich von postoperativen Schmerzen und langsamer Heilung bis hin zu anhaltenden Depressionen erstrecken.

Aber es liegt eine Veränderung in der Luft. Häufig werde ich gefragt, wie andere Ärzte akzeptieren, was ich getan habe. Eine meiner Antworten lautet, daß mich das nicht interessiere; mich interessiere nur, wie es meine Eltern aufnähmen. Die andere Antwort lautet: die Tatsache, daß ich häufig gebeten werde, während der Narkose zu sprechen, und allgemeine Diskussionen während der vergangenen Jahre weisen darauf hin, daß es zwar noch immer einen gehörigen Widerstand seitens der Mediziner gegen Dinge gibt, die sie nicht auf der Schule gelernt haben, daß dieser Widerstand jedoch allmählich zu erlöschen beginnt.

Wir haben über die Jahre gelernt, daß mit dem wachsenden Erfolg auch die Bereitschaft zunimmt, ihn anzunehmen. Man kann formelles Verhalten oder einen Glauben nicht mit Statistiken umkehren. Deshalb stelle ich mich nicht offen gegen Menschen, sondern zeige ihnen im Verlauf meiner Arbeit Techniken, die Erfolg bringen. Ein Herzchirurg, der sich vor kurzem diesen Ideen zuwandte, wurde durch seine Frau, die einen meiner Workshops besucht hatte, damit vertraut gemacht. Eines Abends rief er zu Hause an, um zu sagen, daß er nicht rechtzeitig zum Essen zurück sein könne, weil die Patientin, die er gerade operiert hatte, nicht von der Herz-Lungen-Maschine genommen werden konnte. Seine Frau sagte: »Wahrscheinlich kommt das, weil sie sich stundenlang deine Sorgen darüber anhören mußte, ob sie es überhaupt schafft. Geh zu ihr und tu, was Bernie tun würde, und sage ihr, daß mit ihr alles in Ordnung sein wird.« Dann ging sie einkaufen, und als sie zurückkam, saß ihr Mann im Wohnzimmer und hatte die Füße hochgelegt und unterhielt sich mit den Kindern: »Was ist geschehen?« fragte sie. »Also«, erwiderte er, »ich habe deinen Rat befolgt und ihr positive Botschaften gegeben, und da ging es ihr gleich besser.« Bei der Tagung, die ich kürzlich besuchte, erzählte mir eine Operationsschwester davon, wie sie an einer Notoperation teilgenommen hatte, bei der eine geplatzte Arterie ersetzt werden mußte und der Patient weiterblutete.

Sie fragte die Ärzte, ob sie je von Dr. Bernie Siegel gehört hätten, und sie sagten ja, das hätten sie. »Warum reden Sie dann nicht mit dem Patienten und bitten ihn, Ihnen zu helfen?« Sie sagten: »Tun *Sie* es.« Sie ging also zum Kopfende des OP-Tischs, erklärte dem Patienten die Situation und bat ihn, ihnen dabei zu helfen, das Blut zu stoppen. »Innerhalb von drei bis fünf Minuten hörte er auf zu bluten und erholte sich glänzend von der Operation.«

Was Sie im Operationssaal für sich tun können

Wenn weder Ihr Chirurg noch Ihr Anästhesiearzt bereit ist, während Ihrer Operation mit Ihnen zu reden, schlage ich vor, daß Sie einen Kassettenrecorder mit in den Operationssaal bringen. Sie könnten auch eines meiner Bänder zum Abspielen mitbringen oder ein Band mit speziellen Botschaften, die Ihrer besonderen Lage gerecht werden. Sie können die Aufnahme selber machen, oder Sie können auch jemanden, der Ihnen nahesteht, bitten, es für Sie zu tun – irgendeinen Freund oder einen Familienangehörigen, dessen Stimme Ihnen etwas bedeutet und die große Ausstrahlung auf Sie hat. Verwenden Sie auch Musik, am besten besänftigende klassische Musik, vielleicht Pachelbels Kanon (vor allem die von Daniel Kobialka gespielte Fassung – ich bin mir jedoch nicht sicher, ob sie auch außerhalb Amerikas zu erhalten ist), oder Musikaufnahmen, die Ihnen schon einmal geholfen haben, ruhiger zu werden. Manche Patienten haben berichtet, daß das medizinische Personal seine Meinung dazu schon geändert hätte. Zuerst hätte es geglaubt, daß es Unsinn sei, wenn Patienten Musik im Operationssaal hören wollten. Dann hätte es gesagt, daß es in Zukunft ebenfalls Musik abspielen lassen würde, weil dieser Umstand ihm das Gefühl gebe, weniger schnell müde zu werden. In den Krankenhäusern in New Haven hat jedes Operationsteam einen Kassettenrecorder, und es herrscht jetzt eine viel bessere Stimmung dort.

Haben Sie keine Angst, etwas zu verlangen, von dem Sie glauben, daß es Ihnen guttun wird. Neulich kam ein Brief von einer Frau, die sagte, daß eine Krankenschwester auf dem Weg in den Operationssaal ihren Kassettenrecorder gesehen und ihr gesagt hätte, daß er weg müsse. »Wenn er weg muß, gehe ich auch!« hatte die Frau zu ihr gesagt. Damit war das erste Hindernis überwunden. Aber die Krankenschwester warnte sie, solange zu warten, bis der Chirurg eintraf. Als der Chirurg kam, sagte er: »Was, zum Teufel, soll diese Ausrüstung?« Als sie ihm sagte, daß es das Meditationsband von Bernie Siegel sei, befahl er der Krankenschwester, es wegzubringen. Die Patientin sagte ihm, daß es wichtig für sie sei, es zu behalten. Aber Chirurgen sind es gewohnt, ihren Willen durchzusetzen, und er erklärte daher: »Das hier ist meine Operation, und das Band verschwindet!« Die Patientin wies ihn darauf hin, daß es auch ihre Operation sei, und wenn das Band nicht in den OP dürfe, dann würde sie auch nicht dort hingegen – worauf er erwiderte: »Okay, aber spielen Sie es leise ab.«

Wenn die Patienten auf ihren Rechten beharren, werden sich immer mehr Leute aus dem Gesundheitswesen danach richten, vor allem wenn sie die positiven Ergebnisse sehen. Ich höre gern von Patienten, die sagen, daß sie in den Operationssaal kamen und dem Chirurgen mitteilten, daß sie nicht bluten würden, und daß man sie ausbuhte – bis sie ihnen unter dem Messer das Gegenteil bewiesen. Eine Frau sagte, daß ein Chirurg hinterher zu ihr gekommen sei, um ihr zu sagen, daß er von ihren mangelnden Blutungen so beeindruckt gewesen wäre, daß er sechs andere Chirurgen geholt hätte, um ihm bei der Operation zuzusehen. »Ich werde meinen anderen Patienten raten, daß sie es auch tun sollen«, sagte er. »Nun, das ist nicht gerade leicht«, erwiderte sie. Aber viele Menschen finden, daß es, wenn sie sich die Mühe machen, sich vor der Operation geistig darauf einzustellen, während der Operation nicht zu bluten, eben *doch* einfach ist. Viele Chirurgen, die ich kenne, haben diese Technik verwendet, wenn sie sich selbst einer Operation unterziehen mußten, und sind jetzt ebenfalls überzeugt davon. Vor kurzem lernte ich eine Frau kennen, die sich einer Transplantation unterziehen mußte und nur drei Einheiten Blut erhielt, während jemand anderer nach einer ähnlichen Operation zweihundert erhalten hätte.

Veränderte Zustände

Obwohl wir gerade erst dabei sind, die Mechanismen zu verstehen, durch die ein geistiger Ratschlag in physiologische Realität umgesetzt wird, gibt es genügend Beweise dafür, daß irgendeine übergeordnete Intelligenz existiert, die über solche Veränderungen wacht. Sie teilt dem Blut mit, wohin es fließen muß, lenkt die Lymphozyten und Phagozyten und gibt die Anweisung, die nötig ist, damit alles erledigt wird.

Wir sind für das Überleben gerüstet. Wir brauchen nur Liebesbotschaften zu geben und zu empfangen. Wieso haben wir die Fähigkeit dazu verloren? Wieso haben wir das Gefühl der Selbstliebe verloren? Ich glaube, wir haben es verloren, weil wir auf falsche Botschaften gehört haben. Aber unsere Fähigkeit zu lieben ist noch immer vorhanden, sie ist tief in uns vergraben. Sie ist dieser Kern in uns, der über unsere Heilungsprozesse wacht. Joan Borysenko drückt es (in *Gesundheit ist lernbar*) mit überzeugenden Worten aus. Sie sagt, daß dieser Kern, dieses zentrale Selbst eine essentielle Humanität enthalte, deren Wesen der Frieden und deren Ausdruck der Gedanke und deren Heilung bedingungslose Liebe sei. Wenn wir uns mit diesem inneren Kern identifizierten, ihn respektierten und bei anderen und auch bei uns selbst achten würden, dann würden wir in jedem Bereich unseres Lebens Heilung erfahren.

Die meisten von uns sind jedoch, wenn überhaupt, nur mit Unterbrechungen mit dem inneren Selbst in Kontakt. Es ist nicht im bewußten Geist angesiedelt; und es kann durch die Ängste und Sorgen des Bewußtseins getrübt werden. Für mich scheint diese Superintelligenz, dieses perfekte zentrale Selbst, mit den Neuropeptide-Theorien zusammenzupassen, die von Candace Pert und gleichgesinnten Forschern entwickelt werden. Neuropeptide als der Ort, an dem sich Geist und Körper begegnen und einander kreuzen, die DNS des Selbst, Träger der liebenden Superintelligenz von Energie — dieser Lageplan der Realität befriedigt sowohl den Wissenschaftler als auch den Mystiker in mir.

Ich habe diesen perfekten Kern meines Selbst durch Meditation kennengelernt. Aber wie man auch dorthin gelangt, man wird immer wissen, wenn man dort angekommen ist, an diesem stillen ruhigen Ort im Zentrum des eigenen Seins, in dem Geist und Körper vereint sind. »Es ist, als käme man nach Hause«, zitiert Lawrence LeShan einen Mann in seinem Buch *How to Meditate*. Und das Zuhause ist dort, wo die Heilung beginnen kann — im eigenen wahren, einzigartigen und authentischen Selbst.

Ich glaube, daß es viele Möglichkeiten der Kommunikation mit dem inneren Selbst gibt. Wörter, Musik, Gefühle, progressive Entspannung, Joga, Meditation, hypnotische Trance, Visualisierung und Beten — sie alle können einem dabei helfen, nach Hause zu finden. Einige Möglichkeiten lassen sich mit wenig Vorbereitung in Gang setzen, allein durch die grundsätzliche Bereitwilligkeit, die Arbeit auf sich zu nehmen. Für andere ist, ganz offensichtlich, ein spezielles Training erforderlich. Sie können nur wirken, wenn man sich in einen besonderen veränderten Zustand versetzt, einen Zustand, in dem das Unterbewußtsein auf direktem Weg erreichbar ist.

Manche Forscher glauben, daß dieser Zustand in dem Sinne »verändert« ist, als wir uns nicht mehr, wie üblich, auf den logischen Gedanken der linken Gehirnhälfte verlassen, sondern statt dessen auf die Bilder der rechten Gehirnhälfte und die unmittelbare Erfahrung. Sie stellen die Theorie auf, daß durch diesen Austausch die Kommunikation der heilenden Botschaften von unserem bewußten Selbst mit dem Inneren unseres Körpers erleichtert wird. Jeanne Achterberg erklärt dazu: »Die spezifischen Funktionen, die der rechten Hemisphäre hinzugefügt wurden, und die Verbindung zwischen ihr und anderen Gehirn- und Körperkomponenten stützen die Annahme, daß Bilder die Informationen vom bewußten Kern bis zu den entferntesten Punkten der Zellen transportieren können und es auch tun.«

Lassen wir einmal die Frage der Dominanz von der linken und rechten Gehirnhälfte beiseite − wir *fühlen* uns in einem solchen Zustand verändert, weil wir unseren Alltagsmodus des Denkens, wie immer er sich davon unterscheidet, ablegen. Der unaufhörlich tätige bewußte Geist, den wir normalerweise als das »Ich« identifizieren, ist stillgelegt. Während der daraus resultierenden Ruhe widmen wir uns eher inneren anstatt äußeren Ereignissen. Wenn wir damit aufhören, der äußeren Umgebung die Kontrolle über uns zu überlassen, erleben wir eine tranceartige Absorption im Augenblick. Vielleicht als ein Ergebnis dieser Veränderung genießen wir einen Zugang zu dem inneren, unbewußten Selbst, der ein routinemäßiges tägliches Leben nicht zuläßt.

Methoden, um in andere Seinsebenen zu gelangen, sind in der Literatur der meisten großen Religionen und Kulturen schon seit eh und je beschrieben. Dr. Herbert Benson von der medizinischen Fakultät der Harvard University sagt, daß er sie in den verschiedensten Quellen gefunden hat − in Chuang Tzus Darlegung der taoistischen Philosophie im vierten Jahrhundert v. Chr. wie auch in buddhistischen Texten von Mahayana aus dem ersten Jahrhundert n. Chr., den Schriften der frühen christlichen und jüdischen Mystiker und, in neuerer Zeit, in den Gedichten und der Prosa der romantischen Dichter Englands, die anstrebten, was Wordsworth »eine glückliche Stille des Geistes« nannte. Sufis, Jogis und Schamanen haben alle ihre eigenen Versionen.

Aber wo die Mystiker und Meditatoren der Welt Einheit mit Gott oder das Gefühl von Einheit mit dem Universum suchten, forschte das Forschungsprojekt von Harvard, das von Benson in den späten sechziger Jahren geleitet wurde, nur nach einem Mittel, um den Blutdruck zu senken. Schließlich, dank der Praktiker der transzendenten Meditation, die darum bemüht waren, sich wissenschaftlichen Untersuchungen zu unterwerfen, um die Vorteile der TM zu demonstrieren, entdeckte die Harvard-Gruppe, was Benson in seiner umwälzenden Arbeit des gleichen Titels als »Entspannungsreaktion« bezeichnete. Dieses Buch errang das Interesse des säkularen wissenschaftlichen Zeitalters, indem es aufzeigte, daß die Praxis bestimmter spiritueller Disziplinen, die die Entspannungsreaktion hervorbrachte, auf eine Konstellation völlig spezifischer physiologischer Wirkungen hinauslief.

Techniken der Entspannungsreaktion zur physischen und spirituellen Heilung

Die Physiologie der Entspannungsreaktion ist das, was sie von dem unterscheidet, was wir gewöhnlich meinen, wenn wir von Entspannung reden. Der Körper fühlt sich besser und auch in einem besseren Gleichgewicht, wenn die Entspannungsreaktion einsetzt, denn Herzschlag, Stoffwechsel, Sauerstoffverbrauch und Atmung verlangsamen sich, der Blutdruck und die Muskelspannung werden niedriger, und die Gehirnaktivität arbeitet mit Alphawellen, die eine niedrigere Frequenz haben als die des gewöhnlichen Wachzustands.

Ob Ihre Motivation teilweise spirituell oder strikt physiologisch ist – die Entspannungstechniken können Ihrer Gesundheit sehr viel Gutes tun und Ihnen auch geistigen Frieden geben. Daher empfehle ich sie Ihnen als präventive Medizin. Warten Sie nicht, bis Sie krank sind, um die Vorteile eines stärkeren Immunsystems und eines niedrigeren Blutdrucks zu genießen. Wenn Sie aber krank sind, dann sollten Sie wissen, daß es eine immer länger werdende Liste von Krankheiten gibt, bei denen sich die Entspannungstechniken, mit oder ohne sie begleitende Visualisierung, als sehr hilfreich erwiesen haben.

Dies gilt beispielsweise für Herzpatienten. Dr. Dean Ornish, ein Kardiologe, der das Preventive Medicine Research Institute in San Francisco leitet, führt zur Zeit eine Untersuchung über die Auswirkungen von Veränderungen im Lebensstil bei Herzkrankheiten durch. Er konnte nachweisen, daß Entspannungstraining als Teil eines Programms zur allgemeinen Veränderung des Lebensstils den Cholesterinspiegel senken und den Blutzufluß zum Herzen verbessern kann. Anhand von angiographischen Untersuchungen wurde hierzu eine Kontrollgruppe mit einer anderen Gruppe verglichen, die das Training erhielt. Entspannung heilt von innen heraus; Bypassoperationen sind vielleicht nur ein Bypass der wirklichen Probleme in Ihrem Leben.

Joan Borysenkos Body-Mind-Gruppen haben gezeigt, daß viele Diabetiker fähig sind, durch Entspannung ihren Bedarf an Insulin zu reduzieren. Entspannungstraining hat auch Asthmaleidenden geholfen, wie Dr. George Fuller-von Bozzay vom Biofeedback Institute in San Francisco und Dr. Paul Lehrer von der Rutgers Medical School berichten, und auch Menschen mit chronischen wie auch akuten Schmerzen, wie ich von mehr Leuten erfahren habe, als ich hier aufzählen kann. Wahrscheinlich wissen Sie schon von den Erfolgen, die der Onkologe O. Carl Simonton und die Psychologin Stephanie Matthews-Simonton mit Krebspatienten hatten, die mit Hilfe der Visualisierung die Immunfunktion verbessert haben. Diese sehr kurze Aufzählung kann nicht einmal annähernd die möglichen medizinischen Vorteile der Entspannungs- und Visualisierungstechniken erschöpfen, aber sie läßt uns ihre Reichweite ahnen.

In Herbert Bensons Buch *The Relaxation Response* oder in seinem neuesten Buch *Your Maximum Mind* — beides ganz ausgezeichnete Nachschlagewerke — können Sie nachlesen, wie die Entspannungsreaktion ausgelöst werden kann. Benson schreibt nicht nur über die transzendentale Meditation, die den spezifischen mentalen und physiologischen Zustand herstellen kann, den er Entspannung nennt, sondern auch über bestimmte Arten des Gebets, der Unterleibsatmung und einer Anzahl anderer Formen passiver mentaler Konzentration, die den Geist völlig auf die Gegenwart konzentrieren. Zu vielen weiteren Büchern über Meditation und Entspannung gehören auch Lawrence LeShans *How to Meditate* und Joan Borysenkos *Gesundheit ist lernbar*. Ich habe am Ende dieses Buches auch einige Meditationsbeispiele aufgeführt, die Sie selbst aufzeichnen können, wenn Sie wollen.

Viele Meditationen beginnen mit einer progressiven Entspannungsübung. Sie soll den Körper von jeder körperlichen Anspannung, die den Geist ablenken könnte, befreien. Progressive Entspannung wurde zum ersten Mal in den dreißiger Jahren von Dr. Edmond Jacobson beschrieben, der sie auf eine Jogatechnik zurückführte. Gewöhnlich gehören hierzu das Hinsetzen oder Hinlegen und eine fünf- bis zehnminütige Reise durch alle Muskelgruppen des Körpers. Jeder einzelne Muskel wird dabei angespannt und wieder entspannt, wobei man an den Füßen beginnt und mit dem Gesicht und dem Hals endet (oder umgekehrt). Der Gedanke, der dahintersteht, ist, bewußt Spannung zu erzeugen, sie dann wieder loszulassen und dadurch zu erfahren, wie sich der angespannte und der entspannte Zustand anfühlt. Dann kann man diese Sinneserinnerung dazu benutzen, je nach Willen eine einfache Muskelentspannung zu erzielen. Viele Menschen, die in dieser Technik geübt sind, können fast augenblicklich einen entspannten Zustand erreichen. Die progressive Entspannung kann geübt werden, wann immer man Spannung in sich anwachsen spürt. Durch sie läßt sich eine wunderbare Erholungspause vom Druck des Tages erzielen. Anweisungen für diese Art von Entspannung waren in *Prognose Hoffnung* im Anhang aufgeführt, daher werde ich sie hier nicht noch einmal wiederholen.

Ich schlage vor, daß Sie während des Tages vier bis sechs heilende Pausen einlegen, um sich vom Streß zu erholen, während denen Sie entweder die progressive Entspannung allein oder Entspannung in Verbindung mit Meditation, Gebeten oder Musik anwenden. Denken Sie daran, egal welcher Techniken Sie sich bedienen, sie sollten vor allem eine Möglichkeit sein, den Druck des Tages zu erleichtern, nicht neuen Druck hinzuzufügen. Angst vor der Darstellung sollte bei der Meditation und Entspannung keinen Platz haben; sie sind nichts, womit Sie sich bewähren müßten. Wenn Sie feststellen, daß sie nichts anderes sind als eine weitere Möglichkeit, zu versagen oder erfolgreich zu sein, dann sollten Sie andere Techniken verwenden, um einen entspannten Zustand zu erreichen.

Es wäre besser, wenn Sie Ihre Meditationen nicht direkt nach Mahlzeiten oder bevor Sie ins Bett gehen, durchführen, da Sie zu diesem Zeitpunkt wahrscheinlich direkt vom meditativen Zustand in den Schlaf übergehen. Ideal wäre es, wenn die Meditation Sie entspannt, Sie aber nicht in Schlaf versetzt; tatsächlich sind Sie hinterher wacher und konzentrierter. Das Einlullen des bewußten Geistes, das in der Meditation erfolgt, geschieht nur zu dem Zweck, das Unbewußte zu wecken. Das »gibt der Wissenschaft des Seins das natürliche Recht vorzukommen«, wie mein Freund, der Chiropraktiker Jim Parker, sagt. Ich weiß jedoch, daß viele Menschen bei meinen Bändern einschlafen. Lassen Sie sich davon nicht entmutigen, wenn Sie sich nicht genügend entspannen können, um ohne sie einzuschlafen. Sie werden die Bänder sogar im Schlaf hören. Ich würde nur vorschlagen, daß Sie die Bänder auch zu anderen Zeiten verwenden, um die vollen Vorteile der Meditation genießen zu können.

Allen Krankenschwestern und Ärzten, die im Krankenhaus arbeiten, empfehle ich, hinunterzugehen in die Kapelle und dort mehrmals täglich eine Zeitlang stillzusitzen. Damit lassen sich viele Dinge erreichen. Unter anderem verändert es die Art und Weise, wie man zu den Leuten steht, denen man dort begegnet, wenn man später mit ihnen zu tun hat: Wenn man mit einem Röntgentechniker zusammen meditiert oder betet, dann ist es höchst unwahrscheinlich, daß man diesen Techniker bei der Zusammenarbeit ausschimpft. Man ändert sich selbst, aber auch die Beziehungen zu anderen ändern sich.

Die spirituelle Heilung, die beim Meditieren stattfindet, ist mindestens genauso wichtig wie die physiologischen Vorteile, auch wenn sie schwerer zu beschreiben ist. Jeder hat davon eine andere Erfahrung, angefangen von allgemeinen Gefühlen der Friedlichkeit bis hin zu sehr speziellen Einsichten in die Widersprüchlichkeiten des eigenen Lebens. Eine Frau schrieb mir einen bewegenden Brief, in dem sie mir für ihre Heilung dankte, die in ihrem Familienleben stattfand, nachdem sie und ihr Mann an einer gelenkten Meditation in einem meiner Workshops teilgenommen hatten. Als sie hinterher ihren Mann fragte, warum er geweint hatte, erklärte er ihr, daß ihm − als er zu dem Teil der Meditation gelangte, während der man sich vorstellt, eine Truhe zu öffnen, um eine Botschaft zu finden − ihre Tochter, die vor fast drei Jahrzehnten vierundzwanzig Stunden nach ihrer Geburt gestorben war, als junge Frau erschienen war. Ihre Erscheinung signalisierte den Beginn eines Prozesses der Versöhnung mit ihrer Schwiegertochter, mit der er seit dem vergangenen Weihnachtsfest, als sie einen schlimmen Familienstreit hatten, nicht mehr gesprochen hatte. Er rief sie an und sagte ihr, daß er sie genauso liebe wie die Tochter, die er verloren hatte; und das war der Beginn der Heilung. Eine Frau, die während ihrer Kindheit mißhandelt worden war, sah das Bild ihrer Mutter, die gerade drauf und dran war, sie wieder zu schlagen. Sie streckte die Hand aus, nahm die Hand ihrer Mutter und küßte sie. Sie saßen zusammen, und sie erfuhr, warum ihre Mutter sich so verhalten hatte, und in diesem Augenblick fand die Heilung statt.

Ainslie Meares, ein australischer Arzt, der sich auf eine besondere Art intensiver Meditationsarbeit spezialisiert hat, die er mit Gruppen von Krebspatienten durchführte, beschrieb, was er als letztes Ziel der Meditation ansah:

Nicht nur, daß dabei der Angstspiegel reduziert wird und es in manchen Fällen zur langsamen Rückbildung des Krebses kommt, sondern die Patienten nehmen aus diesen Sitzungen auch ein nicht verbales Verständnis für viele Dinge mit − einschließlich für das, was am wichtigsten ist, nämlich für Leben und Tod.

Es ist ehrliches Verstehen der Dinge, aber es hat eine völlig andere Qualität als irgendeine intellektuelle Untersuchung. Es ist ein philosophisches Verstehen, geht aber über die logische Bedeutung von Wörtern hinaus . . . Allgemein gesprochen, entsteht ein Sinn dafür, daß das Leben und der Tod einfach verschiedene Facetten eines dahinterliegenden Prozesses sind.

Obwohl Meares dieses Verstehen der »Geheimnisse des Lebens« der besonderen Art Meditation zuspricht, die er mit seinen Patienten praktiziert hat, zitiere ich seine Worte, weil ich glaube, daß sie eine gute Beschreibung davon sind, was sich jeder von uns als das Endresultat unserer meditativen Praxis, egal welcher Art, wünschen kann.

Wenn Meares von dem spirituellen Wachstum sprach, das er bei seinen Patienten miterlebt hat, dann nannte er es den »Zustrom«, das heißt die Art und Weise, wie sich die Ergebnisse der Meditation über das jeweilige Leben eines jeden einzelnen verteilen. Obwohl dies ein natürlicher Prozeß ist, weiß ich, daß viele Menschen es als einen Kampf empfinden, das zentrierte Bewußtsein, das sie während ihrer Meditation gewinnen, mit hinüberzunehmen in ihr tägliches Leben. In einem Artikel, auf den ich vor kurzem stieß und der von Saki F. Santorelli, einem der Leiter des Stress Reduction and Relaxation Program an der medizinischen Fakultät der Universität in Massachusetts, stammt, werden 21 Tips gegeben, wie man diese Integration erreichen kann. Ich werde nur ein paar von ihnen aufzählen. Jeder zielt darauf ab, uns für einen kurzen Augenblick, oder auch zwei, zu dem konzentrierten Frieden zurückzubringen, der im Zustand der Meditation erreicht wird:

1. Nehmen Sie sich morgens ein paar Minuten Zeit, um ganz still zu sein und zu meditieren − setzen Sie sich hin, oder legen Sie sich hin, und verweilen Sie mit sich selbst . . . Starren Sie aus dem Fenster, lauschen Sie auf die Geräusche der Natur, oder machen Sie einen langsamen, ruhigen Spaziergang.

2. Nutzen Sie Ihre Pausen, um sich wirklich zu entspannen, anstatt einfach zu »pausieren«. Gehen Sie zwei oder fünf Minuten spazieren, oder setzen Sie sich an Ihren Schreibtisch, und erholen Sie sich.

3. Beschließen Sie, während des Arbeitstags jede Stunde für ein bis drei Minuten »anzuhalten«. Atmen Sie bewußt, und nehmen Sie Ihre körperlichen Sinne bewußt wahr. Nutzen Sie diesen Moment als eine Zeit der Sammlung und Erholung.

4. Achten Sie auf den kurzen Weg zum Auto [am Ende des Arbeitstages], atmen Sie die frische Luft. Das Gefühl der Kälte oder der Wärme Ihres Körpers – versuchen Sie es zu akzeptieren, anstatt sich ihm zu widersetzen. Lauschen Sie auf die Geräusche außerhalb des Büros.

5. Während sich das Auto aufwärmt, sitzen Sie ruhig da, und nehmen Sie die Fahrt von der Arbeit nach Hause bewußt wahr. Nehmen Sie sich einen Augenblick Zeit, einfach zu sein; genießen Sie es für einen Augenblick. Wie die meisten von uns stürzen Sie sich geradewegs in Ihren nächsten Fulltime-Job: ins Zuhause!

6. Ziehen Sie Ihre Arbeitskleidung aus, wenn Sie nach Hause kommen; es hilft Ihnen, den Übergang zu Ihrer nächsten »Rolle« zu finden. Die fünf Minuten, die Sie dazu brauchen, können Sie aufbringen. Begrüßen Sie jedes Mitglied Ihrer Familie; konzentrieren Sie sich auf Ihr Zuhause. Wenn möglich, nehmen Sie sich fünf bis zehn Minuten Zeit, um still und ruhig zu sein.

Es ist immer von Vorteil, sich etwas Zeit für sich zu erlauben, wann immer man von den Ereignissen des Tages überwältigt wird – auch gerade dann, wenn man sich bester Gesundheit erfreut (vor allem, wenn man gesund bleiben will). Ein paar Minuten der Ruhe, mehrmals am Tag, während denen man sich entspannt und sich sammelt, sich auf die Gefühle konzentriert, die man in der Gegenwart erfährt, und die schönen Dinge, zu denen man sich sonst keine Zeit nimmt, ist alles, was man benötigt.

Aus persönlicher Erfahrung weiß ich, daß diese heilenden Intervalle viele Formen annehmen können. Sie müssen nicht unbedingt formelle Meditationen sein; manchmal kann zum Beispiel Laufen die gleiche Wirkung erzielen.

Wenn ich im Freien bin, bei meinem morgendlichen Lauf, und es ist völlig still, dann ist das einzige, was ich höre, meine innere Stimme und die Geräusche der Bäume und des Winds und der Vögel, die alle miteinander reden. In solchen Augenblicken ist es leicht zu verstehen, warum die Indianer in ihrer Naturverbundenheit spirituell waren.

Visualisierung — eine erdachte Meditation

Visualisierung ist eine besondere Art der Meditation, die auf Vorstellungen beruht. Man setzt seine Phantasie in Gang, um Bilder von dem, was man erreichen will, zu erzeugen. Mit Hilfe der Visualisierung kann man sich für Ziele, die von verbesserten sportlichen Leistungen bis zur natürlichen Geburt reichen können, wirksam vorbereiten. Die Leser dieses Buches werden wohl mehr daran interessiert sein, wie sich Visualisierung im Gesundheitswesen anwenden läßt und wie sie zur Verbesserung der Funktion des Immunsystems beitragen kann. Entspannung allein hat sich schon als wirksam erwiesen, die Verteidigungssysteme des Körpers zu stärken. Die Forschungen der Psychologin Mary Jasnoski haben jetzt gezeigt, daß die Abwehrkräfte von Studenten stärker waren, wenn sie sowohl in Muskelentspannung trainiert waren als auch Anleitungen zu gelenkten bildlichen Vorstellungen erhalten hatten.

In den Büchern von Dr. Michael Samuels und Dr. Irving Oyle sind ebenfalls überzeugende Beispiele für die Verbesserung des Immunsystems durch Visualisierung aufgeführt. Dr. O. Carl Simonton und Stephanie Matthews-Simonton haben in ihrem Buch *Wieder gesund werden*, das sie zusammen mit James L. Creighton verfaßt haben, über die Anwendung von Visualisierungstechniken bei Krebspatienten berichtet. Sie haben damit in den mehr als zehn Jahren seit Erscheinen des Buches viele Ärzte und andere Mitarbeiter im Gesundheitswesen wie auch Patienten inspiriert. Ich selbst habe angefangen, mit Bildern zu arbeiten, nachdem ich 1978 einen ihrer Workshops besucht hatte. Diese Ideen sind inzwischen so populär geworden, daß es sogar schon spezielle interaktive Videobänder gibt, die die Visualisierungen auf einen Bildschirm bringen, an dem die Patienten damit spielen und so ihre Krankheit besiegen können.

Viele Hypnotherapeuten betrachten die mentalen Bilder einfach nur als eine andere Version der Hypnose — Selbst- oder Autohypnose. In einem Interview mit Ernest Rossi berichtete der Psychiater Milton Erickson über seine ersten Erfahrungen bei der Verwendung von Autohypnose, aus denen sein lebenslanges Interesse daran hervorging — persönlich wie auch beruflich. Nachdem er mit siebzehn Jahren fast an Kinderlähmung gestorben wäre, verbrachte er die darauffolgenden zwei Jahre damit, sich darin zu üben, was er später als Autohypnose wiedererkannte, so daß er sich wieder bewegen und wieder gehen konnte. In seinem selbst-induzierten Trancezustand konnte er in seine Sinneserinnerungen einsteigen, um noch einmal in Gedanken zu erleben, wie sich die Bewegung angefühlt hatte, als er seine Muskeln voll gebrauchen konnte. Diese Bewegung, die er in seiner Vorstellung nachvoll-zog, lehrte seine Muskeln, sich wieder zu bewegen.

Erickschon hat die Autohypnose auch zur Schmerzkontrolle eingesetzt. Einmal merkte er, daß die Müdigkeit, die er nach dem Gehen verspürte, seine Schmerzen verjagte. Er entdeckte, daß er, wenn er sich einfach nur vorstellte, wie er ging und müde wurde, seine Schmerzen verringern konnte. In späteren Jahren ließ er Bilder aus seiner Kindheit, aus der Zeit, in der sein Körper noch gesund gewesen war und er gerade begonnen hatte, sich an den Schönheiten der Natur zu erfreuen, in sich aufsteigen, um sich von seinen Schmerzen zu befreien. Er verwendete zu diesem Zweck auch Bilder aus seiner Ehe. Als er zum Beispiel an Arthrose litt, versetzte er sich in einen autohypnotischen Zustand, indem er sich vorstellte, wie sich seine Frau sanft an ihn schmiegte, und der Schmerz verging. Wenn Sie mehr über seine Philosophie und seine Techniken erfahren wollen, sollten Sie *My Voice Will Go With You: The Teaching Tales of Milton Erickson* von Dr. Sidney Rosen lesen.

Nur wenige Erwachsene besitzen eine so große natürliche Bega-bung zur Imagination wie Erickson, aber die meisten Kinder haben sie. Sie kennen noch nicht den Unterschied zwischen »real« und »imaginär«, der den Erwachsenen die Fähigkeit zur Visuali-sierung so erschwert. Auf einer Tagung, die vom Institute of Noetic Sciences gesponsert wurde, beschrieb Dr. Karen Olness vom Kinderkrankenhaus in Cleveland einige Arbeiten, die sie mit Kindern durchgeführt hatte, die an chronischen Krankheiten wie etwa Krebs, Asthma, rheumatoider Arthritis und Bluterkrankheit litten.

Einem kleinen Jungen mit einer Bluterkrankheit, die so schlimm war, daß er im Rollstuhl gefahren werden mußte, wurde die Fähigkeit zur Imagination beigebracht, um seine Schmerzen zu

146

kontrollieren und auch, wie er selbst sagte, »um seine Blutungen anzuhalten«. Die Visualisierung gelang ihm. Er sah sich selbst ein Flugzeug durch seine Blutbahnen steuern, das Ladung mit dem Faktor acht, dem Blutgerinnungsfaktor, der ihm fehlte, fallen ließ, wo immer er gebraucht wurde, um die Blutung unter Kontrolle zu bekommen. Ein anderes Kind, ein kleiner Junge, der viele Operationen hatte ertragen müssen, lernte, einen Biofeedback-Fingerspitzen-Temperaturmonitor zu verwenden, um seine Schmerzen unter Kontrolle zu bringen. Als er einmal auf dem Monitor sah, daß er seine Temperatur erhöhen konnte, wenn er sich vorstellte, er säße an der Sonne, begriff er, daß er auch andere Körperfunktionen würde kontrollieren können. Neben der Schmerzen- und der Temperaturkontrolle haben die Kinder gelernt, zahlreiche autonome Prozesse zu überwachen, wie etwa den galvanischen Hautwiderstand, den Blutdruck, die Sauerstoffsättigung des transkutanen Gewebes und die Immunglobulinproduktion des Speichels. Visualisierungen können unter der Leitung eines Arztes, Psychotherapeuten oder Hypnotherapeuten hypnotisch eingeleitet werden, oder sie können selbst induziert sein. Menschen mit einer lebhaften Vorstellungskraft, die mit meditativen Techniken vertraut sind, werden feststellen, daß Visualisierungen ganz natürlich zu ihnen kommen. Kaufen Sie sich, wenn Sie wollen, eine Kassette mit einer eingeleiteten Vorstellungsübung, die Ihren Bedürfnissen angemessen ist, oder fertigen Sie sich selbst eine solche Kassette an, indem Sie vielleicht beispielhafte Visualisierungskripts, die weiter im Anhang dieses Buches zu finden sind, verwenden.

Jedes Visualisierungsskript oder -band muß Ihnen Raum lassen, Ihr eigenes persönliches Bild hervorbringen zu können. Wie ich schon in meinem ersten Buch erwähnt habe, sind die kriegsähnlichen Bildvorstellungen des Angriffs und des Überfalls gegen eine Krankheit, das die Simontons ermutigt hat, für die meisten von uns nicht geeignet. Viele Menschen fühlen sich nicht wohl dabei, irgend etwas zu töten, selbst wenn es ihre Krebszellen sind. Ein junges Mädchen war so verzweifelt, daß sie ihre Krebszellen sagen ließ: »Hilf mir!« Andererseits verwendete Garrett Porter, der neun Jahre alt war, als man bei ihm einen inoperablen und wahrscheinlich unheilbaren Gehirntumor feststellte, Visualisierungstechniken, die er beim Menninger Foundation's Voluntary Controls Program gelernt hatte, um sich eine Star-Wars-Szenerie zu schaffen. Er stellte sich sein Gehirn als das Sonnensystem vor, den Tumor als einen bösen Planeteneindringling und sich selbst als den Anführer einer Raumflotte, die eine erfolgreiche Schlacht gegen den Tumor führte. Für ihn funktionierte das Bild des Krieges – innerhalb von fünf Monaten war der Tumor verschwunden, ohne die Hilfe irgendeiner anderen Therapie. Er ist jetzt ein junger Mann und befindet sich bei bester Gesundheit. Zusammen mit seinem Therapeuten Pat Norris hat er ein Buch mit dem Titel *Why Me?* geschrieben, in dem er uns seine Erfahrungen mitteilt.

Ungefähr 80 Prozent von uns sind jedoch liebevolle Menschen, keine Killer. Ich stütze mich mit dieser Zahl auf eine Untersuchung, bei der junge Männer, die zur Armee kamen, befragt wurden, ob sie auf dem Schlachtfeld töten könnten. Mehr als drei Viertel von ihnen verneinten die Frage. Menschen, denen die Vorstellung von einer Schlacht nicht behagt, könnte ich Visualisierungen vorschlagen, bei denen die Krankheitszellen als eine Quelle des Wachstums und der Nahrung angenommen werden. Viele Menschen haben Spaß daran, sich ein solches Bild vorzustellen. Hier ist der Bericht einer Frau, deren Mammogramm auf ein erneutes Auftauchen ihres Brustkrebses hinwies, den sie schon zwei Jahre vorher hatte behandeln lassen.

Ich stelle mir kleine, niedliche Vögel vor, die meine Brust nach Krumen absuchen. Zu meiner Überraschung waren die Krumen, die den Krebs darstellten, aus Gold und ungemein sättigend. Jeden Tag aßen die Vögel die goldenen Krumen. Es kam mir komisch vor, daß ich mir den Krebs in dieser Form vorstellte, als Krumen aus Gold, zu reich für meinen Körper. Nachdem die Vögel satt waren, stellte ich mir einen reinen Strahl aus intensivem spirituellem weißem Licht vor, der in meinen Körper eindrang. Dann betete ich zu Gott um Führung, Erneuerung und Schutz.

Eines Morgens, nach einem besonders beglückenden Ausflug mit dem Fahrrad, setzte ich mich hin, um mich meiner Meditation und Visualisierung hinzugeben. Da erschien ganz plötzlich und überraschend das weiße Licht und fuhr durch meinen Kopf nach unten, breitete sich wie weiße Hitze in meiner Brust und in meinen Gliedern aus. Ich spürte die Kraft, die mich ergriff, und ließ sie los, während mein Puls raste und mein Herz heftig zu schlagen begann. Nach einer kurzen intensiven Pause kippte ich erschöpft um. Ich wußte, daß etwas Außergewöhnliches geschehen war.

Am nächsten Morgen, als ich mich wieder hinsetzte, um mir Bilder vorzustellen, waren die goldenen Krumen nicht mehr aufzufinden. Eine innere Stimme flüsterte: »Da ist nichts.« Und jeden Morgen erlebte ich das gleiche. Ich sagte zu meinem Mann: »Ich wünschte, sie würden noch einmal ein Mammogramm machen. Ich könnte wetten, daß sie nichts finden würden.«

Und eine Woche später, als sie auf Bitten ihres Chirurgen ein zweites Mammogramm anfertigen ließ, fanden sie auch wirklich nichts. Was immer in diesem ersten Mammogramm zu sehen gewesen war und was sich als »krebsverdächtig« abgezeichnet hatte, war verschwunden.

Die Bilderwelt von Menschen ist so verschiedenartig, wie es ihre Fingerabdrücke sind. Eine Frau sah ihre Krebszellen als Müll. Da sie ihre weißen Zellen nicht mit irgend etwas Häßlichem belasten wollte, stellte sie sich Schweine vor, die den Müll verzehrten. Eine andere Frau verwandelte ihr Hausarbeit in heilende Meditation, in dem sie sich beispielsweise vorstellte, daß das Abwaschwasser ihre Krankheit wegwusch. Jim Wood, ein ECaP-Mitglied, stellte sich eine große Meereswelle vor mit weißen Schaumkuppen, die ununterbrochen über seinem Krebs zusammenschlugen. Nachdem er etwa die Hälfte seiner Chemotherapie hinter sich gebracht hatte, erlebte er eine zehntägige Periode, während der er ein ungeheuer starkes inneres Jucken verspürte, und zwar in dem Bereich, in dem sich der Krebs hauptsächlich angesiedelt hatte. Er ist fest davon überzeugt, daß das seine Heilung war. Auf jeden Fall zeigte eine explorative Operation, die mehrere Monate später vorgenommen wurde, daß ein außerordentlich ungewöhnlicher Heilungsprozeß stattgefunden hatte, denn von dem Krebs war nichts mehr zu sehen. Ein Jahr später gab es noch immer keine Anzeichen für ein erneutes Auftreten des Krebses.

Wenn man eine Krankheit wie multiple Sklerose oder Lupus hat, bei der das Immunsystem den eigenen Körper angreift, dann möchte man sich vielleicht weiße Zellen vorstellen, die Ähnlichkeit mit den sieben Zwergen haben. Sie können dann dazu verwendet werden, die Selbstzerstörung aufzuhalten, an bestimmten Stellen im ganzen Körper Reparaturen durchzuführen oder die angreifenden weißen Zellen zu unterdrücken.

Eines darf man nicht vergessen: Wenn man sich ein persönliches Bild aussucht, so werden dabei die jeweiligen dominanten Sinne angesprochen, ob es nun der Gesichts-, Gehör-, Tast- oder Geruchssinn ist. Jeder neigt dazu, sich auf bestimmte Sinne mehr zu verlassen als auf andere. Um herauszufinden, welcher Sinn in einem dominiert, muß man auf die Sprache achten, derer man sich bedient. Wenn Sie zum Beispiel ein Auto kaufen, wovon fühlen Sie sich dann angezogen, von seiner eleganten Form, dem Geräusch des Motors oder davon, wie leise sich die Türen schließen lassen? Diese Art Analyse könnte Ihnen dabei helfen, Ihr eigenes Wesen und Ihre eigenen Muster zu verstehen. Ich habe von einer Frau gelesen, die ihr Immunsystem »hören« mußte; sie stellte es sich als den Helden in einer Oper vor, in der es zusammen mit den Krebszellen Arien sang, bis der Held die Oberhand gewann. Eine andere Frau »fühlte« ihr Immunsystem als einen reißenden Strom, der sie mit sich riß.

Manche Fachleute, die sich mit Visualisierungen beschäftigen, glauben, daß die Bilder, die man verwenden sollte, anatomisch korrekt sein müssen. Das heißt, daß man soviel wie möglich darüber in Erfahrungen bringen sollte, was im eigenen Körper und in den Heilungsprozessen vor sich geht, und daß man sie sich in allen Einzelheiten vorstellen sollte, mit all den verschiedenen Arten der Immunsystemzellen, die ihre speziellen Funktionen durchführen, oder was immer sonst dort stattfindet. Ich selbst glaube, daß die Superintelligenz, die in uns liegt, mehr als wir selbst über die Selbstheilung weiß und daß wir die Anatomie gar nicht so genau zu kennen brauchen, um zu heilen. Das ist auch die Philosophie von Milton Erickson: Man teilt dem Unterbewußtsein das Problem mit und vertraut dann darauf, daß das Unterbewußtsein sich des Problems annimmt und auf seine eigene Weise löst.

Intuitiv und instinktiv weiß das Unterbewußtsein, was es braucht. Unsere Aufgabe als Individuum, das mit der Krankheit konfrontiert wird, besteht darin, es freizusetzen, damit es für uns auf bestmögliche Weise tätig wird, indem es seine »Lebens«-Botschaften an uns weiterreicht. Wenn wir »eine Vorstellung geben«, ist es verwirrt. »Wie geht es Ihnen?« fragte ich. »Gut«, sagen Sie. »Was läuft falsch in Ihrem Leben?« – »Nichts.« Es sind immer die Menschen, die alles verdrängen wollen, die nicht zugeben wollen, weder sich selbst gegenüber noch gegenüber anderen, daß etwas nicht stimmt, und die ihrem Körper »Sterbe«-Botschaften überbringen. Wenn man Hilfe ablehnt, dann sagt man seinem Körper, daß man eigentlich sterben will. Bitte, tun Sie das nicht. Teilen Sie Ihre Bedürfnisse mit. Bitten Sie um Hilfe. Drücken Sie sich offen aus. Wenn Sie sich selbst lieben, dann werden Sie Ihrem Körper jede Hilfe geben, die er benötigt. Das kann jedoch nur geschehen, wenn Sie sich selbst und Ihre Bedürfnisse akzeptieren. Lassen Sie die Schmerzen heraus, dann wird die Liebe an ihre Stelle treten.

Die Macht der Hoffnung

Noch mächtiger als jede Visualisierung oder andere spezielle Techniken, die Sie verwenden können, um die innere Umgebung Ihres Körpers zu verändern, sind vielleicht Gefühle von Hoffnung und Liebe. Ich betrachte es als meinen Job, als Arzt meinen Patienten beides zu geben. Denn sie benötigen es, um leben zu können. Da ich nicht weiß, wie es für jeden einzelnen ausgehen wird, egal was der pathologische Bericht ergibt, kann ich in aller Ehrlichkeit jedem Patienten Hoffnung geben.

Ich biete den Ärzten unter meinen Zuhörern eine Wette in Höhe eines Jahreseinkommens an. Ich werde einen pathologischen Bericht lesen, und wenn sie das Todesdatum der betreffenden Person auf sechs Monate richtig schätzen können, dann bekommen sie mein Gehalt. Können sie es nicht, so erhalte ich ihres. Auch wenn ich den Spielraum auf insgesamt zwölf Monate erweitere, suche ich bislang noch immer nach jemandem, der bereit ist, mein Angebot anzunehmen. Wenn ich Kollegen herausfordere, sagen sie, daß sie einem pathologischen Bericht nicht entnehmen können, wann ein Mensch sterben wird. Wie können sie dann aber pathologische Berichte hernehmen, um Menschen zu verurteilen, wie es so viele von ihnen regelmäßig tun? Man kann die Zukunft nicht aus einem pathologischen Bericht ablesen, und jeder, der etwas anderes behauptet, lügt. Es gibt Unterschiede zwischen Wahrscheinlichkeiten und Möglichkeiten.

Früher pflegte ich in meiner Praxis zu sitzen und zu überlegen, warum ich all diese Stunden mit Menschen verbrachte, die Krankheiten hatten, die sie nicht überwinden konnten. Aber einige von ihnen haben ihre Krankheit überwunden und mir Jahre später Briefe geschrieben, in denen stand: »Vielen Dank, daß Sie es mir ermöglicht haben zu überleben. Ich lebe.« Aber heute fällt es mir leicht, diese Möglichkeit an andere weiterzugeben, an Menschen mit Aids, Krebs, Diabetes, Herzkrankheiten, Lupus und multipler Sklerose. Es macht keinen Unterschied, um welche Krankheit es geht. Es besteht immer Grund zur Hoffnung. Ich habe nicht die Absicht, wegen der Statistiken zu sterben. Ich hoffe, Sie auch nicht.

IV
Wer ist der Heiler,
wer ist der Geheilte?
Die Arzt-Patient-Beziehung

Wir haben als Ärzte die Pflicht, Wahrscheinlichkeiten abzuwägen und Erwartungen zu zügeln; aber von den Wahrscheinlichkeiten führen Wege fort, die Möglichkeiten eröffnen, und es ist unsere Pflicht, Licht darauf zu werfen, und dieses Licht ist die Hoffnung.

Karl Menninger

Statistiken sind der Triumph der quantitativen Methode, und die quantitative Methode ist der Sieg der Sterilität und des Todes.

Hilaire Belloc

Ich habe immer einen Unterschied zwischen Heilen und Kurieren gemacht. Für mich verkörpert »geheilt« einen Zustand des Lebens; »kuriert« beschränkt sich auf den körperlichen Zustand. Mit anderen Worten: Es kann geheilte Tetraplegien und Aids-Patienten geben und kurierte Krebspatienten, die ein ungesundes Leben führen. Weder meine Patienten noch ich müssen daher der Unvermeidbarkeit des Versagens gegenüberstehen, denn egal wie lebensbedrohlich ihre Krankheit oder wie unwahrscheinlich es ist, daß sie kuriert werden, eine Heilung ist immer möglich.

Selbst der mechanistischste aller heutigen Ärzte kann sich fürs Heilen interessieren. Wenn er erst einmal verstanden hat, daß ein geheiltes Leben als ein Nebenprodukt körperliche Gesundheit mit sich bringt. Das war übrigens der ursprüngliche Grund, warum ich daran interessiert bin, Leben zu heilen. Allerdings stelle ich immer wieder fest, daß das Heilen inzwischen zum wichtigsten Aspekt meiner Arztpraxis geworden zu sein scheint. Patienten möchten als Menschen angesehen werden. Für mich kommt zuerst immer das Leben der betreffenden Person; die Krankheit ist nur ein Aspekt von ihr, und ich kann meinen Patienten nur dabei helfen, sie als eine Neueinrichtung ihres Lebens zu benutzen.

Normalerweise sind die Ärzte jedoch nur darin geschult, bei ihren Patienten die Krankheit zu sehen. Das ist auch der Grund, warum so viele von uns Ärzten erst daran erinnert werden müssen, daß wir es mit einem menschlichen Wesen zu tun haben. Eine Frau machte darauf aufmerksam, indem sie an die Tür des Krankenzimmers ihres Mannes im Krankenhaus ein Schild anbrachte: »Vorsicht, in diesem Zimmer befindet sich ein menschliches Wesen.« Dieses Schild und die Frau (die zu ihrem Mann ins Bett stieg, um ihm nahe zu sein, damit er sich besser fühlt) verursachten in dem großen medizinischen Zentrum, in dem ich arbeitete, einen ziemlichen Wirbel. Als sie später wegen eines akuten Notfalls in ein kleines Krankenhaus mußten, hängte die Frau wieder das Schild an die Zimmertür ihres Mannes. Diesmal bemerkte es eine Krankenschwester und fragte, wo sie das Schild herhabe. Die Frau, die das Schlimmste erwartete, erklärte, daß sie es nicht weit entfernt in einem Laden gefunden habe — woraufhin die Krankenschwester erwiderte: »Würden Sie mir wohl ein Dutzend davon besorgen?« Und dann erinnere ich mich noch an eine Patientin, die eines Tages im Kostüm einer ägyptischen Bauchtänzerin in die onkologische Klinik kam. Sie dürfen mir glauben, wenn ich Ihnen sage, daß die Ärzte sie nicht noch einmal nur wie einen Brustkrebs behandelt haben.

Jake, ein Mann, der einen meiner Workshops besuchte, hatte seine eigene Methode, alle (einschließlich sich selbst) daran zu erinnern, daß er mehr war als eine Krankheit. Als er ins Krankenhaus mußte, um sich verschiedenen Tests zur Diagnose zu unterziehen, bei denen ein Gehirntumor gefunden wurde, behielt er anstelle der Krankenhauskittel seine eigenen Sachen an, schmückte sein Zimmer mit Bildern von seinen Lieblingssportlern, rückte sein Bett ans Fenster, um den Himmel sehen zu können, und weigerte sich ganz allgemein, sich wie ein Patient zu benehmen. Diese Dinge erzeugen ein aktiveres Immunsystem — und einen Aufruhr unter dem Krankenhauspersonal!

Während desselben Krankenhausaufenthalts war Jake, der ein sehr mächtig aussehender Mann von ein Meter neunzig ist, vor der Gehirnoperation gerade auf dem Weg in den Operationssaal. Als der Chirurg durch den Gang kam, streckte Jake den Arm aus, um ihm die Hand zu schütteln, aber der Chirurg zog seine Hand zurück. Jake glaubte, daß der Chirurg seine Hände vielleicht schützen wollte, und bat ihn daher, ihn am Kopf zu berühren. Aber der Arzt sagte, daß es schon spät sei und sie schnell in den OP müßten. Da begann Jake laut zu schreien: »Ich weigere mich, mich von diesem Mann operieren zu lassen! Wenn er mir nicht einmal die Hand geben will, dann lasse ich ihn auch nicht an mein Gehirn heran.«

Ich gebe zu, daß ein solches Benehmen den Zeitplan in einem Operationssaal ganz schön durcheinanderbringen kann. Aber es ist ein Überlebensverhalten. Jake wußte intuitiv, daß niemand von seiner Krankheit getrennt ist, und deshalb war es ihm wichtig, einen Arzt zu haben, der sich dessen auch bewußt war. Ärzte, die glauben, daß sie Krankheiten auskurieren können, ohne sich um den Menschen zu kümmern, mögen vielleicht ausgezeichnete Techniker sein. Aber als Ärzte sind sie unvollkommen, weil sie ein unvollständiges Verständnis von Krankheit haben.

Der Arzt, den ich für mich selbst oder für alle, an denen mir etwas liegt, haben möchte, wäre einer, der versteht, daß Krankheit mehr ist als eine klinische Größe; sie ist eine Erfahrung und eine Metapher – mit einer Botschaft, auf die man hören muß. Häufig spricht die Botschaft über unseren Weg zu uns und wie wir davon abgekommen sind, so daß unser Leben in Wirklichkeit nicht mehr Ausdruck des inneren Selbst ist oder, wie Lawrence LeShan sagen würde, daß wir nicht mehr unser eigenes Lied singen. Nur indem wir auf diese Botschaft hören, können wir die heilenden Kräfte mobilisieren, die in uns vorhanden sind. Jeder Arzt muß jedem einzelnen Patienten dabei helfen. Der Psychiater Milton Erickson hat eine Geschichte erzählt, die, wie er glaubt, deutlich zeigt, wie sein eigener Berufsstand die Patienten bei der Selbstheilung unterstützen könnte:

Eines Tages, als ich aus der Schule kam, raste ein durchgebranntes Pferd mit Zaumzeug an uns vorbei auf einen Bauernhof . . . um dort Wasser zu suchen. Das Pferd schwitzte heftig. Aber der Bauer kannte es nicht, daher fingen wir es ein. Ich kletterte auf den Rücken des Pferdes . . . und da es Zaumzeug hatte, ergriff ich die Zügel und sagte: »Hoppla hopp« . . . und galoppierte in Richtung Highway. Ich wußte, daß das Pferd den richtigen Weg einschlagen würde . . . aber ich wußte nicht, welches der richtige war. Und das Pferd trabte und galoppierte davon. Ab und zu vergaß es, daß es sich auf dem Highway befand, und wollte zu irgendeinem Feld laufen. Dann zog ich ein bißchen am Zügel, um ihm anzudeuten, daß es auf dem Highway bleiben sollte. Und schließlich, ungefähr vier Meilen von der Stelle entfernt, an der ich aufgesessen war, bog es in einen Bauernhof ein, und der Bauer sagte: »So kommt dieser Gaul also doch zurück, wo hast du ihn gefunden?«

Und ich sagte: »Ungefähr vier Meilen von hier.«

»Woher wußtest du, daß es hierhergehört?«

»Ich wußte es nicht . . . aber das Pferd wußte es«, sagte ich.

»Ich habe nur dafür gesorgt, daß es auf der Straße bleibt.«

. . . Ich glaube, so ist es auch mit der Psychotherapie.

Mir gefällt an Ericksons Therapiekonzept besonders, daß nicht der Arzt dem Patienten den Weg vorschreibt. Der Weg ist durch das Eigenbewußtsein der DNS im befruchteten Ei, aus dem man hervorgegangen ist, vorgegeben. Wenn man ihm folgt, dann wird man das Beste aus sich machen. Mit dieser Betrachtungsweise an Heilung heranzugehen ist für den Doktor des Körpers genauso wichtig wie für den Doktor der Psyche.

Allerdings befindet sich der Arzt in einer einzigartigen Lage, die sich von der des Psychotherapeuten grundlegend unterscheidet. Denn die Menschen, die in unsere Praxis kommen, kommen nicht, um ihr Leben zu verändern. Sie kommen, weil sie physische Probleme haben. Manche haben vielleicht sogar den Wunsch zu sterben. Aber wenn wir bereit sind, mehr als nur ihre Krankheiten zu behandeln, indem wir für sie da sind, sie unterstützen und lieben und uns nicht nur um ihre physischen Probleme kümmern, dann gelingt es uns vielleicht, ihr Leben in neue Bahnen zu lenken und nicht nur ihre Krankheiten zu behandeln.

Der Weg des Schamanen

In unserer Zeit gehen die Ärzte der informellen Psychotherapie aus dem Weg, die die Hausärzte von früher ganz routinemäßig praktiziert haben. Sie notieren sich die Krankheitsgeschichte des Patienten, ohne dem Patienten selbst große Aufmerksamkeit zu schenken. Aber wir dürfen niemals vergessen, daß der Ausdruck auf dem Gesicht des Patienten, das Zittern seiner Hand, das Schwanken seiner Stimme, der gesenkte Blick, die Träume, die er hat, oder die Bilder, die er malt, potentielle Anzeichen dafür sind, was ihm wirklich Schwierigkeiten bereitet. Und dies ist zumindest genauso wichtig wie alles, was er uns vielleicht über seine Symptome erzählt. Tatsächlich gibt es bei der wichtigen Kommunikation, die zwischen Arzt und Patient stattfindet, so viele Dinge, die nicht verbal geäußert werden. Ich habe sogar einmal die Erfahrung gemacht, einen Mann aus Griechenland behandeln zu können, der kein Wort Englisch sprach. Als dieser Mann in meine Praxis gebracht wurde, redete ich mit ihm, als könne er mich verstehen, und meine Hoffnung und mein Interesse drangen auch ohne Worte zu ihm durch. Als eine Operation erforderlich wurde, spielte ich ihm griechische Musik vor – eine weitere nichtverbale Form der Kommunikation.

Seit Hippokrates ist den Ärzten allgemein bekannt, daß wir uns dem Patienten genauso zuwenden müssen wie seiner Krankheit, »denn manche Patienten«, sagte Hippokrates, »erhalten ihre Gesundheit, obwohl sie sich bewußt sind, daß ihr Zustand lebensgefährlich ist, einfach nur deshalb zurück, weil sie von der Güte des Arztes entzückt sind«. In den letzten hundert Jahren hat sich die Rolle des Arztes allerdings sehr stark verändert, zum Positiven wie zum Negativen hin. Früher waren die Ärzte in der Regel selbst für eine Diagnose schlecht ausgerüstet, aber noch weniger für die Behandlung der meisten Krankheiten. Außer ein paar Kräuterheilmitteln und Schmerzkillern besaßen sie praktisch nicht viel mehr als ihr Verständnis für die menschliche Natur.

In den letzten Jahrzehnten des 19. Jahrhunderts hat sich die Praxis der Medizin jedoch durch die Fortschritte, die die Ärzte sowohl in der Diagnose als auch in der Behandlung von Krankheiten gemacht haben, auf dramatische Weise verändert. Die Einführung pharmazeutischer Mittel in den dreißiger Jahren und die der Antibiotika in den vierziger Jahren machten schließlich die erste Hälfte des 20. Jahrhunderts zum Zeitalter der medizinischen Wunder. Der von den Ärzten vermittelte Placebo-Effekt schien nun nicht mehr gebraucht zu werden.

Zweifellos sind die medizinischen Behandlungsmöglichkeiten der Ärzte heute weitaus größer als je zuvor. Und ich bin ganz bestimmt nicht dafür, irgendeines der medizinischen Wunder aufzugeben, die das 20. Jahrhundert für uns bereithält. Deshalb bin ich ja auch Arzt geblieben. Aber ich kann nicht umhin festzustellen, daß unsere Macht, Menschen und ihr Leben zu heilen, auf genauso dramatische Weise kleiner geworden ist wie unsere Macht, Krankheiten zu kurieren, zugenommen hat. Das liegt daran, weil das Wissen über die menschliche Natur, das früher die wichtigste Hilfe des Arztes war, in unserem Zeitalter der Wissenschaft als irrelevant abgetan wurde. Die Wissenschaft ist zu einem Gott geworden und hat sich vom Patienten gelöst. Vor kurzem besuchte ich eine Frau, die eine Herz-Lungen-Transplantation hinter sich hatte. Stellen Sie sich vor, was für eine riesige Sache das ist: Ihre blauen Finger waren jetzt rosa gefärbt; sie lebte. Sie erzählte mir, daß sie nach einem Psychiater verlangt hätte, damit ihr jemand helfen würde, die vielen Fragen zu beantworten, mit denen sie fertig werden müßte, einschließlich der, ob sie sich bei der Familie der Person bedanken müßte, deren Tod es ihr ermöglicht hatte, diese Organe eingepflanzt zu bekommen. Als sie auf das Thema zu sprechen kam, gaben ihr die Ärzte den Rat, sich auf ihr Trainingsfahrrad zu setzen und alles zu vergessen.

Es ist die menschliche Dimension, die verlorengegangen ist. Um ein Gefühl dafür zurückzugewinnen, was die Medizin einmal war, als sich die Ärzte auf ihre Inspiration verließen, weil sie die einzige wirkliche Macht war, die sie besaßen, müssen wir auf Kulturen blicken, in denen die traditionelle Medizin noch eine Rolle spielt. Jeanne Achterberg zitiert in *Die heilende Kraft der Imagination* Ernie Benedict, einen Stammesältesten der Mohawk-Indianer, der sagt, daß der Unterschied zwischen einem weißen Arzt und einem Schamanen darin besteht, daß »die Medizin des weißen Doktors dazu neigt, sehr technisch zu sein. Der Patient wird repariert, aber er ist hinterher kein besserer Mensch, als er vorher war. Bei den Indianern ist es möglich, ein besserer Mensch zu sein, nachdem man eine Krankheit, die mit der richtigen Medizin behandelt wurde, durchgemacht hat.« Ich glaube, das ist es, was der Schamane weiß und was der westliche Mediziner, leider, vergessen hat.

Aber was meine ich damit, wenn ich sage, daß wir versuchen sollten, die Schamanenrolle für die Ärzte wiederzugewinnen? Diejenigen unter Ihnen, die gegenüber dem medizinischen Establishment mit seinen autoritären Impulsen bereits mißtrauisch geworden sind, hüten sich vielleicht zu Recht vor einem Arzt, der versucht, die Moral und sogar die spirituelle Autorität zurückzugewinnen, die sein Beruf verloren hat (manche würden sagen, abgelegt hat). Allerdings glaube ich, daß es keine Krankheit gibt, deren Behandlung nicht von einem Arzt vorangetrieben werden kann, der weiß, wie man Patienten inspirieren und lenken muß, um die inneren Heilkräfte des Körpers ins Spiel zu bringen. Immer wenn es mir gelingt, meinen Patienten dabei zu helfen, das ausfindig zu machen, was Albert Schweitzer den Doktor in uns nannte — wenn ich den Coach spiele, wie es meine Patienten nennen —, fühle ich mich in meiner Rolle als Arzt am meisten ausgefüllt und kann meinen Patienten am besten dienen. Dann werden wir zu einem Team mit gemeinsamer Verantwortung und Anteilnahme.

In einem wunderbaren Brief, den ein Ehepaar seinem Arzt schrieb, nachdem er bei der Frau das Wiederauftreten einer Krebserkrankung festgestellt hatte, bitten ihn die beiden, diese Rolle für sie zu spielen und sie bei ihrem Kampf zu unterstützen:

Wir benötigen Ihre Fähigkeit als Onkologe, aber wir benötigen auch Ihren Glauben als Mensch, daß außergewöhnliche Menschen auch außergewöhnliche Dinge vollbringen können und daß Isabel ein solch außergewöhnlicher Mensch ist . . . es ist wichtig, daß Sie wissen, daß keiner von uns beiden daran glaubt, daß der Krebs durch Anwendung medizinischer Techniken allein aufgehalten werden kann. Dazu gehört auch, daß man sich in seinem täglichen Leben die Freude am Leben und eine überschäumende Lebensauffassung erhält, daß man standhaft bleibt und daß man einen unbeugsamen Glauben hat. All dies können wir nicht, wenn unser Arzt glaubt, daß Isabel »unheilbar« ist. Wir brauchen Sie, um Isabel medizinisch zu behandeln, aber wir brauchen Sie auch, um ihr Kraft zu geben. Sie müssen an sie glauben. Wir bitten Sie, Geduld und Liebe für sie aufzubringen.

Ein Arzt, der an die Einzigartigkeit und Besonderheit eines jeden Patienten glaubt, kann damit eine Wirkung erzielen, die über alles Technische hinausgeht. Ich habe kürzlich eine Geschichte gelesen, die Alan Cohen, der Kolumnist des *New Frontier Magazine*, von einem Chiropraktiker erzählt, der die Gelegenheit hatte, das Leben eines Patienten zu ändern. Eines Tages kam ein Mann, der völlig durcheinander war, in seine Praxis. Der Chiropraktiker fühlte sich von diesem Mann abgestoßen, aber da er (von indianischen Heilern) gelernt hatte, in jedem seiner Patienten irgend etwas Liebenswertes zu entdecken, sah er ihn von oben bis unten an und suchte nach etwas, das ihm gefallen könnte. Er stellte fest, daß der Mann neue und sehr ordentlich gebundene Schnürsenkel hatte, und so brachte er sich dazu, zu diesem Mann über seine Schnürsenkel eine Beziehung herzustellen, und behandelte ihn liebevoll.

Ein paar Tage später kam der Mann wieder in seine Praxis, sauber, gut angezogen, er sah viel besser aus als beim letzten Mal. Er erzählte ihm, daß er bei seinem ersten Besuch auf dem Weg zu einer nahe gelegenen Brücke gewesen sei, um Selbstmord zu begehen, daß er dann aber beschlossen hätte, noch einem einzigen Menschen eine Chance zu geben, ihm zu helfen, seine Meinung zu ändern. »Das erste, worauf mein Blick fiel, war Ihre Praxis, und so bin ich zu Ihnen gekommen. Ich muß Ihnen dafür danken, daß Sie so nett zu mir waren. Ich habe gespürt, daß Sie mich akzeptieren und lieben. Sie haben mich dazu ermutigt weiterzuleben, Doktor, und ich möchte, daß Sie wissen, was Ihre Freundlichkeit bewirkt hat.«

Wir haben als Ärzte die Möglichkeit, bei jedem Patienten, dem wir begegnen, etwas Derartiges zu bewirken. Manche Menschen kommen zu uns und sind, durch negative Stimmen in ihrer Vergangenheit, so erfüllt von ihren Schmerzen und ihrer Selbstablehnung, daß sie von einem erwarten – und sogar wollen –, daß man sie demütigt und bestraft. Aber wir können unseren Patienten helfen, sich selbst zu lieben, indem wir ihnen unsere Liebe zeigen. Es war für mich eine schmerzhafte Lektion, zu erfahren, wie schwierig das Leben meiner Patienten ist. Nicht alle von ihnen wollen weiterleben. Aber manche von ihnen finden den Willen zum Leben wieder, wenn sich ihre Ärzte so verhalten wie der Arzt in Alan Cohens Geschichte.

Es gibt auch Patienten, die gern weiterleben würden, aber nicht wissen, wie sie es anstellen sollen. Ich glaube, das sind diejenigen, die der Prediger Salomon meint, wenn er sagt: »Wer vor seinem Schöpfer sündigt, der soll einem Arzt in die Hände fallen.« Die Frage, um die es hier geht, ist nicht Sünde im üblichen Sinn, sondern ein ungeheiltes Leben. Nur wenn wir dabei mithelfen,

Leben zu heilen, werden wir die Patienten mit aller Wahrscheinlichkeit von ihren Krankheiten erlösen können.

Ich fragte einmal eine Frau mit einem Staphylokokkenabszeß,
die im Untersuchungszimmer meiner Praxis auf mich wartete:
»Warum fällt es Ihnen schwer, nein zu sagen, ohne Schuldgefühle
zu haben?« Und als sie mir antwortete: »Wer von meiner Familie
hat Sie angerufen, bevor ich hierherkam?«, konnte ich aufrichtig
antworten: »Niemand, ich lese Ihren Körper.« Weil ich gelernt
habe, daß Krankheiten häufig Zeichen sind und daß ich, wenn ich
die Botschaft, die die Krankheit überbringt, richtig lese, den
Patienten vielleicht dabei helfen kann, nicht nur ihren physischen
Zustand zu ändern, sondern auch ihr Leben. Wenn einem das
gelingt, kann es vorkommen, daß Patienten zu einem sagen: »Die
Krankheit war das Beste, das mir je widerfahren ist. Ich danke
Ihnen, daß Sie mir meinen Weg gezeigt haben.«

Auf meinem Schreibtisch liegt ein Brief von einer Patientin, die
zu mir gekommen war, weil sie Rat und auch medizinische
Versorgung brauchte. In dem Brief schrieb sie, daß ihr Eierstockkrebs verschwunden sei, nachdem sie ein Programm der Hoffnung, Meditation, Visualisierung, Autohypnose, Chemotherapie,
Psychotherapie und inspirierender Selbstheilungsübungen durchgeführt hatte. Sie schrieb: »Sie haben mein Leben gerettet, Sie
haben es bereichert und mich gelehrt zu lieben.« Damit meint sie
nicht, daß sie nun von ihrer Krankheit befreit ist, sondern sie
meint die Veränderung, die *wegen* der Krankheit in ihr stattgefunden hat, eine Veränderung, zu der ich ihr verholfen habe.

Ich habe einen Traum, und der besteht darin, meinen Patienten
dabei zu helfen, ihren Traum zu finden. Häufig ist es ihre Krankheit, die sie motiviert, weiterzuleben und ihren Traum zu finden.
(Und wieder müssen wir an Arnold Mindells Worte denken: »Ein
schreckliches Symptom ist gewöhnlich Ihr größter Traum, der
wahr zu werden versucht.«) Eine Frau, die ich vor längerer Zeit
operiert hatte, beschrieb mir in einem Brief die Auswirkungen, die
ich auf ihr Leben hatte.

Während der ersten Jahre nach der Operation habe ich ein
Tagebuch geführt, in dem ich meine Gedanken und Gefühle
genau dargelegt habe, es war – letztlich – ein Tagebuch, das

von Wachstum und Erneuerung handelte. Ich habe es zu einem Buch gemacht, das den Titel *Die Nützlichkeit des Unglücks* trägt. Natürlich spielen Sie in diesem Buch eine ganz außerordentliche Rolle — zuerst hielt ich Sie für meinen Retter, dann gab ich Ihnen die Schuld für mein Leiden und haßte Sie deswegen, und schließlich schloß ich mit Ihnen Frieden. Wahrscheinlich haben Sie gar nicht gewußt, daß Sie für mich so »nützlich« waren, oder?

Nein, das wußte ich nicht, aber ich bin ihr dankbar dafür, daß sie es mir gesagt hat. Wenn wir den Menschen helfen können, ihre Schmerzen in eine Herausforderung und in ein Geschenk zu verwandeln, dann ist für alle ein Traum in Erfüllung gegangen.

Der zwanghafte Heiler

Wie die meisten Ärzte muß ich mich bemühen, immer daran zu denken, daß ich die Heilung nur fördern kann, aber kein Heiler bin — eine häufige Quelle der Verwirrung bei Ärzten! Deshalb habe ich meine Patienten gebeten, mich beim Vornamen zu nennen. Als Bernie bin ich ein menschliches Wesen, mit dem meine Patienten und die Menschen, mit denen ich zusammenarbeite, in Verbindung treten können; sie werden akzeptieren, daß ich vollkommen unvollkommen bin. Wenn niemand von mir Unmögliches verlangt, einschließlich mir selbst, dann ist mir eine schwere Last von den Schultern genommen. Aber »Dr. Siegel« ist ein Markenzeichen, das mich auf eine bestimmte Rolle festlegt, und das bedeutet, daß ich vollkommen sein muß. Aber wenn ich vollkommen sein soll, werde ich ganz bestimmt versagen.

Weil ich immer in Gefahr bin, in die alte Arztrolle zurückzufallen, begrüßt mich Gwen, eine meiner Krankenschwestern, im OP häufig, indem sie fragt: »Wer kommt denn heute, Bernie oder Dr. Siegel?« Eines Tages, als ich Bernie war, beugte sich eine Krankenschwester, die mitten in einer langen, schwierigen Operation Schichtwechsel hatte, nach vorn und gab mir einen Kuß auf den Hals, bevor sie ging. Das war für mich ein unglaubliches Geschenk. Es gab mir die Kraft weiterzumachen, denn es sagte so viel über die Schmerzen und die Liebe aus, die wir im Operations-saal geteilt hatten. Medizinische Götter machen solche Geschenke nicht, weil sie von jedem, der sie umgibt, so weit entfernt sind, daß sie mit niemandem etwas teilen können. Deshalb versuche ich jetzt immer, Bernie zu sein.

Menschlich zu sein bedeutet, sehr viel Lachen und Umarmun-gen und Küsse teilen zu können. Bill McCullough, einer meiner Kollegen, der ebenso menschliches Wesen wie Arzt ist, führte einmal eine Rektaloperation durch und bat Maureen, die Kran-kenschwester, das Licht auf das Arschloch zu richten. »Auf wel-ches?« fragte sie. Solche Krankenschwestern sind für uns eine große Hilfe. Sie unterstützen uns dabei, mit unseren Schmerzen als Chirurg fertig zu werden. Sie lassen uns wissen, daß sie mitfühlen, und für den Fall, daß wir es vergessen, erinnern sie uns daran, daß wir Menschen sind. Ich habe einmal eine Geschichte von einer Krankenschwester gehört, die entdeckte, daß ein Patient gestorben war, und einen jungen Arzt in sein Zimmer rief, damit er ihn für tot erklärte. Er ging die verschiede-nen Prozeduren durch und verkündete schließlich mit großem Pomp: »Der Patient ist tot.« – »Ohne Scheiß«, erwiderte sie. Der Arzt beschrieb diese Erfahrung später als einen Wendepunkt in seinem Leben. Dieses Ereignis hatte ihm geholfen, sich zu ändern und erwachsen zu werden. Es sind die Ärzte, denen die Kranken-schwestern sagen müssen, daß sie nicht mehr fähig sind, jeman-den in den Arm zu nehmen oder mit jemandem zu lachen (und manchmal über jemanden). Sie sind das wahre Problem, sowohl für sich selbst als auch für andere.

Was ist los mit uns Ärzten? Warum wollen wir immer Gott spielen? Woody Allen sagt, das käme, weil wir immer jemandem nacheifern wollen. Untersuchungen, die sich mit der Psychologie der Ärzte befassen, deuten darauf hin, daß wir uns bemühen, unsere Sterblichkeit zu leugnen. Denn Menschen, die die Medizin als Beruf wählen, werden häufig durch die Furcht vor dem Tod motiviert. Jeder Sieg über den Tod bestätigt solche Ärzte in ihren Gefühlen von Macht. Und umgekehrt: Jeder Patient, den sie verlieren, stellt einen Mißerfolg dar, einen schrecklichen Beweis der persönlichen Unzulänglichkeit. Heilen wird für sie zu einer Sucht – eine Sucht, die genauso zerstörerisch ist wie jede andere.

Da alle Ärzte zwangsweise irgendwann einmal irgendeinen Patienten verlieren, kann man sich vorstellen, wie ihr Gefühl von Mißerfolg wächst, weil jedes Jahr neue Verluste hinzukommen.

Deshalb nenne ich die Medizin einen auf Mißerfolg orientierten Beruf, dessen Betonung auf der Krankheit liegt anstatt auf dem Menschen. Wenn man einen medizinischen Kongreß besucht und sich die Ärzte ansieht, kann man sofort erkennen, was ich meine: Vorbei ist der blühende Optimismus der Medizinstudenten — und mit ihm die Aura des Heilens, der Heiler, die in die Welt hinausgeschickt werden. Wenn man sie gar nicht so viele Jahre später bei einer ihrer beruflichen Tagungen versammelt sieht, ausgelaugt von ihrem kollektiven Gefühl des Mißerfolgs, dann spürt man die Veränderung, die sie von einem lebensorientierten zu einem todesorientierten Beruf durchgemacht haben. Das ist keine Folge davon, daß sie täglich mit schweren Krankheiten umgehen müssen. Man braucht nur eine Tagung zu besuchen, an der ein anderer Typus von Ärzten teilnimmt — dann wird es deutlich. Auch sie sorgen sich um ihre Patienten. Sie neigen jedoch eher dazu, sich Fragen nach der Qualität des Lebens zu stellen, anstatt von Krankheit, Niederlage und Tod zu reden. Wenn sie ihre Patienten behandeln, dann tun sie es auch in Gegenwart ihrer Familien und des anderen Krankenpersonals, damit sie alle als ein heilendes Team funktionieren können.

Wenn alle Ärzte das tun würden, dann würden sie sich nicht so isoliert vorkommen. Sie würden feststellen, daß sie Erfolg haben können, selbst wenn es ihnen vielleicht nicht gelingt, eine Krankheit zu kurieren. Ich bekomme manchmal wunderbare Dankesbriefe von Familienangehörigen der Patienten, die gestorben sind, oder ich werde gebeten, bei der Beerdigung eine Nachrede zu halten oder an einer Hochzeit teilzunehmen. Diese Menschen wissen, daß ich mein Bestes gegeben habe, und sie wissen, daß der Tod nicht bedeutet, daß mein Patient oder ich versagt haben. In einem Brief, den ich kürzlich erhielt, stand folgendes:

Wir können Ihnen niemals genug für die wunderbare Pflege danken, die Sie unserer Mutter haben angedeihen lassen. Ihr Name war Hope, und das war das kostbare Geschenk, das von all den vielen Medizinern, die mit ihrem Fall zu tun hatten, Sie allein ihr gegeben haben.

Meine Mutter war, um mit Ihren Worten zu sprechen, im wahrsten Sinne eine »außergewöhnliche Patientin«. Sie besaß so viel Glauben und Kampfgeist, daß sie sich weigerte, sich selbst als Teil einer Statistik anzusehen. Sie bestand darauf, nie eine Prognose über sich zu erfahren, auch nicht während ihrer letzten Krankheit. Ihr großes Vertrauen zu Gott, ihre positive Einstellung und ihre Integration in ihre eigene Heilung erlaubten ihr statt dessen – aufgrund der verschiedenen Techniken, die Sie ihr vorgeschlagen haben –, auf wunderbare Weise durchzustehen. Sie lebte erheblich länger und war aktiver, als sie es aus rein medizinischer Sicht hätte jemals sein können. In unserer Unersättlichkeit und in unserem tiefen Kummer sehnen wir uns nach einem völligen Wunder, erkennen jedoch in Dankbarkeit das begrenzte Wunder, das wir wahrhaft erfahren durften.

Wir sind in Ihrer Schuld, weil Sie meiner Mutter die wirksamste Medizin verabreicht haben, die sie je erhalten hat: nachdrückliche Ermutigung, sorgfältige Pflege und Liebe.

Gott schütze Sie, und vielen Dank für Ihre Freundlichkeit, Ihre Fürsorge und, vor allem anderen, für die Freundschaft, die Sie meiner Mutter entgegengebracht haben.

Wenn ich einen solchen Brief erhalte oder wenn ich zu einer Beerdigung eingeladen werde von jemandem, um den ich mich gesorgt habe, fühle ich mich gesegnet und selbst geheilt.

In früheren Jahren habe ich im Angesicht des Todes das Gewicht des Verlusts und des Versagens gespürt, aber dann erhielt ich eine Botschaft, die mich daran erinnerte, daß niemand von uns hier unten fähig ist, in Gottes Fußstapfen zu treten. Vor mehreren Jahren starb einmal ein Patient von mir auf dem Operationstisch. Obwohl er schwer krank gewesen war und die Familie und auch ich selbst vor der Operation wußten, daß seine Überlebenschancen sehr gering waren, hat mich dieser Verlust sehr betroffen gemacht. Nachdem er gestorben war, rief ich die Familie vom Operationssaal aus an. Ich teilte ihr mit, daß ich mich bemüht hätte, seinen Tod so gut, wie es unter den gegebenen Umständen nur möglich war, als geistiges Ereignis zu bewahren. Ich glaube, daß sie das etwas getröstet hat. Aber sie fand auch eine Möglichkeit, mich zu trösten. Ein Angehöriger der Familie schickte mir mit der Post ein Gedicht, das mich wieder aufgerichtet hat. Als ich bei der medizinischen Sitzung, die, wenn ein Patient gestorben ist, folgt, Teile daraus vorlas, herrschte völlige Stille. Jeder Arzt im Raum rief sich seine eigenen Schmerzen und seine eigenen Verluste ins Gedächtnis. Das Gedicht begann so:

Dieser Mann, der Arzt, der mit seinen Händen
schwere Arbeit tut, um zu flicken, was zerstört ist,
er arbeitet schwer, dieser Mann, der Heiler,
er arbeitet schwer, aber manchmal war alles umsonst.

Und es endet:

Mach weiter, Arzt, tu, was du tun kannst,
dein gesunder Verstand hilft dir bestimmt,
niemand erwartet Wunder von dir,
niemand erwartet Unmögliches.

Niemand, das heißt außer all jenen, die an der medizinischen Fakultät und in den Ausbildungsstätten des medizinischen Pflegepersonals studieren und außer einzelnen Ärzten. Ich kenne diese Erwartungen, ich war selbst einmal ihr Opfer. Aber ich meine auch, daß wir nur dann versagt haben, wenn wir die Leute davon abhalten zu sterben. Dann werden wir zweifellos nicht das Erwartete leisten, denn das Leben hat eine hundertprozentige Sterberate. Ich habe nachgeforscht, und ich sage es Ihnen nicht gern, aber wir müssen alle sterben, jeder einzelne von uns − Liebende, Jogger, Vegetarier, Nichtraucher, alle. Ich sage es Ihnen, damit diejenigen von Ihnen, die morgens um fünf Uhr zum Joggen gehen und immer nur Gemüse essen, gelegentlich auch einmal lange schlafen und ein Eis schlecken.

Wenn wir Ärzte unsere eigene Sterblichkeit zugeben würden, dann würden wir eine Möglichkeit finden, selbst den kränksten unserer Patienten erfolgreich beizustehen, manchmal einfach nur, indem wir ihre Hand halten, wenn sie Angst oder Schmerzen haben, ein anderes Mal, indem wir ihnen helfen, die Bedeutung ihrer Krankheit zu verstehen und wie sie sie benutzen müssen, um leben und lieben zu können. Es sind meine Patienten, die mich das gelehrt haben, mit ihrer Freundlichkeit und ihrer Weisheit. Allmählich kommt es mir so vor, als würde mir, wann immer ich Gefahr laufe, es zu vergessen, ein anderer Patient dabei helfen, zu diesem Wissen zurückzufinden.

Eines Abends, als ich meine Besuche machte, kam ich in das Zimmer einer Frau, die Diabetes hatte. Sie hatte ihr Augenlicht verloren, ein Bein und mehrere Finger. Eine solche Patientin kann einem Arzt schwer zu schaffen machen. Ich fühlte den Schmerz und die Schwere in meinem Magen, wie immer, wenn ich herumgehe und alle nur zu kurieren versuche. Weil ich nicht wußte, was ich sonst hätte tun sollen, ging ich einfach zu ihr und nahm ihre Hand und sagte: »Ich wünschte, ich könnte Ihnen helfen.« Und sie sagte: »Sie helfen mir ja.«

Sie bat mich nicht, sie gesund zu machen. Sie bat mich nicht, sie von dem Diabetes zu befreien oder ihr das Augenlicht wiederzugeben. Sie bat mich nur, ihre Hand zu halten. Und dann blieb ich bei ihr, während sie mit der Frage rang, ob sie die Dialyse abbrechen sollte und ob es bedeuten würde, daß sie Selbstmord beging und daher in die Hölle kommen würde, was ihr wegen ihres religiösen Glaubens große Sorgen bereitete. Wir redeten an jenem Abend lange über ihre Möglichkeiten und ihre Rechte, bis sie anscheinend ruhiger wurde.

Ich kann nur hoffen, daß ich ihr dabei geholfen habe, sie zu heilen, denn ich weiß, daß sie mir geholfen hat, mich selbst zu heilen. Sie erinnerte mich daran, daß ich nie alle Antworten wissen kann, daß ich aber allen meinen Patienten helfen kann, wenn ich ihre Schmerzen kenne.

Wie so oft war es ein Psychotherapeut, der, im Zusammenhang mit seinem Beruf, eine Mataphar gebrauchte, die am besten beschreibt, was Ärzte in Situationen wie der gerade beschriebenen für ihre Patienten tun können. Rollo May, der Virgil und Dante aus *Die göttliche Komödie* mit Therapeuten und Patienten vergleicht, zitiert, was Dante schreibt, während er durch die Hölle wandert:

O mein geliebter Meister, mein Führer in der Gefahr . . .
. . . steh mir bei . . . in der Angst in meinem Herzen.

»Ich höre in diesen Worten den Aufschrei des Patienten, der den Arzt bittet, bei ihm zu bleiben und sich um ihn zu kümmern«, sagt May. »Virgil reagiert so, wie wir es tun sollten.«

Hab Mut . . . ich werde dich nicht allein in der Unterwelt zurücklassen.

So wie Dante müssen auch die Patienten am Ende selbst die Verantwortung für ihre Reise tragen, aber genauso wie Virgil darf auch der Arzt den Patienten nicht verlassen, auch nicht den, bei dem es zuerst vielleicht so aussehen mag, als könne »nichts getan werden«. Jeder Patient braucht einen »Führer, Freund und Über-setzer«, der ihn durch die privaten Höllen und Fegefeuer der Krankheit begleitet. Jeder Arzt hat Gelegenheit, diese Rolle zu spielen, den Patienten auf dem Weg von der Kreuzigung zur Wiederauferstehung zu begleiten.

Der objektive Heiler

Franz Kafka sagte einmal: »Ein Rezept zu verschreiben ist leicht, aber die Menschen zu verstehen ist schwer.« In der medizinischen Ausbildung lernen wir, Rezepte auszustellen, aber nichts über die Menschen. Wir lernen, schon als Studenten, Abstand zu halten, um uns von den Leiden der Patienten nicht überwältigen zu lassen. Besser, sie nicht allzu gut zu kennen. Diese uns verschiedene Einstellung nennt sich »objektives Interesse«.

Was ist ein objektives Interesse? Glauben Sie, daß Sie ein objektives Interesse an Ihrer Familie haben können? Damit würden Sie sie alle vernichten − und sich selbst auch, denn die Verfremdung der eigenen Gefühle ist am Ende tödlich. Wir müssen ein rationales Interesse zeigen, kein objektives Interesse. Nur mit rationalem Interesse war es mir möglich, an meinen eigenen Familienangehörigen Operationen vorzunehmen. Und das war keine unangebrachte Handlung, sondern eine fürsorgliche, eine liebevolle Handlung.

Wir haben unsere Objektivität als Ärzte in vielen Fällen derart kultiviert, daß unsere Patienten uns als völlig inhuman ansehen.

Die Wahrheit ohne ein Mitgefühl bedeutet Feindseligkeit. Eines Tages kam eine Patientin zu mir, die sich in Spanien einer Mammographie unterzogen hatte. Sie erzählte mir, daß der Techniker und der Arzt beide zu ihr kamen und sie umarmten, bevor sie ihr mitteilten, daß sie sich würde operieren lassen müssen. Als sie dann zur Behandlung in unser Land kam, war sie über das Verhalten der Ärzte hier sehr schockiert. Der erste Chirurg, der ihr empfohlen worden war, redete mit ihr, während er ihr den Rücken zudrehte und ein Krankenblatt ausfüllte. Er wurde wütend, als sie ihn fragte, wie ihre Brust nach der Operation aussehen würde. In der radiologischen Abteilung herrschte eine vergleichbar kühle Atmosphäre. Sie fühlte sich so vernachlässigt, daß sie wegging und am Ende in meiner Praxis landete.

Manche Leute haben mich kritisiert, weil ich die Schulmediziner angegriffen habe. Aber da ich selbst Arzt bin, habe ich, wie ich finde, das Recht, hart mit ihnen umzugehen – mehr Recht als jene, die die Schmerzen eines Arztes nicht kennen. Denn ich kenne unsere Schmerzen, ich kenne die schwere Last, die wir zu tragen haben, und ich weiß, daß viele Ärzte mehr fühlen, als sie zeigen. (Versuchen Sie doch mal, eine Woche lang Onkologe oder Chirurg zu sein!) »Piece of My Mind«, eine Kolumne im JAMA, erinnerte mich kürzlich daran, daß die anscheinende Gleichgültigkeit solcher Ärzte vielleicht nur eine Maske ist, um ihre Schmerzen zu verbergen. Vielleicht ist sie aber auch nur die Folge ihrer Ungeübtheit, mit diesen Schmerzen umzugehen. »Jailhouse Blues« beschreibt die Verzweiflung eines Gefängnisarztes, der schon wieder einem Gefangenen mitteilen muß, daß er Aids hat. »Ich kann es mir nicht leisten, Anteil zu nehmen«, schreibt er, denn »es gibt zu viel zu tun«, zu viele Patienten, die seine Fürsorge benötigen. Offenbar fürchtet er, wenn er sich auf die Schmerzen seiner Patienten einläßt, davon erdrückt zu werden: »Um diesem Mann helfen zu können, muß ich mich zurückziehen, muß ich mich und meine eigenen Gefühle schützen. Ich stehe schnell auf und sage dem Sicherheitsbeamten: Der nächste Patient, bitte.« Statt dessen könnte er seinem Patienten die Hand entgegenstrecken und sagen: »Ich muß Sie umarmen.« Das habe ich jahrelang getan in dem Glauben, dem kranken Menschen zu helfen. Aber am Ende wurde mir klar, daß eigentlich *ich* es brauchte und daß mir die Umarmung genauso wieder auf die Beine geholfen hat wie dem Patienten.

Früher hat es mir immer weg getan, wenn ich einem Patienten sagen mußte, daß man für ihn nichts tun könne. Nachdem mir aber klargeworden war, daß es *immer* etwas gibt, was *ich* tun kann, habe ich ein Gegenmittel für diesen Schmerz gefunden. Und so kam es dazu. Auf einem Workshop sagte eine Brustkrebspatientin zu mir: »Praxisbesuche sind schon in Ordnung, aber ich muß wissen, wie ich zwischen meinen Besuchen in der Praxis leben soll.« Sie gab mir damit den Hinweis, den ich für die Schaffung einer erfolgsorientierten Praxis brauchte. Ich durfte die Menschen nicht länger vom Sterben abhalten. Das war vor über zehn Jahren, und damals begann ich mit der Gründung der ersten ECaP-Gruppe. Heute weiß ich, daß alle, ob Knastbrüder oder Leute mit Rang und Namen, nach einer Möglichkeit suchen, zwischen den Besuchen in der Praxis leben zu können. Das ist etwas, bei dem ich meinen Patienten immer helfen kann, egal in welcher physischen Verfassung sie sich befinden.

Vor mehreren Jahren wurde ich gebeten, eine junge Krankenschwester zu besuchen, die an einem Beatmungsgerät hing und später an Lungenmetastasen starb. Ihre Familie hoffte, daß ich ihr würde helfen können. Ich ging in die Intensivstation und hatte Angst. Ich wußte nicht, was ich sagen sollte oder wie ich ihr möglicherweise helfen könnte. Als ich in ihre Zelle kam und sie mich sah, richtete sie sich auf – mit dem Beatmungsgerät und allem – und breitete ihre Arme aus, um mich zu umarmen. Es war überhaupt kein Problem, sie zu besuchen. Sie hat mich geheilt, indem sie mir wieder einmal bewiesen hat, wie wunderbar und mutig die Menschen sind, wie elementar ihre Bedürfnisse, wie einfach ihre Ansprüche.

An dem Morgen, an dem ich anläßlich der Abschlußfeier an der Cornell University Medical School eine Rede halten sollte, fragte ich zwei schwerkranke Patientinnen, was ich ihrer Meinung nach einhundert jungen Ärzten zum Abschluß ihres Studiums sagen sollte. Beide Patientinnen waren jung, die eine hatte Brustkrebs, die andere Fibrozyten mit nachfolgendem Leberversagen. Beide sind wenige Monate später gestorben. Welche Botschaft wollten sie an diese zukünftigen Fürsorger weitergeben? Wollten sie, daß ich sie aufforderte, ein Heilmittel für Krebs oder Fibrozyten zu finden? Nein. Sie hatten fünf ganz einfache Bitten. Die eine Patientin sagte: »Sagen Sie ihnen, daß sie mich zuerst anhören sollen« und die andere: »Sagen Sie ihnen, daß sie an meine Tür klopfen, mich begrüßen und auf Wiedersehen sagen sollen und daß sie mir in die Augen sehen sollen, wenn sie mit mir reden.« Diese einfachen Lektionen sind beim Medizinstudium nicht mit inbegriffen.

Der ungelernte Heiler

Wir Ärzte werden zu unserer Ausbildung auf das, was uns in unserer praktischen Arbeit begegnen wird, nicht vorbereitet. Ich glaube zwar nicht, daß die meisten Ärzte Schurken sind, aber ich bin der Meinung, daß die medizinische Ausbildung ein Verbrechen ist. Studenten haben den natürlichen Wunsch, Menschen zu helfen. Dieser Wunsch wird ihnen aber im Verlauf ihres Medizinstudiums gründlich ausgetrieben. Man rät ihnen, zu ihren Patienten Distanz zu halten. Man hilft ihnen bei schwierigen Problemen nicht, d. h., sie werden nicht darauf vorbereitet, wie man etwa einem Patienten mitteilt, daß er Aids oder Krebs hat, oder wie man mit den Ängsten umgeht, die einen erfassen, wenn man Schwerkranke behandelt. Ich kenne Menschen, die per Telefon von ihrem Arzt eine schreckliche Diagnose erfahren haben, und zwar auf eine höchst abrupte, gedankenlose Art. Ihnen wurde befohlen, am nächsten Tag zur Operation im Krankenhaus zu erscheinen. Eine Gruppe Onkologen, Psychiater und Mitarbeiter der medizinischen Fakultät an der University of California in Los Angeles hat aus solchen Gründen vier Jahre lang einen Film mit dem Titel *Cancer Disclosure: Communicating the Diagnosis* gedreht. Darin spielen Ärzte und Schauspieler mit, die von Krebspatienten angeleitet werden. Es ist ein Versuch, Medizinstudenten und Ärzten dabei zu helfen, verheerende Szenarien wie das oben beschriebene zu vermeiden.

Ein weiteres Trainingsprogramm, von dem ich gelesen habe, wurde vor über zehn Jahren von Professor Sandra L. Bertman an der University of Massachusetts begonnen. Ihr Lehrprogramm für humanitäre Medizin schließt Literatur, Kunst und Popkultur mit ein, um den Medizinstudenten Mitgefühl und Fürsorge beizubringen. Zum Beispiel werden die Studenten in dem Kursus »Tod, Sterben und Sezieren« dazu angehalten, ihre Gefühle zu ergründen, wenn sie ihrem ersten »Patienten« bei derartigen Übergangsriten begegnen – und die Leichen dann im anatomischen Labor sezieren. Bertman veranlaßte sie dazu, Auszüge aus dem Buch von Irving Stone *The Agony and the Ecstasy* zu lesen. Es handelt sich hierbei um eine fiktive Biographie Michelangelos, in der die Gefühle des jungen Künstlers beschrieben werden, als er bei seinen anatomischen Studien heimlich seinen ersten Leichnam seziert. Sie führt ihnen auch Rembrandts Gemälde *Die Anatomiestunde* vor Augen, weil die Gesichter der Menschen, die um den Körper herumstehen, soviel über ihre Gefühle enthüllen. Anstatt angesichts des Todes ihre unausbleiblichen Gefühle des Mitleids, der Furcht und der Erregung zu ersticken, lernen die Studenten von Rembrandt und Michelangelo, daß diese Gefühle universell sind; sie sind Teil dessen, was uns zu Menschen macht, und dürfen deshalb nicht geleugnet werden.

Am Ende des Anatomiekurses halten die Studenten in Bertmans Klasse eine Gedenkstunde für die Menschen ab, die ihren Körper zum Zwecke der medizinischen Ausbildung gespendet haben. Auf diese Weise schließen sie den Kreis, reinigen sich von der Immunisierung, der sie sich unterziehen mußten, um ihre Messer in einen menschlichen Körper zu versenken. Andere Universitäten haben inzwischen ähnliche Kurse eingeführt, in denen es sicher und erwünscht ist, über Gefühle zu reden.

Neulich las ich von einem Krankenhaus in Kalifornien, in dem die medizinischen Mitarbeiter im ersten Jahr etwa einen Tag lang inkognito als Patienten zugelassen werden, damit sie den Krankenhausaufenthalt aus der Sicht der Patienten erleben. Ich selbst stelle mir vor, jeden Medizinunterricht mit einer körperlichen Untersuchung zu beginnen. Der Student würde zu einem routinemäßigen Bluttest kommen, und ich würde ein paar Stunden später bei ihm anrufen, um ihm zu sagen: »Ich finde, daß die Resultate Ihres Tests ein bißchen merkwürdig ausgefallen sind. Es wäre besser, wenn Sie morgen bei mir vorbeikämen.« Die Erfahrung, mit dieser Ungewißheit schlafen zu müssen, wäre für die meisten Studenten eine sehr gute Erfahrung. Dann würde ich den Studenten ein paar Tage zur Untersuchung ins Krankenhaus legen, damit er auch einmal die Angst kennenlernt, die jeder Patient im Krankenhaus erlebt, das Unbehagen und die Entpersönlichung, den Verlust von Kontrolle. Nach ein paar Tagen würde ich ihm sagen: »Tut mir leid, es war ein Irrtum. Ihr Bluttest wurde mit einem anderen verwechselt, mit Ihnen ist alles in Ordnung.« Daraus würden sie lernen, wie es ist, eine Krankheit am eigenen Leib zu erfahren. Und sie würden, wie ich hoffe, auch einsehen, daß sich Krankheiten nicht vom Menschen getrennt behandeln lassen.

Ich würde es gern sehen, wenn der Lehrplan der medizinischen Fakultäten auch Kurse enthalten würde, die von Patienten, Krankenschwestern und Ärzten abgehalten werden, die schon einmal ernsthaft krank gewesen sind. Denn auch das wäre eine neue Erfahrung für die Studenten. Darüber hinaus sollte ein Teil der Unterrichtszeit der heilenden Kraft der körperlichen Berührung gewidmet sein – ein Thema, das nur zwölf von 169 medizinischen Fakultäten in der englischsprechenden Welt überhaupt behandeln, wie ich einem Überblick, der vor ein paar Jahren im JAMA erschienen ist, entnommen habe. Kaum zu glauben, wo doch der Körperkontakt eine der wesentlichsten Formen der Kommunikation zwischen Menschen darstellt. Ich arbeite genauso mit Studenten der Osteopathie zusammen wie mit Medizinstudenten. Die Osteopathiestudenten wissen schon etwas über Körperkontakt und über die mögliche Einflußnahme auf Körper. Wenn sie in meiner Praxis sind und es kommt ein Patient mit Schmerzen herein, dann wissen sie, wie sie ihn manipulieren und massieren müssen, um seine Schmerzen zu lindern. Ein Medizinstudent neigt viel mehr dazu, ihm eine Tablette zu verschreiben. Wir müssen daher den Medizinstudenten beibringen, wie sie die Menschen anzufassen haben. Vielleicht könnte dieses Training ein Teil eines umfassenden Kursprogramms über Kommunikation sein, die an den medizinischen Fakultäten fast völlig vernachlässigt wird.

Im Kommunikationskurs würden die Studenten lernen, wie sie den Patienten ihre Diagnose mitteilen müssen, wie sie ein chemotherapeutisches Protokoll schreiben müssen, wie sie die Fragen jener, die mit lebensgefährlichen Krankheiten zu tun haben, beantworten müssen. Und es würde den Studenten auch helfen, besser zu verstehen, was sie selbst während dieser Gespräche fühlen, denn Ärzte haben auch Gefühle, mit denen sie umgehen können müssen.

Ich würde einen Kursus mit dem Titel »Warum Sie Arzt wurden« anbieten, damit die Studenten besser verstehen, was sie dazu motiviert hat — sowohl bewußt als auch unbewußt —, den medizinischen Beruf zu wählen. Dieser Kursus könnte den Studenten helfen, mit ihren Gefühlen umzugehen, wenn sie sich der Tatsache gegenübersehen, daß einige ihrer Patienten sterben werden und daß sie selbst auch sterblich sind — was Ärzte nicht gerne zugeben.

Während des ersten Jahres der medizinischen Ausbildung sollte jeder Student einem Patienten mit einer chronischen Krankheit zugeordnet werden. Die Studenten sollten mit den betroffenen Patienten während der gesamten vier Jahre der medizinischen Ausbildung in Kontakt bleiben. Jedesmal wenn der Patient ins Krankenhaus käme, sollten sie bei ihm sein. Sie sollten Patienten auch zu Hause besuchen, so daß sie sehen könnten, wie das Leben sowohl des Patienten als auch das der Familie durch die Erfahrung der chronischen Krankheit über die Zeit hinweg beeinflußt wird.

Darüber hinaus sollten die Studenten auch einmal einen Heilgottesdienst an einem Schrein besuchen. Sie müßten hinausgehen und einem der vielen tausend unheilbar kranken Menschen helfen, die zu solchen Anlässen auftauchen. »Aber wie soll ich jemandem helfen, der unheilbar krank ist?« würden sie fragen. Ich weiß, denn auch ich bin zu diesen Gottesdiensten gegangen, und ich erinnere mich an das Gefühl von Hilflosigkeit und an meine heftigen Versuche, mir irgendeine medizinische Lösung auszudenken, die bis dahin noch nicht in Erwägung gezogen worden war, auch wenn viele dieser Menschen bereits das Beste von dem erhalten hatten, was der medizinische Beruf zu bieten hatte. Aber dann besuchte ich eines Tages einen dieser Gottesdienste, und eine Frau mit einem von Geburt an mißgebildeten Kind auf dem Schoß streckte die Hand aus und sagte: »Bitte, beten Sie mit uns.« Sie lehrte mich das eine, was ich tun *konnte*, und erinnerte mich daran, daß Ärzte Krankenpflege leisten, nicht Gesundheitskuren verabreichen. Das hat mich gerettet. Jetzt kann ich ohne Unbehagen anwenden, was ich von jener Frau gelernt habe.

Da es aber all diese Dinge, die ich hier beschrieben habe, in der ärztlichen Ausbildung nicht gibt, ist es nicht verwunderlich, daß die jungen Ärzte heute, von denen viele noch nie mit dem Tod oder einer schweren Krankheit konfrontiert worden sind, keine Ahnung haben, wie sie ihren Patienten helfen sollen. Überwältigt von der Größe dessen, was sie den Patienten und Familien, die sich einer ernsten Krankheit gegenübersehen, sagen müssen, ziehen sie sich einfach zurück. Aber der Patient sieht nur die Loslösung, nicht das Interesse. Zu oft führt die Erhaltung unserer »professionellen Distanz« dazu, daß wir eine Mauer um uns herum errichten. Wenn wir das tun, dann sind unsere Patienten nicht die einzigen, die zu leiden haben. Wir tun uns damit auch selbst weh. (Man braucht sich nur die hohe Selbstmordrate von Ärzten anzusehen.)

Der verwundete Heiler

Es gibt sie wirklich – die Leiden der Medizinstudenten und Ärzte. Wenn Sie daran Zweifel haben, brauchen Sie nur die »Piece of My Mind«-Kolumne im JAMA zu lesen. Vor kurzem brachte dort ein 17jähriges Mädchen, das Ärztin werden will, seine Bestürzung zum Ausdruck angesichts der Niedergeschlagenheit, die sie in den meisten von Ärzten verfaßten Artikeln vorfinden würde. »Traurig, herzzerreißend oder einfach deprimierend« empfindet sie diese Aufsätze und überlegt, ob sie vielleicht in zwanzig Jahren auch nur noch von »Frustration, Zorn und Niederlagen« sprechen wird. Aber wenn Joy Matthews sich auch weiterhin einfach nur wünscht, »Leben zu heilen«, wie sie es ausdrückt, dann wird sie auch in Zukunft ihrem Namen treu bleiben können. Ihre Kollegen hingegen, die sich darauf konzentrieren, Krankheiten zu kurieren, werden die Freude an ihrem Beruf schnell verloren haben.

Ich erhalte Hunderte von Briefen, in denen der Kummer ausgedrückt wird, den Ärzte ertragen müssen, die sich von den Anforderungen ihres Berufs besiegt fühlen, weil sie sich immer nur auf die Krankheiten konzentriert haben und nicht auf die Menschen, die an diesen Krankheiten leiden. Einer dieser Briefe hat mir große Freude bereitet, weil darin berichtet wird, wie mein Buch *Prognose Hoffnung* dabei mitgeholfen hat, diese Schmerzen zu heilen. Die Frau, die den Brief schrieb, hatte gerade das vierte Jahr ihrer medizinischen Ausbildung begonnen, nachdem sie drei Jahre lang eine, wie sie sich ausdrückt, entmenschlichende, seelenlose Tätigkeit ausgeübt hatte.

Das dritte Jahr meiner medizinischen Ausbildung war, obwohl es besser verlief als die ersten beiden Jahre, die ich nur im Vorlesungssaal verbracht hatte, noch immer zu 80 Prozent reine Schinderei. Hastig Aufnahmen und Anweisungen durchgehen, in die Labors jagen, endlos Röntgenbilder, Computertomogramme und so weiter ordnen und wieder neu ordnen. Über Krankenakten brüten. Mit manchen Patienten nahm ich Verbindung auf und genoß es, aber den größten Teil meiner Energie verbrauchte ich damit, ängstliche Fälle zu präsentieren, Dosierungen zu kennen, Venen zu finden und den täglichen Papierkram zu bewältigen, von dem die Patienten umgeben sind.

Als ich Ihr Buch las, wurde ich daran erinnert, warum ich ursprünglich begonnen hatte, Medizin zu studieren. Ich bin 36 Jahre alt und habe nach der Geburt meines ersten Kindes meinen Beruf als Literaturprofessorin aufgegeben, um Medizin zu studieren. Ich habe meinen Beruf gewechselt, weil ich gern für Menschen sorge, ich habe ihnen gern geholfen, wenn sie in Not waren, und ich fand es schön, ihnen helfen zu können . . .

Ich habe Ihr Buch im Juli zu Ende gelesen. Im August habe ich begonnen, im Turnus zu arbeiten und hatte wirklich Angst vor meinem subinternen Dienst in der Medizin. Ich hatte Angst vor den langen Stunden und den schwierigen Patienten mit den vielen chronischen Krankheiten, und vor allem hatte ich Angst, daß ich von meinem Unwissen, von all dem, was ich nicht über Krankheiten wußte, erdrückt werden würde . . . Als ich ungefähr die Hälfte meines Praktikums herumgebracht hatte, stellte ich an mir ein seltsames Gefühl fest, das ich bis dahin noch nicht mit der stationären medizinischen Versorgung in Verbindung gebracht hatte – es machte mir Spaß. Und gegen Ende meines Praktikums erzählte ich allen Leuten, daß es mir unheimlichen Spaß machte.

Diesen Wandel verdanke ich meinen Patienten, mit denen ich viel Zeit verbrachte. Ich aß mit ihnen zu Mittag, organisierte für ihre Kinder HIV-Tests, hörte mir ihre Familienprobleme an, verglich mit ihren Ehefrauen die Preise von Kinderkrippen. Mir wurde klar, daß ich gar nicht so schrecklich viele medizinische Kenntnisse benötigte, um ihnen zu helfen. Ich wurde ruhiger und eignete mir soviel Wissen wie möglich über die Krankheiten an . . . Ich genoß es, meinen Patienten einfach nur zuzuhören und sie besser kennenzulernen. Und ich half ihnen auch, indem ich einfach nur da war.

Diese Frau kennt das Geheimnis, das ich jedem Medizinstudenten beibringen würde: Wer sich zurückzieht, stirbt; wer mit seinen Patienten die Schmerzen teilt, beginnt zu leben. Lassen Sie sich von Ihren Patienten heilen, und lernen Sie von ihnen.

Wenn Arzt und Patient menschlich verbunden sind, dann brauchen die Ärzte die Last nicht mehr allein zu tragen. Dann müssen sie nicht mehr glauben, daß die Verantwortung für Leben und Tod einzig und allein bei ihnen liegt. Mir gefällt George Bernard Shaws Rat, den er uns in *Der Arzt am Scheideweg* erteilt. Er hält es für unabdinglich, daß alle Ärzte auf ihre Türschilder außer den Buchstaben, die ihre Qualifikation bezeugen, auch die folgenden Worte schreiben: »Vergessen Sie nicht, daß ich auch sterblich bin.« Als meine Version dieses Ratschlags empfehle ich, daß alle Ärzte ihre eigenen Röntgenbilder in ihren Praxen aufhängen, um an ihre Sterblichkeit zu erinnern, und ihren Schreibtisch an die Wand stellen, damit sie ihren Patienten von Angesicht zu Angesicht gegenübersitzen – ohne etwas dazwischen – und genauso verwundbar sind wie gewöhnliche Sterbliche. Ich weiß, was für ein Schock es für mich war, als ich mir zum ersten Mal meine Röntgenbilder ansah und feststellen mußte, daß sie nicht anders aussahen als die von allen anderen auch. Das bedeutete, daß auch ich sterben konnte – egal an welcher Seite des Schreibtischs ich saß.

Viel zu oft lernen die Ärzte die Schmerzen ihrer Patienten nur kennen, wenn sie selbst Schmerzen ertragen müssen. In einer »Piece of My Mind«-Kolumne beschrieb Dr. Marian Block, wie ihr zumute war, als sie sich Prozeduren unterziehen mußte, die sie ihren Patienten jahrelang verschrieben hatte.

»Ich schätze, ich muß es Ihnen sagen, aber es wird alles wieder in Ordnung mit Ihnen. Wenn es wirklich Brustkrebs ist, dann befindet er sich im frühesten Stadium, das wir kennen.«

Seine Worte sollten beruhigend wirken, aber ich wäre fast in Tränen ausgebrochen. Ich bin 39 Jahre alt und von Beruf Ärztin. Ich habe soeben ein Mammogramm von mir anfertigen lassen, nachdem ich mit dieser Prozedur so lange gewartet hatte, wie eine Ärztin, die sie ihren Patientinnen selbst andauernd empfiehlt, nur warten kann.

. . . Zwei Tage später kommt der Anruf, der mir zu einer Operation rät. Erst jetzt stelle ich eine intensive physiologische Reaktion an mir fest. Es ist also wirklich wahr. Operation. Vollnarkose. Angst, ein sicherer Appetitzügler und so wirksam wie Atropin, um meinen Mund auszutrocknen.

Während der nächsten Tage und Wochen sammle und verarbeite ich eine Menge Informationen, auch wenn ich häufig Tatsachen zu hören bekomme, die ich längst hätte wissen müssen, Tatsachen, mit denen umzugehen mir nicht schwerfällt, wenn sie auf andere zutreffen. Aber es gibt Zeiten, in denen ich Informationen erhalte und fast nichts höre. Ich bin wie taub, wie jemand, der weiß, daß zu ihm gesprochen wird, der aber nichts versteht. Ich höre Dinge, die ich zu meinen eigenen Patienten gesagt habe, wie etwa »fibrozystische Krankheit«, und ich bekomme zu hören, daß das eigentlich viel zu häufig vorkommt, um eine richtige »Krankheit« zu sein. Der Chirurg verwendet einen anderen Begriff, den ich auch schon benutzt habe – »eine lästige Sache«, sagt er, und ich weiß, was er meint. Das habe ich selbst schon oft gesagt. Ich denke mir (sage es aber nicht), erzähl mir von dieser lästigen Sache, dieser Unkrankheit, die einen Menschen fast zu Tode ängstigt und mit einer Operation endet.

Was meine bestmögliche Versorgung bei einem geringfügigen chirurgischen Eingriff betrifft, so frage ich mich verwundert, was meine Patienten alles durchmachen müssen. Wie werden meine Worte verstanden? Wie viele Fragen bleiben ungefragt? . . .

Drei Tage nach der Operation kommt wieder ein Telefonanruf. Ich höre die beiden Wörter, die ich hören möchte, und es ist ihm hoch anzurechnen, daß er sie zuerst sagt (denn den Rest höre ich gar nicht mehr): »Völlig gutartig.«

Der schädliche Heiler

Es ist für Ärzte, die sich selbst oder ihre Familienangehörigen auf der Empfängerseite des Gesundheitswesens wiederfinden, immer eine Überraschung, wenn sie feststellen, wie wenig wirkliches Heilen ihr Beruf zu bieten hat. Ich habe viele bewegende Briefe und Artikel und Bücher gelesen, die von Ärzten stammen, die diese Erfahrung gemacht haben. Niemand hat es besser ausgedrückt als Dr. Hans H. Neumann, dessen Artikel »Warum haben wir aufgehört, die Patienten zu trösten?«, den er kurz vor seinem Tod geschrieben hat, die Weisheit eines ganzen Lebens wiedergibt.

Zuerst erzählt er von der gefühllosen Behandlung, die ihm selbst vier Jahre zuvor, als er einem myokardialen Infarkt erlitten hatte, zuteil geworden war. »Wissen Sie, ich fühle mich erstaunlich gut, wenn man bedenkt, daß es erst 48 Stunden her ist, seit ich meinen Infarkt hatte«, sagte er unvorsichtigerweise zu einem jungen Arzt. »Lassen Sie sich nicht täuschen«, war die Antwort, »Sie befinden sich immer noch in großer Gefahr.« Der Assistenzarzt und der Stationsarzt wiederholten diese gräßliche Botschaft − in deutlichem Widerspruch zu Neumanns Hausarzt, den er als »ein Mitglied der älteren, mitfühlenderen Schule der Medizin« bezeichnet. Anstatt seinem Patienten unnötig Angst einzujagen, erklärte er die Situation folgendermaßen: »Wenn nichts Unvorhergesehenes passiert, stehen Ihre Chancen ausgezeichnet. Ihr EKG ist wie erwartet, aber Sie machen gute Fortschritte.«

Dann weiß Neumann eine noch viel schrecklichere Geschichte zu erzählen: von einer Familienangehörigen nämlich, die, nachdem man bei ihr einen inoperablen Leberkrebs festgestellt hatte, mit einer fast unvorstellbaren Brutalität behandelt wurde. Solch geschmackloses Verhalten läßt sich nur damit erklären, daß der betreffende Arzt wohl auf diese Weise versuchte, mit seiner eigenen Sterblichkeit und seinen Grenzen fertig zu werden.

Nehmen wir den Fall von Mildred, einer Verwandten von mir. Als man bei einer explorativen Operation ihren Lungenkrebs feststellte, wurde sie zu einem Onkologen geschickt. Sie erzählte mir, daß dieser Arzt, nachdem er den pathologischen Bericht gelesen hatte, in seine Schreibtischschublade griff und einen schmalen Stab herauszog.

»Das werden Sie benötigen«, sagte er und schwenkte ihn vor Mildred und ihrem Mann hin und her.

»Was ist das?« fragte Mildred.

»Das ist ein Zauberstab«, erwiderte der Onkologe. »Das einzige, was Ihnen jetzt noch helfen kann.«

Als mir Mildred davon erzählt, sagte sie: »Der Mann grinste geradezu, als er das sagte. Ob er geglaubt hat, ich würde das komisch finden?«

Da er den »Stab« in seinem Schreibtisch aufbewahrte, wandte der Arzt diese Technik bestimmt häufiger an. Er erwähnte allerdings mit keinem Wort — jedenfalls nicht gegenüber Mildred —, daß es bei einem Fall wie dem ihrigen möglicherweise zu einer Remission, sogar zu einer voraussagbaren, kommen könnte. Die Begegnung hatte für sie verheerende Folgen: Ihre Krankheit wurde durch die Depressionen, die auf die ärztliche Einwirkung zurückzuführen waren, noch zusätzlich belastet.

Geschichten wie diese können nur als Beweis für die Verstörtheit und Krankheit vieler Ärzte verstanden werden. In *The Vital Balance* zitiert der Psychiater Karl Menninger einen britischen Kollegen, der sagte: »Der Drang, heilen zu wollen, ist . . . fast immer eine Reaktion auf destruktive Bedürfnisse und Wünsche; das ist auch der Grund, warum das Bedürfnis zu heilen in der Psychiatrie so gefährlich ist.« Dann sagt er weiter: »In der Chirurgie spielt das keine so große Rolle; aber in einem Nervenkrankenhaus darf der Patient nie auf das reagieren, was in einem Arzt

ganz oben steckt, sondern immer nur auf das, was darunterliegt.«
In einem Punkt muß ich ihm allerdings widersprechen: Die unter-
schwelligen Gefühle eines Arztes sind in der Onkologie und
Chirurgie genauso wichtig wie in der Psychiatrie. Die Beispiele
haben es gezeigt. Diese Gefühle werden immer auf die eine oder
andere Art zum Ausdruck gebracht. Steht ein Arzt unter dem
Druck, eine Krankheit unbedingt heilen zu wollen, und kann ihm
dies nicht gelingen, so können dadurch destruktive Neigungen
ausgelöst werden. Dies wiederum kann zur Folge haben, daß der
Arzt das, was er nicht reparieren kann, zerstört. Ärzte, die ihre
Patienten so behandeln, treiben diese geradewegs in die Arme
von Quacksalbern. Die Mediziner müssen sich über eines im
klaren sein: Wer Hoffnungen zerstört, leistet der Quacksalberei
Vorschub.

Wie Neumann später in seinem Artikel schreibt: »Ein Arzt, der
seinen Patienten nichts anderes gibt als eine direkte Übersetzung
der Laborberichte, ist bestenfalls ein kompetenter Wissenschaftler.« Im schlimmsten Fall aber zerstört er den Patienten. Wenn Sie
je die Reaktion eines Patienten auf seinen pathologischen Bericht
miterlebt haben, wissen Sie, was ich meine. Mein Freund Joe
Kogel, bei dem vor über fünf Jahren ein bösartiges Melanom
festgestellt wurde, ist von Beruf Schauspieler und Schriftsteller. In
einer Einmannshow liest er laut aus seinem pathologischen
Bericht vor und führt uns damit die unglaubliche emotionale
Wirkung vor Augen, die die medizinische Fachsprache auf den
Patienten ausüben kann. Laborberichte und Statistiken werden
allzu häufig dazu benutzt, jede Hoffnung zunichte zu machen.
Mir hat daher sehr gut gefallen, was eine meiner Arzthelferinnen
zu einer Frau sagte, die ihr erklärte, daß sie »statistisch« eigentlich
bald sterben müßte: »Statistiken sind für tote Menschen. Sie sind
noch nicht tot.« Wäre es nicht nett, wenn diese beiden einen
Kommunikationskurs an der medizinischen Fakultät abhalten
würden? Mich hat auch die Betrachtungsweise beeindruckt, mit
der einer meiner Patienten an die Statistiken herangegangen ist:
Als ich ihm mitteilte, daß er Krebs hat, sagte er: »Ich schätze, dann
habe ich noch fünf- oder zehntausend Meilen vor mir.« Lassen *Sie*
sich auf keinen Fall von Statistiken vorschreiben, wann Sie sterben
müssen.

Man sollte keineswegs Laborberichte und Statistiken gänzlich ignorieren. Wir sollten jedoch lernen, sie nicht als einzigen Aspekt einer Krankheit zu akzeptieren. Ich sage meinen Patienten, die an einer Krankheit mit einer sehr ungünstigen Statistik erkrankt sind, immer, daß wir die Statistik nur dazu verwenden werden, um für sie die bestmögliche Behandlung zu wählen. Dann versuche ich die Vorteile der medizinischen und technischen Betrachtungsweise zu ergänzen. Es ist wichtig, sich darüber klarzuwerden, daß diese Betrachtungsweisen einander nicht auszuschließen brauchen.

Das ist auch das Thema einer Vorlesung, die ich halte und die ich »Chirurgie: Mechanische oder heilende Kunst« nenne; dabei berichte ich von den Techniken, die ich in meiner Praxis anwende. Aber niemand in der medizinischen Fakultät weiß, was er mit einer solchen Vorlesung anfangen soll. Sie überschreitet zu viele Grenzen, die die meisten glauben, errichten zu müssen. Wörter wie »Träume« und »Bilder« machen den Chirurgen angst, genauso Begriffe wie »Hoffnung« und »Liebe«.

Der Brief, den mir der Dekan für Ausbildungs- und Studentenangelegenheiten über die Vorlesung schickte, belegt das Dilemma sehr deutlich: »Wie Sie wissen, müssen alle Kurse, die an der medizinischen Fakultät abgehalten werden, von einer etablierten Fachabteilung genehmigt werden und ihrer Verantwortung unterstehen. Ihre Vorlesung ist für den Fachbereich Chirurgie eingetragen. Vor kurzem erhielt ich einen Brief vom Leiter des chirurgischen Fachbereichs, in dem er darauf hinweist, daß dieser Lehrgang seiner Meinung nach nicht zur Chirurgie gehöre. Er schlug den Fachbereich Psychiatrie vor.«

Ich habe zurückgeschrieben und ein paar Briefe beigelegt, die ich von Studenten erhalten habe, die sich darüber beklagen, daß vieles, was sie sonst in der medizinischen Fakultät zu hören bekommen, so außerordentlich technisch sei. Ich hätte auch Lewis Thomas zitieren können: »Die Medizin hat heute nichts mehr mit dem Auflegen von Händen zu tun. Vielmehr geht es darum, maschinelle Daten deuten zu können. Wenn ich ein Medizinstudent oder ein Assistenzarzt wäre, der gerade am Anfang seiner beruflichen Laufbahn steht, würde ich mich sorgen, daß mir meine wirkliche Aufgabe, mich um kranke Menschen zu kümmern, schon bald weggenommen würde und ich mit einem völlig anderen Job zurückbliebe, der hauptsächlich darin bestünde, mich um Maschinen zu kümmern.«

Der Heiler im Übergangsstadium

Ja, ich reagiere heftig, wenn angeregt wird, daß meine Vorlesung aus dem chirurgischen Fachbereich herausgenommen werden soll. Aber im Grunde macht es wirklich keinen großen Unterschied, ob ich bei dem, was ich tu', Unterstützung finde, denn die Studenten kommen auch so in meine Vorlesung. Ich werde sie auch weiterhin halten, ob sie nun im Vorlesungsverzeichnis der medizinischen Fakultät von Yale aufgeführt ist oder nicht.

Ich liebe das Quäkerwort: »Sag der Macht die Wahrheit.« Die Wahrheit liegt in den Menschen und ihren Geschichten, nicht in den Statistiken, aus denen jeder herauslesen kann, was ihm gerade in den Kram paßt. Wenn ich weiterhin die Wahrheit sage und auch danach lebe, wird es meinen Patienten bessergehen, und dann wird das Establishment am Ende darauf reagieren müssen. Beides ist bereits der Fall.

Daß sich meine Patienten gut machen, wurde mir vor kurzem wieder einmal bestätigt, als mich ein Onkologe anrief, um mir mitzuteilen: »Ich möchte Ihnen sagen, daß Ihre Patienten länger leben.« Daß das Establishment reagiert, weiß ich, weil ich so viele Einladungen bekomme, an medizinischen Abschlußfeiern und in Krankenhäusern zu sprechen. Ich kann gar nicht alle Termine wahrnehmen. Vielleicht werden auch die neuen Medizinstudenten die alten Vorlesungen gar nicht mehr akzeptieren. Vielleicht werden die Ärzte in Zukunft ihre Gefühle offen ausdrücken können und nicht mehr in Verlegenheit geraten, wenn man sie aus meinen Seminaren kommen oder meine Bücher kaufen sieht.

Wenn ich vor Ärzten spreche, sitzen sie oft ganz still und steif da. Früher glaubte ich immer, sie würden sich langweilen; aber dann merkte ich, daß sie am Ende immer alle zu mir kamen, um mit mir zu reden. Heute weiß ich, daß sie in Wirklichkeit großes Interesse haben, daß es ihnen aber peinlich ist, es vor einem ganzen Zimmer voller Kollegen zuzugeben. Ich bin jedoch guten

Mutes. Immer mehr Ärzte werden auf diesen Tagungen Fragen stellen und in meine Seminare kommen. Immer mehr Menschen kennen meine Arbeit und akzeptieren sie. Man braucht deshalb keine Angst mehr zu haben und kann offen darüber reden. Jemand sagte einmal: »Auch wenn ich nicht mit Ihnen übereinstimme – die Hälfte meiner Patienten kommt mit Ihrem Buch unter dem Arm zu mir, deshalb ist es wichtig, daß wir miteinander reden.«

Mein Buch *Prognose Hoffnung* hat etwas in Gang gesetzt und Veränderungen geschaffen. Deshalb gibt es jetzt in jedem Operationssaal in New Haven Musik, obwohl man mich, als ich meinen Kassettenrecorder zum ersten Mal mitbrachte, wie eine Explosionsgefahr angesehen habe. Und deshalb erwarte ich auch, daß in Zukunft in den Krankenhäusern geschlossene Fernsehprogramme in die Krankenzimmer gesendet werden, um den Patienten präoperative Vorbereitungen, Meditationen, heilende Bilder, Musik und Fröhlichkeit zu übermitteln. Früher oder später wird man einsehen, daß es hilft, die Patienten schneller wieder gesund zu machen und folglich auch die Krankenhauskosten zu reduzieren. Gesundheit ist kostensparend.

Tatsächlich gibt es inzwischen einen neuen Trend. Man beginnt wieder, den Medizinstudenten die Patienten als Menschen vorzustellen, nicht als Krankheiten. Ich glaube, daß sich dieser Trend immer weiter ausbreiten wird, weil er sowohl für den Patienten als auch für den Arzt Erfolg verspricht. Und wenn nichts anderes bewirkt wird, als daß die heutigen verbraucherbewußten Patienten das Wort weitergeben; und dann werden die Ärzte, bei denen die Botschaft angekommen ist, im Geschäft sein.

Der zielbewußte Patient

Mein Freund Jake, von dem ich schon erzählt habe, war ein wirklicher Champion unter den Patienten. Er schöpfte die Kraft, gegen die überwältigend schlechten Heilungschancen seines Krebses anzukämpfen, aus dem, was er in all den Jahren lernte, in denen er an den Outward-Bound-Expeditionen teilgenommen hatte. Im August 1985 war bei ihm ein inoperabler bösartiger

Gehirntumor festgestellt worden. Nachdem er diese Diagnose erfahren hatte, nahm er sich zwei Tage von der Arbeit frei, um zu weinen, und danach beschloß er, »das Selbstmitleid an den Nagel zu hängen«, wie er es ausdrückte. Ihm fiel ein, daß er die Schüler mit Lesestörungen, die er an einer Sonderschule unterrichtete, mobilisiert hatte, indem er sie mit der Philosophie Kurt Hahns, dem Gründer der Outward-Bound-Bewegung, bekannt machte: »Eure Unfähigkeit ist eure Chance.« Jetzt nutzt er diese Philosophie für seine eigene Unfähigkeit.

Jake unterzog sich einer Strahlentherapie, kam in einen meiner Workshops und begann von sich aus, aktiv Kräfte gegen seine Krankheit zu mobilisieren. Zwei Jahre nach der Diagnose wurde ein CAT-Test gemacht. Das Ergebnis: Sein Tumor war nur noch halb so groß wie zum Zeitpunkt seiner Entdeckung.

Doch wer sich weigert, sich hinzulegen und in aller Stille zu sterben, macht sich leicht unbeliebt. In einer Untersuchung, die in Yale durchgeführt wurde, wurde eine direkte Korrelation zwischen einem aktiven Immunsystem und einer negativen Meinung der Oberschwester der Station über den Patienten festgestellt. Wie ist das zu verstehen? Wenn ich auf die Station komme, um von Mr. Smith eine Blutprobe zu nehmen, und die Krankenschwester sagt: »Dieser alte Teufel will sich nicht ausziehen, ist nie in seinem Zimmer und wird Ihnen bestimmt kein Blut geben, bevor er Sie nicht tausendmal gefragt hat, wozu Sie es haben wollen«, dann steht 100prozentig fest, daß wir es mit einem aktiven Immunsystem zu haben. Wenn ich aber auf eine Station komme und zu der Krankenschwester sage: »Heute lassen wir von Mr. Jones eine Blutprobe nehmen« und die Krankenschwester sagt: »Er ist der reinste Engel. Gestern bekam er aus Versehen einen Bariumeinlauf, weil wir zwei Mr. Jones auf dem Flur haben, aber er hat sich zu keiner Zeit beschwert« – nun, Sie werden schon wissen, was das über das Immunsystem von Mr. Jones aussagt.

Andere Untersuchungen haben diese Resultate verifiziert. Leider haben es die meisten Ärzte lieber, wenn sich ihre Patienten unterwerfen. Und tatsächlich *bedeutet* ja auch das Wort »Patient« Untertan. Um ein »guter« Patient zu sein, muß man friedfertig sein und sich anpassen und tun, was das System verlangt. Aber das ist kein gutes Mittel, um zu überleben. Wenn es um Überlebenstechniken geht, müssen wir uns einem anderen Wort zuwenden: »Neugier«. Ein Arzt sollte froh sein, wenn die Patienten mit einer ganzen Liste voller Fragen kommen, mit der Forderung nach Rechten, und wenn sie darauf bestehen zu erfahren, wie sie an ihrer eigenen Heilung mitwirken können. Aber ein Patient, der das tut, ist kein guter Patient.

Wer als Patient an seiner Heilung verantwortlich mitwirken will, sollte sich den fünf Fragen unterziehen, die ich an früherer Stelle in diesem Buch vorgestellt habe. So kann man die symbolischen und unbewußten Aspekte seines wahren Selbst erkennen. Darüber hinaus fordere ich meine Patienten auch auf, sich an einem fünfteiligen therapeutischen Programm zu beteiligen, auf das ich in Kapitel VI eingehen werde.

Ein Patient mit Mitverantwortung ist nicht gerade ein »guter Patient«, sondern eher was Bobbie als einen »guten/schlechten Patienten« bezeichnet. Er zeitigt Gefühle, macht Krach und scheint schwierig im Umgang. Er kämpft gegen die unterwürfige Rolle an, weil er sich für sein Leben einsetzt. Daher ermutige ich ihn natürlich in diesem Verhalten. Als Folge davon neigen meine Patienten dazu, sich einen bestimmten Ruf zu erwerben.

Vor ein paar Tagen rief mich eine Radiologin an, um mir mitzuteilen, daß bei ihr eine Patientin mit Kopfhörern aufgetaucht sei, die ein Meditationsband auf ihrem Kassettenrecorder habe, und mit einer Liste mit Fragen in der einen Hand und einer Liste mit all ihren vielen Allergien in der anderen − und da habe sie sofort gewußt, daß diese Dame von Bernie Siegel komme. Sicher, ich werde von einer Menge Kollegen gehänselt. Aber ich bekomme auch Briefe, wie neulich, von einem Onkologen, der mir mitteilte, daß sich meine Patientin wunderbar mache. Er würde dafür sorgen, daß sie ihre Musik bekäme und auch das Zimmer mit Ausblick auf den Himmel, das ich für sie verlangt hatte, denn er habe schon manchmal erlebt, wie diese Dinge dazu beitragen können, Nebenwirkungen zu verringern. Allmählich fange ich an, einige Mediziner umzukrempeln, oder vielleicht sollte ich richtiger sagen: meine Patienten mit ihren Erfolgsgeschichten sind es, die die Ärzte umstimmen.

Immer mehr Patienten wirken bei ihrer eigenen Heilung mit. Es ist jetzt gar nicht mehr so ungewöhnlich, wenn ein Patient sagt:

»Ich habe mit mehreren Ärzten gesprochen, und jetzt habe ich von denen, die das Interview bestanden haben, ein Team zusammengestellt.« Eine Frau machte erst dann mit einem Arzt einen Termin aus, nachdem sie eine ganze Reihe verschiedener Wartezimmer aufgesucht und schließlich eines gefunden hatte, das auf sie einen freundlichen Eindruck machte. Man könnte also darüber nachdenken, ob Wartezimmer nicht zu den Auswahlkriterien zählen sollten. Ich höre gern von Menschen, die sich so verhalten. Ich habe auch gern mit Patienten zu tun, die ihre Bedürfnisse und ihre Vorlieben so offen aussprechen − wie etwa die Frau, die mit zwei mit Schreibmaschine vollgeschriebenen Blättern mit der Überschrift »So bin ich« in meine Praxis kam und mit zwei weiteren Schreibmaschinenseiten voller Fragen. Mir gefallen solche Patienten. Ja, sie sind schwierig, ja, sie nehmen Zeit in Anspruch, aber sie eignen sich wunderbar zum Überleben.

Kürzlich hatte ich eine Patientin, die operiert werden sollte und die einen Weg fand, mir die vielen Fragen, die sie bewegten, so zu stellen, daß ich mich nicht von ihr überrannt fühlen konnte. Jede ihrer Bitten um Information begann sie mit den Worten: »Erzählen Sie mir von . . .« Ich empfehle Ihnen allen, diese Technik anzuwenden, wenn Sie mit Ihren Ärzten sprechen, weil sie keine Drohung darstellt.

Der folgende Brief, den eine Patientin an ihren Chirurgen geschrieben hat, ist ein perfektes Beispiel dafür, wie jemand die Verantwortung für sein Leben, so wie ich es vorschlage, selbst in die Hand nimmt. Leider machen das so viele Menschen nicht.

Ich würde Ihnen gern etwas über mich selbst erzählen, darüber, was für ein Mensch ich bin und welche Eigenschaften ich unter diesen ziemlich ungewöhnlichen Umständen einbringen kann.

Ich bringe Ihnen einen starken, gesunden Körper, ausgerüstet mit einem gesunden Herzen und guter Lunge und größerer Ausdauer als üblich. Ich bringe Ihnen jemanden, der läuft, schwimmt, Tennis spielt und Fahrrad fährt. Ich bringe Ihnen jemanden, für den frische Luft schrecklich wichtig ist . . . Ich bringe Ihnen jemanden, der das Leben liebt.

Gestern hatte ich das Gefühl, als hätte man mich in einen

Güterwagen verladen und auf den Weg nach Auschwitz gebracht, um dort die Brüder Mengele zu treffen. Ich hatte das Gefühl, als würden all »diese Prozeduren oder Protokolle« angewandt, ohne daß ich etwas dazu zu sagen gehabt hätte. Sie müssen mich anhören, Sie müssen meine Ängste und Erwartungen kennen.

Wichtiger als alles andere ist für mich meine körperliche Wiederherstellung. Ich will meine Beine wieder so gebrauchen können, wie ich es früher immer konnte. Mein kleiner Schnitt ist irgendwie einschränkend, obwohl ich heute das Gefühl habe, hinausgehen und laufen zu können, eine ganze Meile oder so. Im Augenblick will ich KEINE radikale inguinale Lymphadenektomie (falls ich das richtig verstanden habe) . . .

Ich will von den Chirurgen, die ich bezahle, folgendes: Ich will/muß, wenn möglich, bei allen Entscheidungen, die mich betreffen, hinzugezogen werden. Wenn ich in den Operationssaal komme, will ich von dem qualifiziertesten und geübtesten medizinischen Personal betreut werden (Chirurgen und Pflegekräfte), die mich (sozusagen) in meinem Namen operieren. Ich will jemanden, der sich um alternative Lösungen kümmert und von irgend etwas Unerwartetem nicht abschrecken läßt. Ich will jemanden, der bei seinen Entscheidungen das Geistige und die Lebensart der Frau berücksichtigt, die hilflos und bewegungslos vor ihm auf dem Tisch liegt.

Sie sind der Richtige für mich. Ich bringe in diese Situation meinen starken Willen, einen kräftigen Körper und den tiefen Wunsch mit ein, mein Leben fortzusetzen.

P.S.: Ich will genäht, nicht geklammert werden.

Manch einer von Ihnen mag sich vielleicht über den Mut dieser Frau wundern, der Autorität entgegenzutreten und in bezug auf die bevorstehende Operation eine derart starke eigene Meinung zum Ausdruck zu bringen. Aber sie hatte sich über ihre Rechte erkundigt und wollte sich die Tür für weitere Gespräche offenhalten, falls sie sich als nötig erweisen sollten (»Wenn ich das richtig verstanden habe«, bemerkte sie in bezug auf den chirurgischen Eingriff, dem sie sich gegenübersah – und forderte damit den Chirurgen auf, jedes Mißverständnis auszuräumen).

Wenn ich einen solchen Brief erhalten würde, aber überzeugt wäre, daß die Operation, die die Patientin ablehnt, für sie die richtige ist, würde ich ihr meine Gedanken erklären. Ich würde ihr vielleicht erzählen, wie ich den gleichen Zustand bei meiner Frau oder bei mir selbst behandeln würde. Aber ich würde ihr nie das Gefühl geben, daß sie nicht wieder in meine Praxis kommen könnte, falls sie nicht tat, was ich ihr riet. Wenn es mir nicht gelänge, mich mit ihr über ihre Behandlung zu einigen, würde ich vielleicht sagen: »Ich mache mir Sorgen um Sie, treffen wir uns doch in zwei Wochen wieder und sehen, ob Sie bis dahin irgendwelche Fortschritte gemacht haben. Wenn Ihre Methode hilft, dann ist es gut. Und wenn sie nicht hilft, können Sie ja vielleicht andere Möglichkeiten in Betracht ziehen.« Egal was passiert, ich stelle kein Ultimatum. Ich denke immer an eine Frau aus meinem Bekanntenkreis, die einem Arzt, der ihr einmal sagte, daß er der »Kapitän des Schiffs« sei, erwiderte: »Ja, aber ich habe zu entscheiden, ob ich an Bord gehen will.«

Meine Patienten bleiben bei mir, weil ich sie wissen lasse, daß wir ein Team sind. Andererseits kommen manche dieser Menschen erst zu mir, wenn ihre Brust von dem Krebs bereits völlig ausgefüllt ist oder wenn sie eine bösartige Geschwulst von der Größe einer Melone haben, weil sie es bis dahin mit Ärzten zu tun hatten, die noch viel schwerer zu behandeln waren als die Krankheit. Es sind intelligente Menschen, die einen Arzt, der herumschreit und kreischt und so tut, als wäre er der liebe Gott, mitten in der Behandlung stehenlassen. Sie beschließen, lieber zu sterben als noch mal zu einem solchen Mediziner zu gehen. Ich kann all denjenigen von Ihnen, die ähnliche Erfahrungen gemacht haben, nur raten: Suchen Sie weiter nach einem Arzt, der für Sie richtig ist. Und wenden Sie sich nicht einfach ab von allen. Dazu hat die Medizin viel zuviel zu bieten, als daß man sie so einfach abtun könnte. Und den Ärzten würde ich raten: Bitte, akzeptiert diese Menschen so, wie sie sind, und kümmert euch auch weiterhin um sie, egal wie weit eure Meinungen auch auseinandergehen. Wenn ihr das tut, werden sie am Ende zu 100 Prozent mit euch und eurer Therapie übereinstimmen, weil sie dann wissen, daß euch etwas an ihnen liegt. Die Methode hat bei mir immer, auch bei den verschiedenartigsten Patienten, funktioniert.

Die Chirurgie kann eine heilsame Erfahrung sein, genauso wie die Chemotherapie, die Bestrahlung und andere Behandlungen, wenn man sie auf diese Weise betrachtet. Sie können ein Geschenk Gottes sein – und das griechische Wort *therapeia* bedeutet ja auch »Gottes Arbeit verrichten«. Das habe ich einer Frau auf ihren Brief geantwortet, die mir geschrieben hatte: »Nachdem ich Ihr erstes Buch gelesen hatte, beschloß ich, mich von Gott heilen zu lassen. Daher hörte ich auf, mein Medikament gegen hohen Blutdruck und Schwindelgefühle zu nehmen, bis ich in die Badewanne gefallen bin und mir den Kopf angeschlagen habe und eine Woche lang ins Krankenhaus mußte. Warum muß Gott mich so abkanzeln?« Sie hatte, was ich in meinem Buch *Prognose Hoffnung* zu erklären versucht hatte, falsch verstanden. Ich sagte ihr in meinem Brief, daß ich glaubte, Gott habe ihr die Tabletten für den Blutdruck geschickt. Und es gibt keinen Grund, Gottes Geschenke zurückzuweisen und sich dickköpfig auf eine Selbstheilung zu versteifen. Der Prediger Salomon sagte: »Gebt dem Arzt seinen Platz, denn der Herr hat ihn geschaffen.« Der Bibel zufolge kann ein Medikament also genauso ein Geschenk Gottes sein.

Heiler und Geheilte

Trauriger weise sehen sich Ärzte und Patienten heute so oft als Gegner anstatt als gemeinsame Teilnehmer an einem Heilungsprozeß, zu dem jeder mit seinen besonderen Qualitäten, den geistigen wie auch denen des Herzens, beiträgt. Es ist mein Wunsch, daß dieser Gegnerschaft bald ein Ende gesetzt wird. Ich habe deshalb sehr oft mit Medizinstudenten und dem medizinischen Pflegepersonal darüber gesprochen, was sie für ihre Patienten tun können, und mit den Patienten darüber, was sie für sich selbst tun können, aber ich habe nicht deutlich genug gemacht, was Patienten für ihre Ärzte tun können. Dabei tragen meine Patienten ständig zu meiner Erneuerung und Heilung bei, so daß ein Arzt, wie ich glaube, nie dankbar genug sein kann. Der Brief, der wohl am besten zusammenfaßt, was ich hier über den in zwei – und mehr – Richtungen gehenden Heilungsfluß zu sagen versuche, stammt von einem Chirurgen und war an eine seiner

Patientinnen gerichtet. Nachdem sie erfahren hatte, daß bei ihrem Arzt Krebs festgestellt worden war, schickten ihm diese Frau und ihr Mann ein Exemplar meines Buches. Er antwortete ihnen mit folgendem Brief:

Ich möchte Ihnen sagen, wie sehr ich das Buch *Prognose Hoffnung* schätze. Dieses Buch ist eine anhaltende Quelle der Kraft und des Optimismus für mich. Ich habe meinen Patienten davon erzählt, damit auch noch andere von Ihrer Nachdenklichkeit und Großzügigkeit mir gegenüber profitieren können . . . Siegel macht auf die Kraft der Liebe und der Hoffnung aufmerksam.

Mein Krebs, der bereits Metastasen hervorgebracht hat, hat mir in aller Deutlichkeit gezeigt, wie wichtig eine Familie ist. Ich habe reine Liebe erfahren, unbegrenzt und uneingeschränkt, und ich weiß, daß auch Sie sie erfahren haben – durch das, was Sie zusammen getan haben. Als Krebspatient habe ich auch die Fürsorge und die engen Bande kennengelernt, die uns alle vereint. Jeder von uns findet von alleine heraus, wie lang eine Nacht um drei Uhr früh sein kann und was für eine niederschmetternde Erfahrung das ist.

Keiner von uns weiß, wohin das alles führt. Ich sehe meine Rolle mehr oder weniger als die eines medizinischen Priesters an; mehr denn je habe ich Gelegenheit, die Erfahrungen meiner Patienten mit ihnen zu teilen, und das ist ein seltenes Privileg.

Sie und viele andere wunderbare Menschen haben mit mir ihre Liebe und ihre Sorgen geteilt, und ich habe mich demütig und erhoben gefühlt. So wie Sie mir die Arme entgegengestreckt haben, werde ich auch meine Arme anderen entgegenstrecken.

Je länger ich als Arzt praktiziere, um so weniger bin ich mir darüber im klaren, wo die Trennungslinie zwischen dem, der heilt, und denen, die des Heilens bedürfen, verläuft. Die Patienten, deren überwältigenden physischen Probleme mir das Gefühl vermittelt haben, nutzlos zu sein, haben mich über das wahre Wesen meines Rufs Bände gelehrt und meinen Glauben an mich selbst als Arzt wieder aufgerichtet. Die Patienten, die das Gefühl haben, mir ihr Leben zu verdanken, haben das Geschenk in seinem vollen Umfang an mich zurückgegeben und mein Leben durch ihre aus der Krankheit gewonnene Weisheit bereichert. Meine Studenten, die mit mir zusammengearbeitet haben, wissen, daß ich, immer wenn ich einen wirklich schweren Tag hinter mir habe — einen jener Tage, an denen ich mich aufs Kurieren konzentriert habe und mich nun durch meine eigenen Begrenzungen besiegt fühle —, in die Intensivstation gehe und mich dort zu meinem kränksten Patienten ans Bett setze. Unweigerlich wird mich dieser Mensch dann wieder lehren, was ich wissen muß — nämlich daß ein Patient nur meine Fürsorge will, keine medizinische Kur. Und wenn ich dann wieder gehe, fühle ich mich wohler, wiederhergestellt, menschlich und kann meine Grenzen akzeptieren.

Ich schlage allen Ärzten, die wegen ihrer Unfähigkeit, einen Patienten gesund zu machen, verzweifelt sind, vor, zu ihrem kränksten Patienten zu gehen — vielleicht unter einem Vorwand wie: »Ich warte auf einen Laborbericht, macht es Ihnen was aus, wenn ich mich zu Ihnen setze, während ich warte?« — und dann eine halbe Stunde lang dort sitzenzubleiben. Ich garantiere Ihnen, daß Ihre Patienten Sie in der Zeit, während Sie dort sitzen, durch ihre Kraft, ihren Mut und durch die Tatsache heilen werden, daß Sie sie nicht bitten, Sie gesund zu machen, sondern durch Ihre Fürsorge geheilt werden.

Was ich als Arzt geheilt habe, ist immer zehnfach zu mir zurückgekehrt. Wer ist also der Heiler, und wer ist der Geheilte? Mit dieser Frage hat sich die medizinische Schule niemals beschäftigt. Daher wird den Studenten eine der fundamentalsten Wahrheiten der Arzt-Patient-Beziehung vorenthalten — die Tatsache, daß ihre größten Ressourcen die Menschen sind, für die sie sorgen. Ein Arzt, der sich darüber im klaren ist, kann aus einer nie versiegenden Quelle liebevoller Energie schöpfen. Ich habe gelernt, daß ich mich immer darauf verlassen kann, das Geschenk zur Erneuerung aus den Händen derjenigen zu empfangen, die vielleicht am wenigsten danach aussehen, etwas geben zu können.

In gewisser Hinsicht könnte ich sogar sagen, daß ich viele der außergewöhnlichen Segnungen, die mir in den letzten Jahren zuteil geworden sind, in denen ich mich als medizinischer Priester betätigt habe, den Patienten in der ECaP-Gruppe verdanke, der Krebshilfegruppe, die ich vor über zehn Jahren gegründet habe. Damals war ich über die Art und Weise, wie ich meinen Arztberuf ausübte, so unglücklich, daß ich mir schon überlegte, den Beruf zu wechseln. Sollte ich Psychiater oder gar Tierarzt werden? Als Psychiater würde ich mich vom Krankenhaus und dem ganzen System, das ich ja zu verändern hoffte, zu weit entfernen. Und als Tierarzt? Zwar hätte ich es dann mit Haustieren zu tun, die man in den Arm nehmen kann, doch – und darauf wies mich ein befreundeter Tierarzt hin – wären es wiederum Menschen, die die Haustiere zu mir brächten. Ich wäre also wieder mit den gleichen Problemen konfrontiert. Meine ECaP-Patienten haben mir gezeigt, wie ich ein Arzt bleiben kann. Sie haben mir gesagt, wie ich eine erfolgsorientierte Praxis führen muß, die den Menschen hilft, zwischen den Besuchen in der Arztpraxis weiterzuleben.

Wir Ärzte kümmern uns um all jene, die sich tagtäglich den Fragen von Leben und Tod stellen müssen, und sind daher in der glücklichen Lage, aus der harterrungenen Weisheit unserer Patienten Nutzen zu ziehen. Oft sind es gerade die Männer und Frauen – und auch Kinder –, die dem Tod ins Gesicht gesehen haben, die am meisten über das Leben wissen. Ihre Botschaft lautet: »Ich habe erfahren, daß ich sterben würde, und so beschloß ich zu leben, bis ich sterben werde.« Sie sehen die Diagnose nicht als eine Verurteilung an, sondern als eine Botschaft weiterzuleben. Sie fügen sich in ihre Sterblichkeit und betrachten sie nicht als einen Urteilsspruch. Das gelingt nur ganz wenigen von uns!

Und noch etwas anderes habe ich von ihnen gelernt – immer nur den einen Tag zu leben, bis der nächste beginnt, und zu leiden und sich an dem zu freuen, was dieser eine Tag bringt. Aber am Ende hat mich dann Evy McDonald gelehrt, immer nur die nächsten zehn Minuten zu leben. Ich habe in diesem Buch so viel über Evy geschrieben, weil sie eine wahrhaft Gelehrte und Weise des Leidens ist – mit all den wunderbaren Dingen, die sich daraus ergeben. Diese Frau hat ihre Krankheit dazu verwendet, ihr Leben völlig umzukehren. Es gibt niemanden, ob gesund oder krank, der aus ihrer Geschichte nicht lernen könnte. Wie alle außergewöhnlichen Patienten weiß auch sie, wie man für den Augenblick lebt.

Patienten sind wirklich unsere größten Ressourcen. Wenn ich an den Arzt denke, den ich einmal kennengelernt habe und der mir sagte, daß Krankheiten etwas Wunderbares seien und nur die Patienten seien das Problem, dann kann ich nur sagen, daß er mir leid tut, weil ihm soviel entgeht. Er tut mir leid, weil ihm die vielen Geschenke verlorengehen, die die Patienten dem Arzt überreichen, wenn er nur darauf vorbereitet ist, sie entgegenzunehmen.

Neal Sutherland, ein Onkologe aus Hawaii und ein Freund von mir, beschreibt das Wesen dieser Geschenke sehr überzeugend. Kürzlich wandte er sich in einem Brief an mich, indem er mir seine Gedanken über die spirituelle Heilung und Erneuerung darlegt, die er durch die Menschen, die in seine Praxis kommen, erfahren hat:

Bernie, ich habe mich entschlossen, mit Krebspatienten zusammenzusein, weil ich das Gefühl habe, daß ich dann vielleicht lerne, für den Augenblick zu leben, und auch um zu erfahren, warum manche Krebspatienten fähig sind, durch ihre Krankheit zu einem so phänomenalen inneren Frieden zu finden . . . Ich glaube, ich verstehe jetzt diesen inneren Frieden und die Umwandlung, die zu diesem inneren Frieden führt. Aus meiner Sicht kommt es mir so vor, als müßte man dann auch bereit sein, das Leben, wie wir es normalerweise wahrnehmen, aufzugeben und es als eine Abfolge von einzelnen Augenblicken anzusehen, die mir die Gelegenheit bieten, Liebe zu geben. Im Geben von Liebe steckt auch das Empfangen von Liebe, und dieser Kreislauf wächst endlos weiter, ohne Grenzen.

Wieder würde ich hier fragen: Wer ist der Heilende, wer ist der Geheilte? In den folgenden Kapiteln über außergewöhnliche Patienten, die sich mit Aids, multipler Sklerose, Krebs und einem ganzen Spektrum anderer Krankheiten konfrontiert sahen, stellt man sich diese Frage vielleicht immer wieder von neuem.

Die Menschen, die sich entschlossen haben, diese Krankheiten zu akzeptieren und trotzdem so gut es geht weiterzuleben, machen all jenen ein Geschenk, mit deren Leben sie in Berührung kommen, dem Pflegepersonal genauso wie ihren Familien. Und von ihnen können wir nicht nur lernen, wie wir eine Krankheit bekämpfen müssen, sondern auch wie wir leben müssen und was Heilung in Wirklichkeit bedeutet.

Vor zehn Jahren habe ich geglaubt, etwas über das Leben zu wissen, und bot anderen meine Hilfe an, es sie zu lehren. Aber dann war ich der Schüler und habe von diesen unglaublichen und außergewöhnlichen Menschen etwas gelernt. Wenn Sie lernen wollen, wie Sie leben müssen, dann hängen Sie einfach ein Schild in Ihr Wohnzimmerfenster, auf dem steht: »Ich gebe Unterricht im Leben, mittwochs von 8.00 bis 10.00 Uhr abends.« Sie können sogar Geld dafür nehmen. Wenn die Leute zu Ihnen kommen, brauchen Sie nur das eine zu tun. Sagen Sie nichts; hören Sie nur zu. Nach drei Monaten werden sie Ihnen für Ihre Hilfe und Ihre Weisheit danken. Nach sechs Monaten werden sie Sie ein Genie nennen, weil Sie ihr Leben verändert haben. So ist es mir ergangen. Mir wird sehr viel Anerkennung zuteil, weil ich weitergebe, was andere mich gelehrt haben.

V
Die Heilung des Kindes in uns

Es hängt alles davon ab, wie wir die Dinge sehen, und nicht davon, wie sie sind.

C. G. Jung

Man kann dem Menschen im Konzentrationslager alles nehmen, nur nicht die letzte menschliche Freiheit, sich zu den gegebenen Verhältnissen so oder so einzustellen: Und es gab ein »So oder so«!

Viktor E. Frankl, Der Mensch vor der Frage nach dem Sinn

Es ist nie zu spät, eine glückliche Kindheit zu haben.

Slogan auf einem T-Shirt

Zu Beginn dieses Jahrhunderts haben die Mediziner begonnen, sich mehr für die Krankheiten zu interessieren anstatt für die Menschen, die an diesen Krankheiten leiden. Aber die Ergebnisse jahrzehntelanger Untersuchungen an den Universitäten haben unsere Aufmerksamkeit wieder auf die emotionalen Faktoren gelenkt, die bei der Entwicklung von Krankheiten im Spiele sind. Diese Untersuchungen haben einen langsamen Prozeß in Gang gesetzt, bei dem »anekdotische Beweise« – das sind auf direkter Beobachtung basierende Beweise, die jedoch nicht durch streng kontrollierte statistische Analysen gestützt sind – in Daten umgesetzt werden, die für die Schulmedizin wissenschaftlich akzeptabel sind. Dr. George L. Engel von der University of Rochester, der an diesen Untersuchungen mitgearbeitet hat und auch an die Gültigkeit anekdotischer Beweise glaubt, hat von überall auf der Welt Zeitungsartikel gesammelt, die sich mit dem Phänomen des plötzlichen Todes befassen. Er stieß auf den folgenden Bericht über ein Liebespaar, der in diesem Zusammenhang von großem Interesse ist:

Dieser Fall betrifft Charlie und Josephine, die dreizehn Jahre lang unzertrennlich gewesen waren, als Charlie, in einem sinnlosen Akt der Gewalt, bei einem Handgemenge mit der Polizei vor den Augen von Josephine angeschossen und getötet wurde. Josephine stand zuerst völlig bewegungslos da, dann näherte sie sich langsam dem am Boden liegenden Charlie, sank auf die Knie und legte ihren Kopf schweigend auf den blutigen toten Körper . . . Sie ist nie wieder aufgestanden; nach fünfzehn Minuten war sie tot.

Das Bemerkenswerte an dieser Geschichte ist, daß Charlie

und Josephine zwei Lamas aus dem Zoo waren! Sie waren während eines Schneesturms aus ihrem Gehege ausgebrochen, und Charlie, der zu Beginn sehr bösartig war, wurde erschossen, als man anders nicht mit ihm fertig wurde. Wie ich von dem Zoowärter erfuhr, soll Josephine bis zu diesem tragischen Ereignis – nach allem, was sie wußten – ein normales ausgelassenes und gesundes Tier gewesen sein . . .

Ich führe dieses Beispiel an, um zu zeigen, daß wir es hier mit einem allgemeinen biologischen Phänomen zu tun haben und nicht nur mit einem Vorgang, der bei einem gelegentlich übersensiblen menschlichen Tier eintritt.

Gefühle, Persönlichkeit, Profile und Krankheit

In den fünfziger Jahren haben Internisten, Psychologen und Psychiater an der University of Rochester mit Untersuchungen begonnen, die sich mit dem, was sie letztlich »Komplex des Aufgebens/Aufgegebenhabens« nannten, beschäftigten. Damit ist ein geistiger Zustand gemeint, der meistens vorübergehend auftritt und häufig mit Veränderungen der Lebensumstände zu tun hat, die, wie sich gezeigt hat, ein Faktor für die Anfälligkeit für viele Arten von Krankheiten sind. Tatsächlich zeigen die Untersuchungen, daß in 70 bis 80 Prozent aller Fälle, die in der allgemeinen Medizin auftreten, die innere Einstellung des Aufgebens/Aufgegebenhabens dem Auftreten der Krankheit vorausgegangen war.

Zu den charakteristischen Eigenheiten dieser inneren Einstellung gehört das Gefühl von Resignation, das sich in Form von Hoffnungslosigkeit und Hilflosigkeit ausdrückt; darüber hinaus ein Gefühl von Minderwertigkeit und die mangelnde Befriedigung an bestehenden Beziehungen oder Rollen im Leben.

Nach Dr. Engel ist dieses Versagen normaler mentaler Mechanismen wahrscheinlich dafür verantwortlich, daß »über die Nerven regulierte biologische Notmuster« aktiviert werden, die die Fähigkeit des Körpers, die Krankheit zu bekämpfen, schwächen.

Gefühle von Hoffnungslosigkeit und Hilflosigkeit können von allen möglichen Ereignissen ausgelöst werden. Manche sind –

aus der Warte eines Beobachters – als eindeutig traumatisch erkennbar, andere weniger deutlich. Engel, der am letzten Tag der formellen Trauerzeit um seinen Zwillingsbruder, der an einem Herzanfall gestorben war, selbst einen Herzanfall erlitten hatte, weiß aus persönlicher Erfahrung, daß selbst die Jahrestage traumatischer Ereignisse eine verheerende physische Auswirkung haben können. Wie er meint, zählt jedoch nicht so sehr das Ereignis selbst, sondern die Art und Weise, wie der einzelne Mensch darauf reagiert. Wir können üben, Kontrolle über unsere Gedanken und inneren Einstellungen zu erringen, und wir können selbst entscheiden, wie wir mit den Unglücksfällen und den sogenannten sinnlosen Ereignissen in unserem Leben umgehen wollen.

Das ist die Botschaft, die der Psychiater Viktor Frankl in *Der Mensch vor der Frage nach dem Sinn*, seinem Bericht über das Leben in den Konzentrationslagern des Zweiten Weltkriegs, vermittelt hat. Einmal war er besonders niedergedrückt. Aber da, inmitten der Schrecken, um ihn herum:

. . . zwang ich mich, an etwas anderes zu denken. Plötzlich sah ich mich auf dem Podium eines hell erleuchteten, warmen und freundlichen Vorlesungssaals stehen. Vor mir saß eine aufmerksame Zuhörerschaft auf bequemen, gepolsterten Sitzen. Ich hielt eine Vorlesung über die Psychologie des Konzentrationslagers! Alles was mich in diesem Augenblick bedrückte, wurde aus der objektiven distanzierten Sicht der Wissenschaft gesehen und beschrieben . . . Ich selbst und all meine Nöte wurden zum Gegenstand einer interessanten psychowissenschaftlichen Studie, die ich selbst durchführte.

Und so konnte er einen weiteren Tag überleben. Er *beschloß*, eine andere Einstellung anzunehmen, etwas, das wir alle tun können. Oft können wir vielleicht nicht glauben, daß wir überhaupt eine Wahl haben, weil unsere Persönlichkeit durch frühere negative Erfahrungen in unserem Leben geformt wurde und wir nicht imstande sind, diese »letzte aller menschlichen Freiheiten« umzusetzen. Diese früheren Erfahrungen können sich sowohl auf unsere geistige als auch auf unsere physische Gesundheit auswirken, denn unsere psychologische Entwicklung wird auch physiologische Auswirkungen haben.

Einflüsse aus unseren ersten Lebensjahren

Die größte Krankheit der Menschen ist die mangelnde Liebe zu Kindern, was zu psychologischen und manchmal sogar physischen Schäden führt, die bei diesen Kindern in ihrem späteren Leben unweigerlich Hoffnungslosigkeit und Hilflosigkeit und auch Krankheiten verursachen. Wir können nicht für jede Krankheit immer nur physische Vergiftungen oder genetische Schäden verantwortlich machen. Wir müssen uns darüber klarwerden, daß es bei uns zu Hause soziale und psychosoziale Vergiftungen gibt, die uns zu bestimmten Einstellungen und Gefühlen veranlassen, so daß wir für manche Krankheiten anfälliger werden.

Die Internistin Caroline Bedell-Thomas von der Johns Hopkins Medical School begann ihre Forschungen über die Beziehung zwischen psychologischen Eigenheiten und Krankheiten in den vierziger Jahren. Sie sammelte hierzu Persönlichkeitsprofile und familiäre Krankengeschichten von über 1300 Medizinstudenten, die zwischen 1948 und 1964 von der Johns Hopkins abgegangen waren. Mehrere Jahrzehnte lang, bis Mitte 1970, verfolgte sie das gesundheitliche Befinden der Studenten, um dann die Ergebnisse auszuwerten.

Zu ihrer Überraschung bestätigte die Untersuchung, daß es nicht nur psychologische Wechselbeziehungen zu Herzkrankheiten, Selbstmord und Geisteskrankheiten gab, womit sie gerechnet hatte, sondern auch zu Krebs, was sie nicht erwartet hatte. Tatsächlich hatte sie genau das Gegenteil angenommen – sie hatte geglaubt, ihre Untersuchungen würden beweisen, daß es bei Krebs, im Gegensatz zu Herzkrankheit, Bluthochdruck, Geisteskrankheit und Selbstmord, keine psychologische Antezedens gäbe. Aber die Krebspatienten hatten viel häufiger als andere Teilnehmer der Studie in ihrer Kindheit eine unglückliche Beziehung zu ihren Eltern gehabt und als Folge davon ihre Gefühle in den darauffolgenden Jahren unterdrückt. Vor kurzem hat Dr. Bedell-Thomas in einem Artikel die Resultate ihrer »Vorläuferstudie« über Lebensmuster und Einstellungen, die einer Krankheit vorausgehen, zusammengefaßt und bestätigt. Sie freut sich schon auf den Tag, an dem ihre Forschungen aus molekularer Ebene verifiziert werden können.

Vor vierzig Jahren gab es den Begriff der »Molekularbiologie« noch nicht, und man hatte auch noch keine Vorstellung von Mechanismen, die in der Jugend erworbene psychologische Charaktereigenheiten mit Krankheitszuständen in Verbindung brachten. Aber heute, seit dem Aufsprießen der Neurowissenschaft, ist es gewiß nicht übertrieben vorauszusagen, daß wir die Wege, die von der nervlichen Anspannung, der Einstellung der Familie und den zwischenmenschlichen Beziehungen ausgehen, in naher Zukunft verstehen und vielleicht sogar die molekulare Struktur einiger ihrer Komponenten identifizieren können.

Eine neuere Untersuchung, die meiner Meinung nach die Schlußfolgerungen von Dr. Bedell-Thomas über Krebs stützt, stellt einen Vergleich zwischen der medizinischen Geschichte von fast eintausend adoptierten dänischen Kindern, die zwischen 1924 und 1926 geboren wurden, und der ihrer biologischen Eltern wie auch ihrer Adoptiveltern an. Die Untersuchung deutet darauf hin, daß es genetische Komponenten für einen vorzeitigen Tod durch Herzkrankheiten und Infektionen gab. Krebs war eine sehr große Ausnahme, was durch die Tatsache belegt wurde, daß bei den adoptierten Kindern und ihren biologischen Eltern hinsichtlich eines vorzeitigen Todes (vor Erreichen des fünfzigsten Lebensjahrs) keine Korrelation bestand; umgekehrt aber gab es eine starke Korrelation bei den Krebserkrankungen der Kinder und dem Krebstod ihrer Adoptiveltern, bevor sie das Alter von fünfzig Jahren erreicht haben (aber nicht beim Tod eines Elternteils im Alter von sechzig oder siebzig Jahren).

Natürlich läßt sich nun mutmaßen, daß diese Korrelation durch Karzinogene im Haus der Adoptiveltern zustande kam und nicht auf psychologische Einflüsse zurückzuführen war, aber für mich ist das genauso, als würde man sagen, daß der krebserregende Stoff in der Küche angesiedelt sei. (Ich beziehe mich auf eine

Untersuchung der University of Oregon School of Public Health. Sie kommt zu dem Ergebnis, daß das Vorkommen von Krebs bei Hausfrauen um 57 Prozent höher liegt als bei der gesamten weiblichen Bevölkerung, die außer Haus arbeitet. Man begann in der Küche nach einem Karzinogen zu suchen, aber da war keines aufzuspüren. Die Möglichkeit, daß sich Hausfrauen vielleicht eingesperrt fühlen und somit häufiger an Krebs erkranken, wurde nie in Erwägung gezogen — obwohl es durchaus angebracht gewesen wäre, da Haushaltshilfen niedrigere Krebsraten aufweisen als Hausfrauen.)

Wie wir immer wieder feststellen, beharren die Mediziner auf einer technischen Ansicht der Dinge und ignorieren die emotionalen Realitäten im Leben der Menschen. Ich sage, wir müssen unser Augenmerk auf die Gefühle von Hoffnungslosigkeit und Hilflosigkeit richten, die innerhalb der häuslichen Umgebung erzeugt werden. Wir müssen anfangen, über die Frage der chemischen Gifte hinauszublicken, und die Möglichkeit psychologischer Gifte in Erwägung ziehen. Wie fühlt sich ein Kind oder wie ist seine Beziehung zur Welt, wenn seine Eltern schon sehr früh sterben? Entsteht dadurch bei dem Kind eine Anfälligkeit für Krankheiten und einen frühen Tod?

Dr. Bedell-Thomas' Schlußfolgerungen in bezug auf den familiären Hintergrund, auf Persönlichkeitsmerkmale in der Kindheit und auf den Einfluß, den diese Faktoren auf die physische Gesundheit im späteren Leben haben können, wurden in einer 1988 durchgeführten Nachfolgeuntersuchung an der gleichen Gruppe von Personen durch die Psychologen Pirkko L. Graves und John W. Shaffer — und auch Johns Hopkins — erneut bestätigt. Die psychologischen Muster und Einstellungen, die in den ersten Lebensjahren geformt wurden, hatten, wie sich herausstellte, auch weiterhin einen bedeutsamen Einfluß auf die physische Gesundheit der Testpersonen. Beispielsweise zeigte die Studie, daß »Einsiedler«, eine Gruppe, die als leer, emotionslos, äußerlich und innerlich einsam definiert wurde, mit sechzehnmal größerer Wahrscheinlichkeit Krebs bekam als die Gruppe, die als »nach außen agierend/emotional« beschrieben wurde und aus Personen bestand, die zu Depressionen, Gefühlsschwankungen und Ängstlichkeit neigten — mit anderen Worten aus Menschen, die ihre Gefühle intensiv wahrnahmen und zum Ausdruck brachten.

Wenn Sie Ihren emotionalen Stil ändern wollen, sollten Sie vielleicht den Ratschlag eines Mannes befolgen, der in einen meiner Workshops kam. Als Computerexperte, sagte er, habe er aus den Computerprogrammen gelernt, daß man, wenn man Müll eingibt, auch Müll zurückbekommt; aber wenn man den Müll ausräumt, kommt Liebe herein. Ein Mann mit Lungenkrebs hatte einen ähnlichen Rat auf Lager: Anstatt nach außen zu lächeln, wenn man im Innern verletzt ist, sagte er, muß man das Innere nach außen krempeln. Ja! Lassen Sie die Schmerzen und den Müll heraus, holen Sie das Lächeln und die Liebe herein. Das ist die beste Beschreibung, die ich je über die Therapie gehört habe, die wir in unseren Gruppen mit den außergewöhnlichen Patienten durchführen. Wenn Sie Ihre Gefühle nach draußen bringen, können Sie innen vielleicht heilen. Und dann werden Sie ganz bestimmt Ihr Leben heilen – oder zumindest Ihre Krankheit.

Für manche Menschen kann diese Methode jedoch außerordentlich schwierig sein, weil sie gegen lebenslange emotionale Gewohnheiten verstößt. Gefühle zu verbergen lernt man schon sehr früh, wenn die Eltern auf die Bedürfnisse ihres Kindes nicht reagieren. Wenn die Gefühle nicht beachtet oder zurückgewiesen oder bestraft werden – zum Beispiel von einer Mutter, deren eigene Bedürfnisse durch die Bedürfnisse ihres Kindes bedroht sind (und vergessen Sie nicht, Babys sind *sehr* fordernd) –, dann kann es sein, daß sich das Kind emotional verschließt und sich in sich zurückzieht und sich selbst für die fehlende Zuwendung die Schuld gibt. Die stoische, sich selbst verleugnende Persönlichkeit, die sich daraus entwickelt, ist der am häufigsten genannte psychologische Faktor beim Auftreten von Krebs.

Fehlende Liebe in der frühen Kindheit kann dramatische physiologische Auswirkungen nicht nur auf das spätere Leben, sondern auch auf die Kindheit selbst haben. Ich erinnere mich an eine Tagung, auf der Dr. Ashley Montague vor all den Ärzten und Krankenschwestern, die dort waren, aufstand und eine Frage stellte, die niemand im Saal beantworten konnte: Wie läßt sich fehlende Liebe auf einem Röntgenbild darstellen? Montague, ein Anthropologe, der Bücher über die körperliche Berührung und die Liebe geschrieben hat und auch darüber, wie heilsam beides ist, erklärte, daß Kinder, die nicht geliebt werden, auch nicht wachsen. Der Beweis dafür sind die dichten Linien, die in den Röntgenbildern ihrer Knochen zu sehen sind und die auf die Zeiten in ihrem Leben hinweisen, in denen sie keine Liebe erhielten und somit auch kein Wachstum stattfand.

Was wir heute über das »fehlende Wachstumssyndrom« wissen, sichtbar bei Kindern, die nicht genügend Zuwendung und Liebe erhalten haben, kann auch zu überaus kleinwüchsigen Kindern mit Übergewicht führen. Sie treten den gleichen Rückzug an, den wir auch bei chronisch Depressiven feststellen. Schließlich können solche Kinder, denen die Liebe entzogen wird, auch daran sterben. Aber genauso wie das Fehlen von Liebe und physischer Zuwendung schädlich sein kann, genauso hat sich das Gegenteil als gesundheitsfördernd erwiesen. Das ist auch eine Erklärung dafür, warum Kinder, die mit Muttermilch gestillt werden, ein größeres Körpergewicht haben als jene, die mit der Flasche gefüttert werden, und warum sie später nicht so häufig an Krebs erkranken. Wieder beeilen sich die Wissenschaftler herauszufinden, was in der Milch enthalten ist. Aber ich sage, es liegt nur daran, *wie* die Milch geliefert wird. Das ist von Bedeutung. Die körperliche Berührung ist physiologisch, und die Liebe ist wissenschaftlich – beide verändern unser Innenleben.

All diejenigen unter Ihnen, die nicht genügend Liebe erhalten haben, können psychologische oder physiologische Schäden davontragen – oder auch beides. Daß eine einsame, unglückliche Kindheit depressive bzw. repressive Persönlichkeitsmerkmale hervorrufen kann, wie sie Caroline Bedell-Thomas beschreibt, darauf haben die beiden Psychologen Lawrence LeShan und R. E. Worthington bereits in den fünfziger Jahren hingewiesen, als sie Untersuchungen an Krebspatienten durchführten. Auch prädiktive Studien können als Beweis für die psychologischen Komponenten von Krankheiten herangezogen werden. Anhand von Bildern, die bestimmte Testpersonen angefertigt hatten (wie auch von Rorschachtests und anderen psychologischen Testverfahren), konnte festgestellt werden, welche der einzelnen Personen später an Krebs erkranken würde. Caroline Bedell-Thomas war eine der ersten, die Untersuchungen über die Anwendung psychologischer Indikatoren (Bilder und Rorschachtests) durchgeführt hat, um nicht nur das Auftreten der Krankheit vorherzusagen, sondern auch die genaue Art der Krankheit.

Interessanterweise wissen viele der medizinischen Mitarbeiter intuitiv, wenn nicht »wissenschaftlich«, was die Psychologen erst durch die Ergebnisse ihrer Untersuchungen erfahren haben. Beispielsweise schrieb mir einmal eine OP-Schwester, daß sie vor einer explorativen Unterleibsoperation nur ein paar Minuten mit einem Patienten zu reden brauche, um sagen zu können, welche Instrumente auf dem OP-Tisch benötigt würden – die für Krebs oder die für Steine. »Die Patienten waren unterschiedlich. Ich weiß nicht, wieso.«

Der Psychologe Claus Bahnson hat ebenfalls prädiktive Untersuchungen durchgeführt, und auch er hat bei Krebspatienten eine Verfremdung festgestellt, die in Erfahrungen der frühen Kindheit wurzelt. In seinem Überblick über die wichtigsten Publikationen zu diesem Thema aus dem Jahr 1975 weist Bahnson darauf hin, daß sich die psychologischen Untersuchungen von Krebs im wesentlichen auf zwei Themenfelder konzentriert haben: zum einen auf die spezifische Persönlichkeitsstruktur der Patienten, »für die Leugnen und Verdrängung charakteristisch ist, genauso wie eine starke innerliche Kontrolle und die Hingabe zu sozialen Normen«; und zum anderen auf die Verlustgefühle und Depressionen, die der Krankheit vorausgegangen sind.

Ich glaube, ersteres trifft genau auf das zu, was mir schon immer bei meinen Patienten aufgefallen ist. Das sind die Menschen, die einem immer erzählen, wie »gut« es ihnen gehe, egal wie sie sich gerade fühlen. Wenn man fragt: »Wo fehlt's?«, sagen sie: »Nirgends.« Wie ich schon an früherer Stelle erklärt habe, ist die Botschaft, die man seinem Körper zukommen läßt, wenn man seine Bedürfnisse leugnet bzw. so tut, als wäre alles schön und gut, und jede Hilfe ablehnt, eine »Todes«-Botschaft; und dann hilft einem der Körper dabei, das zu tun, von dem er glaubt, was man gern möchte, und läßt zu, daß man immer kränker wird und früher stirbt. Ich glaube, wir müssen für all diejenigen, die Schwierigkeiten haben, ihre Gefühle auszudrücken, ein Abstufungssystem einrichten. Wenn also jemand zu mir kommt und fragt: »Wie geht es dir?«, dann sage ich: »C-minus.« Das hört sich gar nicht mal so schlecht an und verschreckt niemanden. In einem Krankenhaus gibt es sogar Poster, auf denen steht: »Wenn Sie weniger als B-plus sind, sagen Sie es uns, dann nehmen wir Sie in den Arm.« Sie könnten Ihre Freunde und Ihre Familie bitten, das gleiche zu tun.

Eine Frau schrieb mir, sie habe ihre eigene Methode, mit dem Krebs umzugehen − Verschwiegenheit. Dann teilte sie mir das Geheimnis mit, daß sie vor sechs Jahren eine Krebsoperation hatte. Als eine Freundin sie besuchen kam, während sie noch immer Schmerzen von der Operation hatte, wußten nur ganz wenige Angehörige ihrer Familie, daß sie operiert worden war. Sie hat nie mit irgend jemandem darüber gesprochen. Obwohl diese Methode bei ihr funktionierte, halte ich sie für einen schrecklichen Aufwand an Energie, die sie lieber für ihre Heilung hätte verwenden sollen, nicht nur für die Heilung ihrer Krankheit, sondern auch für die Heilung ihres Lebens. Und nun muß sie ihre Energie darauf verwenden, ein Geheimnis zu bewahren, das sie daran hindert, ihre Freunde oder ihre Familie um Hilfe zu bitten oder Hilfe von ihnen zu erhalten. Eine Lüge zu akzeptieren und dann mit dieser Lüge leben zu müssen, mag einem vielleicht wie eine poetische Form von Gerechtigkeit vorkommen, aber es ist ganz bestimmt eine schlimme Strafe.

Im Idealfall sollten Menschen fähig sein, das Wissen um ihre eigene Sterblichkeit dazu zu verwenden, um aus ihrem Gefängnis der Selbstverleugnung und Selbstbestrafung auszubrechen, um authentisch zu werden, um sich zu bestätigen − aber leider wissen nicht alle Menschen, daß sie diese Muster durchbrechen können. Ich lernte einmal eine Frau kennen, die in meine Praxis kam und um alles in der Welt ihre Krankheit vertuschen wollte. Sie kam gerade von einem Collegetreffen und war sehr stolz darauf, daß sie dort niemandem erzählt hatte, wie krank sie war. Ihr Mann und ihre Kinder dürfen nicht darüber reden, daß sie Krebs hat, und selbst wenn sie stirbt, soll es niemand erfahren − es sollen keine Todesanzeigen verschickt werden.

Diese Frau hatte von ihren Eltern äußerst negative Botschaften erhalten. Das hatte bei ihr zu einem schrecklichen Mangel an Selbstachtung geführt − und ich fürchte, das wird sie ihren Kindern auch als Erbe hinterlassen, denn Kinder lernen am Beispiel. Bitte, tun Sie Ihren Kindern so etwas nicht an. Akzeptieren Sie Ihre Sterblichkeit, und leben Sie Ihr Leben, nehmen Sie die Hilfe an, die Sie benötigen, und akzeptieren Sie sie. Wenn Sie das tun, beschenken Sie die Menschen, die Sie umgeben. Sie werden von Ihnen lernen und geheilt werden. Aber sehr häufig passiert es, daß kranke Menschen genau das Gegenteil tun: Sie fühlen sich schuldig, weil sie den Menschen, die sie lieben, Leid zufügen, und deshalb beanspruchen sie nichts für sich selbst.

Ich machte einmal meine Runde im Krankenhaus – es war an Weihnachten –, und ich entdeckte, daß eine meiner Patientinnen an diesem Tag völlig allein war, während sich ihre Familie auf einem Festessen befand. Aber auch wenn es ihre letzte Nacht auf der Erde gewesen wäre, hätte sie darüber kein Wort verloren. Wenn ich sehe, wie sich Patienten von mir derart selbst verleugnen, so wie sie es getan hat, dann frage ich mich, was ihnen wohl in ihrer Kindheit widerfahren sein muß, daß sie sich so sehr selbst bestrafen. Wie groß müssen die Schuldgefühle sein, die man ihnen eingeredet hat, daß sie sich nach einer mehrfachen Kreuzigung sehnen, die durch Selbsthaß und Verleugnung herbeigeführt wird! Ich interessiere mich deshalb dafür, weil ich weiß, daß die Verdrängung von Gefühlen das Heilungssystem daran hindert, sich gegen innere und äußere Bedrohungen zur Wehr zu setzen.

Eine Persönlichkeit entwickeln, die überleben möchte

Die Forscher in dem neuen Wissenszweig Psychoneuroimmunologie (PNI), einer modernen Synthese der vier früher voneinander getrennten Bereiche Psychologie, Neurophysiologie, Endokrinologie und Immunologie, untersuchen die Verbindungen zwischen erlernten emotionalen Mustern und Krankheiten. Dr. George F. Solomon war einer der ersten Forscher auf diesem Gebiet; tatsächlich war er es, der 1964 zum ersten Mal den Begriff der »Psychoimmunologie« verwendet hat, als er die Auswirkungen von Streß auf das Immunsystem untersuchte. Dr. Solomon und seine Kollegin Dr. Lydia Temoshok von der psychiatrischen Fakultät der University of California haben das, was er als »die Immunität verdrängendes« Persönlichkeitsmuster bei Aidspatienten bezeichnet, definiert. Dieses Muster weist, wie Dr. Temoshok bei ihrer Arbeit mit Krebspatienten beobachtet hat, eine große Ähnlichkeit mit dem »Typ C«-Krebspatienten auf. So scheinen »Unterwerfung, Zustimmung, Selbstaufopferung, das Leugnen von feindseligen oder zornigen Gefühlen oder die Unterdrückung von Gefühlen« bei Krebs- wie bei Aidspatienten mit einer ungünstigen Prognose Hand in Hand zu gehen und haben möglicherweise sogar mit der Anfälligkeit für Krebs bzw. Aids zu tun.

Temoshok und Solomon führen gegenwärtig Untersuchungen mit Aidspatienten durch, die Langzeitüberlebende sind. Auf der Basis eigener und fremder Studien (zum Beispiel von Sandra Levy, Keith Pettingale, Janice Kiecolt-Glaser, George Engel und David McClelland, die ich alle in diesem Buch genannt habe), haben sie eine Reihe von Persönlichkeitsmerkmalen, die aktiv zu einer Verlängerung des Lebens beitragen: Dazu gehören das Gefühl, daß das Leben Bedeutung und einen Sinn hat, das Gefühl, für die eigene Gesundheit selbst verantwortlich zu sein, die Fähigkeit, Bedürfnisse und Gefühle auszudrücken, und ein Sinn für Humor.

In einem der letzten Artikel von Dr. Solomon, den ich gelesen habe, sagt er jedoch, daß eine ganz einfache Frage, die sich Aidspatienten stellen können, Aufschluß darüber geben kann, wie gut oder schlecht ihre Aussichten sind, langfristig zu überleben. Sie lautet: *Würdest du einem Freund, der dich darum bittet, einen Gefallen tun, wenn du es eigentlich nicht wolltest?* Wenn die Antwort nein lautet, dann hat das, laut Solomon, bei der Voraussage für langfristiges Überleben eine positivere Bedeutung als jede noch so ausgeklügelte Liste von Persönlichkeitsmerkmalen. Bei meinen Vorträgen fordere ich die Zuhörer immer auf, sich vorzustellen, daß sie Aids oder Krebs und nur noch sechs Monate zu leben haben. Dann erzähle ich ihnen folgende Geschichte: An einem Tag, an dem sie sich schon etwas Wunderbares vorgenommen haben, ruft ein Freund an, um sie um einen Gefallen zu bitten. Würden sie zu ihrem Freund ja oder sein sagen? Ich habe festgestellt, daß weniger als die Hälfte, und manchmal sogar nur 10 oder 20 Prozent, die Frage verneinen würden; aber die Menschen, die

Patientenseminare besuchen, sagen wahrscheinlich viel häufiger nein als andere. Das ist für mich ein Beweis dafür, daß die Teilnehmer an solchen Veranstaltungen bereits eine ganze Menge über das Überleben gelernt haben.

Die Psychotherapie kann den Menschen helfen, gesundheitliche und lebensverlängernde Veränderungen in ihrem Leben vorzunehmen. Seit 1983 gibt Solomon einem Aidskranken eine psychotherapeutische Behandlung, um zu erfahren, ob eine psychologische Intervention mit dem Ziel, die Depressionen zu lindern und den Patienten zu befähigen, seine Gefühle besser empfinden und ausdrücken zu können, die Funktion des Immunsystems verbessern hilft. Obwohl sich die Meßwerte des Immunsystems nicht verbesserten, hatte der Patient weniger Depressionen und gewann zusehends an Sicherheit. Auch die Krankheitssymptome ließen nach – Nachtschweiß, Fieber, Genitalherpes. Innerhalb von neun Monaten nach Beginn der psychotherapeutischen Behandlung konnte er wieder in vollem Umfang arbeiten. Allerdings ging die Zahl der Immunsystemhelfer-T-Zellen auch weiterhin zurück, obwohl sich der Betreffende zum Erstaunen seines Arztes wohl fühlte und die Aidserkrankung nicht voranschritt.

Als er dann plötzlich sehr krank wurde und Ende 1985 ein Lymphon festgestellt wurde, sah alles danach aus, als würde er nur noch ein paar Tage oder Wochen leben. Aber er sprach auf die Chemotherapie an und war 1987, als Solomon von seinem Fall berichtete, wohlauf. Er arbeitete an einem angefangenen Projekt weiter, traf sich mit Freunden und den Angehörigen seiner Familie (die ihn sehr unterstützten), machte Reisen, unterzog sich alternativer Therapien und faßte auch weiterhin Hoffnung. Am Ende seines Berichts sagt Solomon, daß es die »innere Einstellung, die Entschlossenheit, ›der kämpferische Geist‹ und die soziale Unterstützung« gewesen seien, die dem Mann die Kraft gegeben hatten, angesichts einer so schrecklichen Krankheit all dies zu tun.

Briefe von Langzeitüberlebenden und die Begegnung mit ihnen und all jenen, die ihren Bluttest umgedreht haben, weisen darauf hin, daß es noch viele weitere derartige Geschichten gibt. Diese Berichte sind wertvoll, weil sie uns etwas über die psychologischen Charaktermerkmale sagen, die bei der Bekämpfung von Krankheiten nützlich sein können. Wichtiger noch, sie erinnern uns daran, daß wir uns diese Eigenschaften aneignen können, selbst in einem Alter, in dem die meisten von uns glauben, unser Charakter sei unumstößlich festgelegt. Wären Veränderungen unmöglich, dann hätte es keinen Sinn, darüber zu reden, welche inneren Einstellungen das Leben und die Gesundheit mehr verlängern als andere, denn dann könnte man mit diesem Wissen ja gar nichts anfangen. Aber diese »letzte aller menschlichen Freiheiten« haben wir, und wir können sie auch nutzen, wenn wir nur wollen.

Hier sind einige Zitate von einer Tagung im Februar 1989, die unter dem Motto »Aids die Stirn bieten: Ein Fall von Optimismus« stand und von Dr. Donald Pachuta aus Baltimore organisiert wurde: »Krank zu werden ist schwer – jahrelang zu leugnen, wer wir sind. Gesund zu werden ist natürlicher.« – »Meine Krankheit hatte nichts mit mir zu tun.« – »Aids war nicht die Krankheit; Aids war die Heilung.« Lesen Sie das Buch *Beyond Aids: A Journey into Healing* von George Melton und Wil Garcia.

Einstellungen – gesunde und ungesunde

Wenn wir uns verändern wollen, müssen wir daran arbeiten, seelischen Frieden zu finden. Wenn Ihr Körper, wie Candace Pert gesagt hat, die äußere Manifestation Ihrer Seele ist, dann müssen Sie durch ihn Ihren seelischen Frieden kundtun. Sie sollen dabei keineswegs Ihre Gefühle unterdrücken. Viele Menschen glauben beispielsweise, Zorn sei ein »schlechtes« Gefühl. Sie bemühen sich daher vielleicht, keinen Zorn zu verspüren, wenn sie erfahren, daß sie eine lebensgefährliche Krankheit haben. Aber es ist nichts Schlimmes daran, zornig zu sein – auch nicht mit Gott. Wie ein Mitglied unserer Gruppe einmal sagte: »Ich habe Gott schon vor langem gefeuert.« Zorn, Angst, Depressionen, Furcht und viele andere Gefühle schaden nur, wenn man sie in sich vergräbt, wenn man sie nicht zum Ausdruck bringt und nicht mit ihnen umgeht.

Wer etwas von sich hält, läßt seinen Gefühlen freien Lauf und trennt sich dann von ihnen. Wenn man die anderen Menschen wissen läßt, wer man ist und wo man steht im Leben, verhindert man Konflikte. Als Folge davon verbessern sich unsere menschlichen Beziehungen und sogar unsere Geschäfte. Wenn Sie sich unbehaglich fühlen, weil Sie Ihren Zorn zum Ausdruck gebracht haben, dann brauchen Sie nur zu tun, was einer meiner Studenten vorgeschlagen hat: Betrachten Sie es einfach als gerechte Empörung, die selbst Jesus gezeigt hat.

In dem Handbuch *Surviving and Thriving with Aids: Hints for the Newly Diagnosed* von der New York People With Aids Coalition (zu erhalten über das Büro der PWA-Vereinigung in 31 West 26th Street, New York, NY 10010) habe ich eine umfassende Liste entdeckt, auf der alles Gute und Schlechte verzeichnet ist, was man seinen Gefühlen antun kann, ob man nun Aids hat oder nicht. Obwohl der Autor seine Regeln »Steven James' völlig subjektiver unwissenschaftlicher Führer zu Krankheit und Gesundheit« nennt, enthalten sie eine Menge guter wissenschaftlicher Informationen, auf die er sich stützen kann und die von Tag zu Tag mehr werden. Da sich die Leser dieses Buchs bei unterschiedlichster Gesundheit befinden werden, bieten wir für jeden etwas an – eine Liste, die Ihnen dabei hilft, krank zu werden, eine, die Ihnen hilft, noch kränker zu werden, und eine, die Ihnen hilft, gesund zu werden – oder gesund zu bleiben.

Wie man krank wird

1. Lassen Sie Ihren Körper völlig außer acht. Essen Sie jede Menge Fertigspeisen, trinken Sie zuviel Alkohol, nehmen Sie Drogen, machen Sie möglichst oft mit verschiedenen Partnern unsicheren Sex – aber haben Sie vor allem *ein schlechtes Gewissen deswegen.* Wenn Sie zuviel Streß haben und müde sind, achten Sie nicht darauf, sondern treiben Sie sich an weiterzumachen.

2. Betrachten Sie Ihre Lebenserfahrungen als bedeutungslos und ohne jeden Wert.

3. Tun Sie Dinge, die Sie nicht mögen, und vermeiden Sie es, etwas zu tun, was Ihnen wirklich Spaß macht. Folgen Sie den Meinungen und Ratschlägen von anderen, und stufen Sie sich dabei selbst als kläglich und »festgefahren« ein.

4. Seien Sie ärgerlich und überkritisch, vor allem sich selbst gegenüber.

5. Malen Sie sich schreckliche Bilder aus, und lassen Sie sich dann von ihnen quälen. Machen Sie sich die meiste Zeit, wenn nicht immer, Sorgen.

6. Vermeiden Sie tiefe, dauerhafte, enge Beziehungen.

7. Machen Sie die andern Menschen für Ihre sämtlichen Probleme verantwortlich.

8. Drücken Sie Ihre Gefühle und Ansichten nicht offen und ehrlich aus. Das könnte den anderen Menschen mißfallen. Wenn möglich, vermeiden Sie es, Ihre eigenen Gefühle zu kennen.

9. Hüten Sie sich vor allem, was auch nur eine Spur von Humor in sich birgt. Das Leben ist nicht zum Lachen da!

10. Vermeiden Sie es, irgendwelche Veränderungen vorzunehmen, die Sie zufriedener und fröhlicher stimmen könnten.

Wie man noch kränker wird (wenn man bereits krank ist)

1. Denken Sie an all die schrecklichen Dinge, die Ihnen zustoßen könnten. Schwelgen Sie in negativen, fürchterlichen Bildern.

2. Seien Sie deprimiert, bemitleiden Sie sich selbst, seien Sie neidisch und wütend. Machen Sie alles und jeden für Ihre Krankheit verantwortlich.

3. Lesen Sie Artikel, Bücher und Zeitungen, sehen Sie fern, und hören Sie den Leuten zu, die der Meinung sind, daß es *keine Hoffnung* gibt. Sie selbst können Ihr Schicksal eh nicht beeinflussen.

4. Halten Sie sich von anderen Menschen fern. Betrachten Sie sich als einen Ausgestoßenen. Schließen Sie sich in Ihrem Zimmer ein, und denken Sie an den Tod.

5. Hassen Sie sich selbst, weil Sie Ihr Leben zerstört haben. Geben Sie sich gnadenlos und unaufhörlich die Schuld dafür.

6. Suchen Sie viele verschiedene Ärzte auf. Laufen Sie von einem zum anderen, verbringen Sie die Hälfte Ihrer Zeit in Wartezimmern, eignen Sie sich eine Menge widersprüchlicher Meinungen an, und besorgen Sie sich jede Menge experimen-

teller Drogen, und fangen Sie ein Programm nach dem anderen an, ohne je eines zu Ende zu führen.

7. Kündigen Sie Ihren Job, hören Sie auf, an irgendeinem Projekt zu arbeiten, geben Sie alle Aktivitäten auf, die Ihnen auch nur den geringsten Spaß machen oder sinnvoll erscheinen. Betrachten Sie Ihr Leben als im wesentlichen sinnlos und beendet.

8. Klagen Sie über Ihre Symptome, und wenn Sie sich mit irgend jemandem zusammentun, dann nur mit Menschen, die ausgesprochen unglücklich und verbittert sind. Stärken Sie sich gegenseitig Ihr Gefühl von Hoffnungslosigkeit.

9. Kümmern Sie sich nicht um sich selbst. Was hätte das für einen Sinn? Versuchen Sie, andere Menschen dazu zu bringen, es für Sie zu tun, um sie dann zu hassen, weil nichts dabei herauskommt.

10. Denken Sie darüber nach, wie schrecklich das Leben ist und daß Sie ebensogut tot sein könnten. Achten Sie aber darauf, daß Sie bei dem Gedanken an den Tod absolut entsetzt sind, um die Schmerzen zu steigern.

Wie man gesund bleibt (oder wie man gesund wird, wenn es einem nicht gutgeht)

1. Tun Sie Dinge, die Ihnen das Gefühl von Erfüllung, Freude und Sinn vermitteln und durch die Sie sich bestätigt fühlen. Betrachten Sie Ihr Leben als Ihre eigene Schöpfung, und streben Sie danach, ihm einen positiven Sinn zu geben.

2. Kümmern Sie sich eingehend und liebevoll um sich selbst, erfüllen Sie sich all Ihre Bedürfnisse. Passen Sie auf sich auf, sorgen Sie für sich, helfen Sie sich, und ermutigen Sie sich.

3. Geben Sie alle negativen Gefühle auf – Abneigung, Neid, Angst, Traurigkeit, Zorn. Bringen Sie Ihre Gefühle zum Ausdruck; halten Sie sie nicht zurück. Verzeihen Sie sich selbst.

4. Bilden Sie in Ihrem Kopf positive Bilder und Ziele, Bilder davon, was Sie im Leben wirklich erreichen wollen. Wenn Ihnen schreckliche Bilder erscheinen, verwandeln Sie sie in Bilder, die Gefühle von Liebe und Freude wecken.

5. Lieben Sie sich selbst, und lieben Sie alle anderen. Stellen Sie die Liebe vor alles andere in Ihrem Leben, und machen Sie sie zum Inhalt Ihres Lebens.

6. Stellen Sie schöne, liebevolle, ehrliche Beziehungen her, und drücken Sie Ihr Bedürfnis nach Intimität und Sicherheit offen aus. Bemühen Sie sich darum, alle Wunden zu heilen, die bei früheren Beziehungen entstanden sind, bei früheren Liebespartnern und Ihren Eltern.

7. Tragen Sie positiv zu Ihrer Umgebung bei, durch irgendeine Arbeit oder Dienste, die Sie schätzen und die Ihnen Spaß machen.

8. Widmen Sie sich Ihrer Gesundheit und Ihrem Wohlergehen, und pflegen Sie den Glauben an die Möglichkeit völliger Gesundheit. Entwickeln Sie Ihr eigenes Heilungsprogramm, stützen Sie sich dabei auf den Rat von Fachleuten, ohne sich zu deren Sklaven zu machen.

9. Akzeptieren Sie sich selbst und alles in Ihrem Leben als eine Gelegenheit zu Wachstum und neuem Wissen. Seien Sie dankbar. Wenn Sie mal alles versaut haben, üben Sie Nachsicht mit sich, lassen Sie es sich eine Lehre sein, und gehen Sie weiter auf Ihrem Weg.

10. Verlieren Sie nicht Ihren Humor.

Bitte, widmen Sie sich den letzten zehn Punkten mit besonderer Aufmerksamkeit.

Wie man richtig reagiert

Wissenschaftler können die Gültigkeit von Steven James' Liste bestätigen. Eines der Persönlichkeitsmerkmale, das für eine ganze Reihe seiner Regeln von Bedeutung ist — und das die Psychologin Suzanne Kobasa als »Widerstandsfähigkeit« bezeichnet hat —, ist in Wirklichkeit eine Anordnung mehrerer sich gegenseitig ergänzender Merkmale, die in den siebziger und achtziger Jahren wissenschaftlich untersucht wurden.

Kobasa und Salvatore Maddi gehörten zu einer Gruppe Verhaltenswissenschaftler von der University of Chicago, die zweihundert Angestellte im mittleren und gehobenen Dienst der Illinois Bell Telephone Company untersucht haben. Alle Angestellten standen unter großem Streß, der auf Veränderungen in der Betriebsleitung zurückzuführen war. Die Hälfte von ihnen litt schon an den verschiedensten Krankheiten, während die andere Hälfte gesund war. Warum war die eine Hälfte dieser Gruppe körperlich überhaupt nicht betroffen, wo doch Streß der Gesundheit schadet? Nach Meinung des Kobasaschen Forschungsteams gibt es dafür drei Erklärungen: Kontrolle, Engagement und Herausforderung. Die Direktoren der Telefongesellschaft und andere, die trotz der belastenden Bedingungen das Gefühl hatten, ihr Leben unter *Kontrolle* zu haben (im Gegensatz zu den Hoffnungslosen/Hilflosen), *engagierten* sich für die Aufgaben in ihrem Leben. Sie sahen darin sowohl zu Hause wie auch am Arbeitsplatz einen Sinn und fühlten sich durch die Ereignisse, die andere Menschen vielleicht als bedrohlich empfinden würden, *herausgefordert.* Das sind Eigenschaften, die einen Menschen widerstandsfähig machen, und es sind genau dieselben Charakteristika, die wir bei den außergewöhnlichen Patienten antreffen.

Es sind auch die gleichen Persönlichkeitsmerkmale, die den Menschen geholfen haben, die Konzentrationslager des Zweiten Weltkriegs zu ertragen. Nach Viktor Frankl waren es nach der anfänglichen »Auswahl« (wobei die als arbeitsfähig eingestuften Häftlinge vorerst von den Krematorien verschont blieben) all jene, die es irgendwie fertigbrachten, ihrem Leid eine Bedeutung beizumessen, die darin eine Gelegenheit sahen, ihr Schicksal mit Mut und Würde zu ertragen, und die nicht einfach aufgaben und starben. »Das Leid war zu einer Aufgabe geworden, der wir nicht den Rücken kehren wollten. Wir hatten die verborgenen Möglichkeiten, dabei etwas zu erringen, erkannt.« Auf diese Weise gewannen sie die Kontrolle über ihr inneres Leben wieder.

Wie wir uns selbst die Geschehnisse unseres Lebens erklären — der Psychologe Martin Seligman von der University of Pennsylvania spricht in diesem Zusammenhang vom »explanativen Lebensstil« — ist wichtig. Der Endokrinologe Hans Selye, auf den sich ein großer Teil unserer gegenwärtigen Gedanken über Streß und Krankheiten stützt, führt als Beispiel einen Betrunkenen an, dem man auf der Straße begegnet. Wenn man zu dem Schluß kommt, daß es sich nicht lohnt, auf ihn einzugehen, und ihn einfach nicht beachtet, dann wird diese Begegnung ohne physiologische Folgen enden. Hat man aber das Gefühl, daß man durch irgend etwas, was der Kerl gesagt hat, in seiner Ehre verletzt wurde und reagiert man mit Gewalt, verbal oder physisch, »dann erfolgt ein Adrenalinausstoß, der den Blutdruck und den Pulsschlag erhöht und das gesamte Nervensystem wegen der bevorstehenden Auseinandersetzung in Alarmzustand versetzt. Wenn man herzkrank ist, könnte das zu einem Anfall und zum Tode führen.« Ein klarer Fall von »falscher Reaktion«.

Ein junges Mädchen namens Susan zog mit seinen Eltern in ein neues Haus um. Seine Mutter bestand darauf, daß es während des Sommers freiwillig etwas arbeitete. Susan ging ins örtliche Altenpflegeheim, wo man sie bat, Mr. Johnson etwas vorzulesen. Susan ging in sein Zimmer und stellte sich ihm vor und fragte ihn, wie es ihm ginge. »Soweit ganz gut«, sagte er zu ihr. »Was soll das heißen?« fragte sie. »Ich bin wie der Bursche, der aus dem 30. Stock eines Wolkenkratzers fällt. An jedem Stockwerk, an dem er vorbeikommt, beugen sich die Leute aus dem Fenster und fragen: ›Wie geht es Ihnen?‹, und der Mann erwidert: ›Soweit ganz gut.‹«

Soweit ganz gut kann einem über vieles hinweghelfen. Es hat Susan damals geholfen, als sie im Herbst vor ihrer neuen Schule stand. Pessimisten haben zwar eine genauere Ansicht über die Welt, aber dafür leben Optimisten ein ganzes Stück länger und genießen ihr Leben. Man kann am Ende sagen: Beide kennen die Wahrheit über ihr Leben − ja, sie haben diese Wahrheit sogar selbst geschaffen.

Ich bin auf viele Menschen gestoßen, die das Leben bestätigende Entscheidungen darüber treffen, wie sie auf Ereignisse reagieren sollen. In einem Krankenhaus sah ich einmal einen Monteur, der immer zu lächeln und jedem Liebe entgegenzubringen schien. Und ich dachte mir: Hier ist ein Mensch, der eine Ausnahme von der Regel darstellt. Ein wunderbares Leben, keine Probleme, das ist der Grund, warum er so ist. Einige Zeit später wurde ich eingeladen, vor einer Gruppe Menschen zu sprechen − Eltern, deren Kinder gestorben waren. Dort traf ich diesen Mann wieder. Als wir uns gegenseitig vorstellten, erzählte er mir, daß sein zweijähriges Kind gerade an Leukämie gestorben sei. Da wurde klar, was für ein wunderbarer, mächtiger Mann er war. Er hatte eine Entscheidung darüber getroffen, wie er sein Leben von nun an leben würde.

Seligmans Studien befassen sich damit, wie wir aus unseren Erfahrungen lernen, uns die »Erklärungen« auszusuchen, die uns das Gefühl vermitteln, die Ereignisse unter Kontrolle zu haben, oder die uns umgekehrt das Gefühl vermitteln, machtlos zu sein. Über zwanzig Jahre lang hat Seligman untersucht, wie es zu solch einem Gefühl von Hilflosigkeit kommen kann. Hierzu führte er auch Versuche mit Tieren durch. Hunde beispielsweise, die über die Schocks, die ihnen zugefügt wurden, keinerlei Kontrolle besaßen, wurden dann auch mit einer anderen Situation, in der eine Kontrolle möglich gewesen wäre, nicht fertig. Sie hatten die Hilflosigkeit »gelernt« und waren nun nicht mehr fähig, die Dinge unter Kontrolle zu bringen, während Hunde, die nicht auf Hilflosigkeit konditioniert waren, schon bald lernten, sich vor den gleichen Schocks zu schützen.

Genauso können Menschen Hilflosigkeit erlernen, wenn sie wiederholt die Erfahrung gemacht haben, äußere Umstände nicht aus eigener Kraft ändern zu können, vor allem dann, wenn ihnen dieses Gefühl von Hilflosigkeit schon in frühester Kindheit von den Eltern vermittelt wurde, weil sie ihnen keine Gelegenheit gaben, selbständig zu handeln. So erwarben sie in ihrem ganzen Leben nie das Gefühl persönlicher Autonomie. Als Folge davon sagen sie: »Warum soll ich es denn erst versuchen, es hat ja doch keinen Sinn« – eine Art Fatalismus macht sich in ihnen breit, der sich bei allem, was ihnen im Leben begegnet, auswirkt. Ein mir bekannter Onkologe ist von der Bedeutung früher Lebenserfahrungen so überzeugt, daß er in meine Seminare kommt, um herauszufinden, wie er seine Kinder erziehen soll. Er gab mir auch die Anregung, über dieses Thema ein Buch zu schreiben.

Wenn Menschen zu ihrem Leben und zu der Möglichkeit, es zu ändern, eine pessimistische Einstellung beziehen, kann sich das auf alles, auf ihren beruflichen Erfolg und auf ihre Gesundheit, auswirken. Seligman und seine Kollegen an der University of Pennsylvania haben den explanativen Lebensstil von 172 Studenten eingestuft und konnten auf dieser Basis voraussagen, welche

Studenten in einem Monat oder in einem Jahr darauf am häufigsten krank sein würden. Außerdem haben sie festgestellt, daß bei der Voraussage die Überlebensrate von dreizehn Prozent mit einer bösartigen Geschwulst der explanative Lebensstil nützlichere Anhaltspunkte liefert als die Zellenaktivität der NK (der »natürlichen Killer«) des Immunsystems.

Mit Seligmans Begriff des »explanativen Lebensstils« ist fast dasselbe gemeint wie mit »Anpassung an das Leben«, einer Formulierung, die der Psychiater George Vaillant verwendet – nämlich wie Menschen mit dem Streß fertig werden, dem sie in ihrem Leben ausgesetzt sind. Um nur ein kleines Beispiel zu nennen, beschreibt Vaillant, wie er selbst reagieren würde, wenn er Achterbahn führe, ganz im Unterschied zu dem Vergnügen, das es ihm bereitet, anderen dabei zuzusehen:

Ich habe mir vorgestellt, was für ein physiologischer Verschleiß es sein würde, wenn ich losführe. Diese Erfahrung würde in meinen Schleimbeuteln Calcium absondern, die Innenwand meines Magens auflösen, meine Arterien mit Cholesterol anreichern, mein Immunsystem mit einer Kortikosteroidausschüttung gefährden und mich, zumindest metaphorisch, Jahre meines Lebens kosten. Aber als ich den aufgeregten Passagieren zusah, die immer schneller wurden, die Schleife raufjagten und mit wedelnden Armen auf dem Kopf standen, merkte ich, daß es für sie eine wunderbare Erfahrung war, Spaß, Freiheit und sogar Entspannung. Mit welchen alchemistischen Kräften brachte es ihr zentrales Nervensystem zustande, eine Erfahrung zu lindern, die eigentlich ungesund hätte sein müssen? Wenn ich es riskiert hätte, mich ihnen anzuschließen, wäre der Unterschied zwischen ihnen und mir nicht der äußere Streß und die aufgebürdete Hilflosigkeit gewesen. Der Unterschied hätte in der Verzerrung der Erfahrung gelegen, die in unserem Kopf stattgefunden hätte.

Als er die Menschen in der Achterbahn beobachtete, dachte Vaillant (1979) an die Ergebnisse einer vierzig Jahre dauernden Untersuchung über die Beziehung zwischen mentaler und physischer Gesundheit. Die Studie hatte Anfang der vierziger Jahre mit über 200 gesunden Harvard-Studenten begonnen und war jährlich oder alle zwei Jahre mit Fragebogen und gelegentlichen Interviews fortgeführt worden. Als die Männer in dem mittleren Jahren waren, wurden alle Daten gesammelt. Das Ergebnis: »Eine positive mentale Gesundheit in der Mitte des Lebens zögert den unaufhaltsamen physischen Verfall der Gesundheit hinaus.« Von den 59 Männern mit dem besten mentalen Befinden im Alter von 20 bis zum Alter von 40 Jahren waren nur zwei chronisch erkrankt und mit 53 Jahren gestorben. Aber die Männer mit der schlechtesten mentalen Verfassung wiesen ein sehr unterschiedliches Gesundheitsbild auf: 18 von ihnen waren chronisch krank oder bereits gestorben.

1987 veröffentlichten Vaillant und Seligman und der Psychologe Christopher Peterson die Ergebnisse einer Studie, bei der die Daten von 99 dieser Männer auf den neuesten Stand gebracht waren.

»Der explanative Lebensstil der Männer mit 25 Jahren kündigte an, daß sie mit 65 gesund sein würden«, sagte Dr. Seligman und bestätigte damit die Ergebnisse, die Vaillant schon zehn Jahre zuvor gesehen hatte. »Mit 45 begann sich der Gesundheitszustand der Pessimisten schneller zu verschlechtern«, meinte Seligman, der davon überzeugt ist, daß eine kognitive Therapie zu Veränderungen im explanativen Lebensstil führen kann.

Eine kognitive Veränderung kann beispielsweise herbeigeführt werden, wenn man Nebenwirkungen von Medikamenten nicht nur als eine weitere Last ansieht, die man ertragen muß, sondern als Beweis dafür, daß etwas Positives geschieht. Möglicherweise fallen einem als Folge einer Chemotherapie die Haare aus, während man unter der Dusche steht.

Dann könnte man das (und sich selbst auch) als etwas ansehen, das – mitsamt der dazugehörigen Symbolik – »durch den Abfluß verschwindet«. Man könnte es aber auch als ein Zeichen dafür deuten, daß die Medikamente zu wirken begonnen haben, so daß man nun sein wahres Selbst aufdecken und enthüllen kann.

Krankheit als Versagen

Die Harvard-Studie und eine wachsende Menge ähnlicher Arbeiten weisen darauf hin, daß unsere geistige Einstellung zuerst unsere Aufnahmebereitschaft für Krankheiten beeinflußt und erst dann unsere Fähigkeit, sie zu bekämpfen. Soll das heißen, daß kranke Menschen etwa nicht nur die Last ihrer Krankheit tragen müssen, sondern noch dazu die Verantwortung dafür haben, überhaupt krank zu sein? Sind sie »schuldig«, weil sie ihre Gefühle unterdrückt haben, Ressentiments in sich angesammelt haben, die sich jetzt gegen sie selbst richten, weil sie nicht fähig waren, sie auszudrücken, so daß sie sich hilflos und hoffnungslos fühlen, weil sie keinen Kampfgeist besitzen?

Eine Krankheit als Zeichen persönlicher Unzulänglichkeit oder Schuldhaftigkeit anzusehen ist nicht nur grausam, sondern auch falsch. Der Brief einer Frau, bei der zwei Jahre zuvor Krebs diagnostiziert worden war, beschreibt das Dilemma sehr gut. Nachdem sie mir erzählt hatte, wie sehr sie daran gearbeitet hätte, ihr Leben und ihre Krankheit zu heilen − durch eine Operation, Meditation, Visualisierung, Chemotherapie, Liebe, Psychotherapie, Spiritualität und Altruismus −, hatte sie schreckliche Erfahrungen mit ihrer Chemotherapie gemacht und sich »außerordentlich langsam von der Operation erholt, die mich in meinem ganzen Glauben erschütterte«:

Ich muß hinzufügen, daß einige Dinge, die die Leute in den vergangenen zwei Jahren zu mir gesagt haben, wirklich grausam waren, auch wenn sie gut gemeint waren. Eine Freundin von mir vermutete, daß ich die Therapie nur gemacht hätte, weil ich mich vor der Arbeit drücken wollte, denn wenn ich gearbeitet hätte, wäre ich gar nicht erst krank geworden. Viele Menschen erinnerten mich daran, daß wir für unsere eigene Realität selbst verantwortlich sind und daß ich mich bemühen sollte, mir einmal zu überlegen, warum ich mir meinen Krebs geschaffen hatte. Und in diesem Sommer sagte mir der Leiter eines Workshops, daß »es nicht genügte, sich die Brust abschneiden und einen Haufen Chemikalien in seinen Körper pumpen zu lassen«. Bis ich sagen konnte: »Ich habe mir meinen

Krebs selbst geschaffen« und davon ausgefüllt war, wurde mir schon wieder schlecht.

Die Geschenke Gottes kommen manchmal in merkwürdigen Verpackungen zu uns. Meine Erfahrungen haben mir klargemacht, daß ich das Ergebnis meiner Krankheit nicht beeinflussen kann. Ich habe Macht über meine Einstellung und über das, was ich meinem Leben gebe und wie ich meinen Körper behandle. Aber ich habe keine Macht über den Ausgang meiner Krankheit. Es hat lange gedauert, bis ich das begriffen habe und das Gefühl loswurde, versagt zu haben. Ich bin immer wieder auf mich selbst zurückgekommen und habe mir gedacht, daß ich irgend etwas falsch machen müsse oder daß ich mir zuwenig Mühe gäbe oder daß ich mich vielleicht irgendwie selbst sabotierte. Denn wenn ich es richtig anstellen würde, wäre ich doch nicht krank, dann hätte ich doch gar keine Schmerzen und würde nicht bluten und so weiter.

Es war ein langer Weg bis dahin, was ich Ihnen nun sagen möchte . . . Bitte, passen Sie auf, daß Sie nicht neue Normen für das Versagen schaffen. Eine Menge von dem, was Sie sagen, gibt Hoffnung auf eine bessere Art zu leben. Aber es ist so wichtig, *auf Ziele hinzuarbeiten, die erreichbar sind. Ich kann auf ein Wunder hoffen, aber ich kann nichts tun, um es auch wirklich stattfinden zu lassen*, und ich bin keine Versagerin und auch kein schlechter Mensch, wenn kein Wunder geschieht. Ich kann daran arbeiten, Seelenfrieden zu finden, und ich habe viel damit zu tun, wenn ich meinen Seelenfrieden finden will. Ich kann mich entscheiden, jeden Augenblick meines Lebens voll zu genießen. Ich kann mich entscheiden, zu lieben und liebevoll zu sein. Aber − wenigstens meiner Erfahrung nach − wenn ich mich entscheide, meine Chemotherapie ohne Nebenwirkungen durchzustehen, nicht zu bluten, keine Schmerzen zu haben, meinen Tumor schrumpfen zu lassen, den Krebs aus meinem Körper zu verjagen, dafür zu sorgen, daß er nicht wieder auftaucht − dann sind das Resultate, über die ich keine Macht habe.

Sie haben darauf hingewiesen, daß die Sterblichkeitsrate (für den Zustand, der als Leben bekannt ist) 100 Prozent beträgt. Bitte, ermutigen Sie uns auch, das beste Resultat zu erhoffen und dafür zu arbeiten und dann uns selbst zu lieben und zu akzeptieren, ganz gleich was passiert. Wenn die Resultate nicht ganz so gut ausfallen, wie wir sie uns wünschen, dann ist es noch viel wichtiger, daß wir uns selbst lieben. Das Universum/ Gott wird alles, was ich benötige, zur Verfügung stellen – nicht alles, was ich mir wünsche. Deshalb lehren Sie uns bitte, daß ich, wenn ich nicht bekomme, was ich mir wünsche, keine Versagerin bin – und daß ich dann nicht unbedingt etwas falsch gemacht haben muß. Als Patientin hatte ich es wirklich nötig, diese Worte zu hören. Und auch einige meiner Freunde sollten sie hören.

Ich brauche dieser Frau nichts mehr beizubringen, denn sie hat es schon von ganz allein herausgefunden und so schön gesagt, wie es nur geht. Ich hoffe, diese Botschaft dringt nicht nur bis zu den Patienten und ihren Lieben, sondern auch bis zu den Ärzten. Ich hoffe, alle Therapeuten, Ärzte, Familienangehörige und Freunde vermitteln niemals anderen das Gefühl, ein Versager zu sein, oder das Gefühl, immer noch krank zu sein, weil sie sich nicht genügend geändert haben, nicht genügend erreicht haben oder nicht genügend bedeutsame existentielle Veränderungen in ihrem Leben vorgenommen haben. Deshalb konzentriere ich mich darauf, die Menschen zu lehren, wie sie leben müssen, und nicht wie sie sterben müssen. Denn das liegt immer im Bereich ihrer Möglichkeiten. Wenn Sie all diese Dinge als Arbeit ansehen, dann irren Sie sich gründlich und sind drauf und dran, sich auf den Weg des Versagens zu begeben.

Wie die Frau, die den Brief geschrieben hat, sehr wohl weiß, ist es wichtig, sich darüber im klaren zu sein, wofür man kämpft und was man Gott überlassen muß. Ihre Rechte und Ihre Individualität sind Dinge, um die zu kämpfen sich lohnt. Sagen Sie sich immer wieder, daß Sie kein Fußabtreter sind. Bestehen Sie darauf, von Ihrem Arzt mit Respekt behandelt zu werden. Vergewissern Sie sich, daß Sie auf Ihre Fragen auch Antworten erhalten. Tragen Sie im Krankenhaus Ihre eigene Kleidung. Nehmen sie an Entscheidungen teil, die die Behandlung Ihrer Krankheit betreffen. Aber es gibt auch Zeiten, in denen Sie Vertrauen und Glauben haben müssen, in denen Sie Gott erlauben müssen, Ihnen die Last abzunehmen, damit Sie selbst Frieden finden können.

Zu solchen Zeiten müssen wir sagen: »Wir werden schon sehen« und müssen wissen, daß sich manche Probleme als spirituelle »platte Reifen« herausstellen. Ein Freund von uns war im Krankenhaus und beschwerte sich darüber, daß sich sein 8-Uhr-CAT-Scan verspätet hatte, und ich sagte zu ihm: »Haben Sie nicht gehört, daß genau um acht das Kabel im Lift gerissen ist und er abgestürzt ist? Gut, daß Sie da nicht drin waren.« – »Ist das wirklich wahr?« fragte er. Und ich sagte: »Nein. Aber vielleicht treffen Sie um elf jemanden im Röntgenzimmer, den Sie um acht nicht dort getroffen hätten und der Ihnen einmal nützen könnte. Dann werden Sie froh sein, daß Sie um elf dort waren, anstatt um acht.« Abwarten und die Dinge laufen lassen. Überlassen Sie Ihre Sorgen Gott, wenn Sie sie doch nicht ändern können. Diese Kombination von kämpferischem Geist und spirituellem Glauben ist der beste Überlebensmechanismus, den ich kenne.

Ein Arzt, der mich vom kämpferischen Geist reden hörte, fragte: »Ist die Verlängerung des Lebens oder der Seelenfriede Ihr vorderstes Ziel? Wenn es so ist, daß der wütende, feindselige Patient länger lebt, hätte dann nicht ein Patient, dem man hilft, seinen Seelenfrieden zu finden, eine kürzere Lebenserwartung?« Vielleicht findet sich die Antwort hierauf im *Serenity Prayer* von Reinhold Niebuhr, dem Theologen des 20. Jahrhunderts. Ich zitiere hier das Gebet, welches sich auch die Anonymen Alkoholiker zu eigen gemacht haben, in einer verkürzten Form: »Gott gebe mir den Mut, die Dinge zu ändern, die ich ändern kann, und die Heiterkeit, die Dinge zu akzeptieren, die ich nicht ändern kann, und die Weisheit, den Unterschied zu erkennen.«

Wie meine Briefpartnerin sagte, könnte der Ausgang einer Krankheit außerhalb der Grenzen unserer Macht liegen. Daher müssen wir, so wie sie, lernen, wo diese Grenzen liegen. Aber das bedeutet nicht, auf Verantwortung zu verzichten. Verantwortung und Schuld sind nicht ein und dasselbe. Genausowenig wie Krankheit und Versagen. Alles, worum ich die Menschen bitte, die wegen einer medizinischen Behandlung oder Beratung zu mir kommen, ist, daß sie die Verantwortung und die Fürsorge für sich mit mir teilen. Sie zu bitten, nicht zu sterben, wäre genauso, als würde ich sie um das Unmögliche bitten. Wir sterben alle; das hat nichts mit Versagen zu tun. Nicht wirklich zu leben, das bedeutet

Versagen. Vergessen Sie nicht, es gibt Wahrscheinlichkeiten und Möglichkeiten, Statistiken und Individuen.

Krankheit als Bestrafung

Eine andere falsche Vorstellung von Krankheit ist die, daß es sich dabei um eine Bestrafung für unsere Sünden handelt. Im allgemeinen entbehrt diese Schuld jeder realistischen Grundlage, aber sie wurde uns von unseren Eltern, Lehrern und anderen autoritären Figuren in unserem Leben eingeredet. Als Folge davon sehnen wir uns nach der vielfachen Kreuzigung, die wir anscheinend verdient haben. Ich hoffe nur, daß wir Krankheiten, wenn wir sie auf diese Art betrachten, dazu verwenden können, uns eine Wiederauferstehung zu ermöglichen.

Diese Funktion der Krankheit hat Freud gemeint, als er von Symptomen sprach, die einen dreifachen Wunsch ausdrücken und befriedigen. Einer der dreifachen Wünsche hat mit den Bedürfnissen des Organismus nach Wohlergehen zu tun (deshalb fordere ich meine Patienten auf, darüber nachzudenken, welche ihrer Bedürfnisse durch die Krankheit erfüllt werden), der zweite mit der aggressiven Absicht gegenüber anderen (wenn wir unsere Krankheit dazu benutzen, die Menschen um uns herum zu manipulieren), und der dritte hat mit den Maßnahmen der Selbstbestrafung als Mittel der Buße zu tun. Karl Menninger berichtet in *The Vital Balance*, daß er zuerst Zweifel an dieser Theorie gehabt habe – denn wer würde sich wohl »nach ein wenig oder gar nach großem Unbehagen sehnen«? Aber seine Praxis hat ihn die Weisheit der Freudschen Theorie gelehrt, wie er meint. Menninger zeigt die Sehnsucht nach Buße am Beispiel eines Mannes auf, der sein Kind tötete und dann einen Nervenzusammenbruch erlitt. Als er später bei einem Unfall einen Arm verlor, war seine emotionale Gesundheit wiederhergestellt, denn nun hatte er das Gefühl, daß er für das, was er seinem Sohn angetan hatte, gebüßt hatte. Der Verlust seines Arms bedeutete, daß er genug gelitten hatte.

Ich würde es gerne sehen, wenn Studenten während ihrer medizinischen Ausbildung dazu verpflichtet wären, Krankheiten auch auf diese Weise zu betrachten. Denn jeder Arzt hat mit Menschen zu tun, deren Krankheiten nicht allein physische Ursachen haben. Manche Menschen erblinden, weil es irgend etwas gibt, das sie nicht sehen wollen. Andere können ihre Glieder nicht mehr gebrauchen, weil sie sich nicht bewegen wollen. Sie werden hilflos, weil sie nicht wissen, wie sie sich sonst die Hilfe, die sie benötigen, verschaffen sollen. Wir Ärzte müssen uns darin üben, nach den Ursachen zu suchen, die hinter der Krankheit stehen, selbst wenn es psychologische und nicht physiologische Ursachen sind.

In der Bibel gibt es einen Mann, den Woody Allen als sehr gut angepaßtes Einzelkind bezeichnet. Falls ihn jemand nach dieser Beschreibung nicht erkennt: Sein Name war Jesus. Jesus war ein Heiler, aber er war ein schrecklicher Arzt. Als er einen Mann sah, der gelähmt war, sagte er: »Deine Sünden sind dir vergeben« und nicht: »Stehe auf und wandele.« Jeder gute Arzt würde versucht haben, diesen Mann wieder auf die Füße zu bringen, indem er ihm Stützen verpaßt oder ihn operiert hätte oder indem er ihn zumindest an einen orthopädischen Chirurgen verwiesen hätte. Als Jesus gefragt wurde, warum er diese andere Methode gewählt habe, sagte er: »Was ist leichter, und was wäre euch lieber?« Jesus wußte von der Bedeutung eines geheilten Lebens, und er wußte auch, daß die körperliche Genesung häufig das Nebenprodukt der Heilung ist. Er hat die Menschen durch Vergebung und durch seinen Glauben geheilt und gesund gemacht.

Wenn ich von dem Bedürfnis nach Vergebung spreche, dann will ich damit nicht etwa sagen, daß Sie alle Sünder sind, und ich glaube auch nicht, daß Jesus das gemeint hat. Bevor Jesus den blinden Mann heilte, wurde er gefragt: »Wer hat gesündigt, er oder seine Eltern?« Und er sagte: »Keiner von beiden.« Die Heilung des Blinden war nicht eine Frage von Sünde, sondern um Gottes heilende Kräfte zu manifestieren, die in uns allen vorhanden sind. Aber viele von Ihnen glauben, Krankheiten würden durch sündige Taten verursacht, und das wußte Jesus, und deshalb wußte er auch, daß der Krüppel Vergebung benötigte.

Genau dasselbe benötigen auch unsere Patienten – nicht daß *wir* ihnen vergeben, sondern daß *sie sich selbst* vergeben. Wenn sie sich selbst vergeben könnten, dann würden sie keinen kranken

Geist und keinen kranken Körper brauchen. Wenn sie nicht genügend Selbstliebe aufbringen, die ihnen diese Vergebung garantiert, dann kann die Krankheit das Mittel zur Sühne sein, die sie von der Schuld befreit, damit sie wieder gesund werden können.

Eines Tages kam ein Psychotherapeut in mein Büro, der nicht hinnehmen wollte, daß die Menschen mehrfache Kreuzigungen benötigten und ihre Krankheit als Bestrafung ansahen. Wie so oft half Gott aus, indem er ihm eine Patientin schickte, die es ihm erklärte. Sie sagte, sie habe deshalb überlebt, weil sie sich durch ihre Krankheit von ihrer Schuld befreit habe:

Meine Schuldgefühle waren so überwältigend, daß ich nicht wußte, wie ich weiterleben sollte, wenn ich keine Möglichkeit fand zu leiden. Ich hatte das Gefühl, ein schlechter Mensch zu sein, der es nicht verdiente, ohne irgendeine Art des Leidens weiterzuleben. Auf Vergebung war nicht zu hoffen. Ich konnte einfach nicht darüber hinwegkommen, bevor ich Krebs bekam. Dann als ich den Krebs hatte, sagte ich mir: Nun ist es gut, du hast genug gelitten. Jetzt kannst du etwas Positives für dich tun.

Jetzt kann ihre Auferstehung stattfinden. Die Rolle des Heilenden besteht darin, Menschen zur Selbstvergebung zu führen, damit sie nicht länger das Gefühl haben, büßen zu müssen. Er muß ihnen verständlich machen, daß sie keine Sünder sind, und er muß sie auf den Weg zur Selbstheilung und zur Selbstliebe bringen.

Selbstliebe

Ich habe schon so viele Geschichten über Selbstbestrafung gehört, daß ich mir überlege, ob ich mich nicht um den Posten des Präsidenten bewerben soll. Als Präsident würde ich mich dann bemühen, zwei lebensnotwendige Gesetze durchzubringen. Zum einen würde ich ein Gesetz einführen, das vorschreibt, daß man sich lieben muß. Meine Verwaltung würde darauf achten, daß dieses Gesetz auch eingehalten wird. Sie würde Liebespatrouillen in purpurroten und gelben Uniformen losschicken, die durch die Straßen jeder Stadt gehen und die Bürger fragen müßten: »Liebt ihr euch selbst?« Jedes Nein würde schwer bestraft werden. Es würde einen teuer zu stehen kommen, sich nicht zu lieben.

Der zweite wichtige Punkt auf meinem Regierungsprogramm wäre ein wirklich soziales Sicherheitssystem. Jeder Bürger erhielte eine Nummer, die ihn einer Gruppe zuordnete, die jede Woche zwei Stunden lang zusammenkäme. Dort würde ihm die Liebe und die Züchtigung zuteil, die ihm seine eigene Familie versagt. Genau das ist es, was unsere Gruppen außergewöhnlicher Patienten schon heute praktizieren und was auch Gruppen wie »erwachsene Kinder von Alkoholikern« tun. Aber für Menschen, die das Leben lieben und hundert Jahre alt werden wollen, gibt es keine Gruppen. Bis jetzt mußte man, wenn man zu einer Gruppe gehören wollte, Krebs haben, Aids, Sklerodermie oder irgendein anderes Leiden oder man mußte drogensüchtig sein, Alkoholiker, geschieden, Übergewicht haben oder in irgendeine andere anerkannte Problemgruppe passen. Kürzlich jedoch gab mir jemand ein Flugblatt, auf dem Informationen zu einer Gruppe standen, die sich »Gruppe der radikalen Selbstliebe« nannte. Vielleicht ist das der Beginn einer neuen Bewegung. Vielleicht brauchen wir uns nicht mehr zu verletzen, bevor wir zu leben beginnen.

Eine Mitgliedschaft in dieser Gruppe hilft hoffentlich mit, das zu lösen, was ich bei meiner Arbeit als das größte Problem ansehe – nämlich Menschen dazu zu bringen, leben zu wollen und die notwendigen Veränderungen in ihrem Leben herbeizuführen. Es mag ja ganz gut und schön sein, über das Heilungssystem zu sprechen und wie man es aktivieren muß, aber wenn man sich darüber klar wird, in welchem Zustand sich unsere Gesellschaft befindet, dann beginnt man zu begreifen, daß besagte Informationen alleine zu keiner sofortigen Veränderung führen werden. Wichtig wäre es, eine Gesellschaft zu schaffen, in der die Selbstliebe und die Liebe zu anderen vorhanden sind. Vor kurzem las ich einen Artikel von Ushanda io Elima über die Efé-Pygmäen, die so leben. Nach Jean-Pierre Hallet, der bei den Efés aufgewachsen ist und jetzt *The Pygmy Fund* (Box 277, Malibu, CA 90265) verwaltet, einen Fonds, der ihrem physischen und kulturellen

Überleben dienen soll, bringen die Efé-Pygmäen ihre Gefühle füreinander sehr stark zum Ausdruck.

Die Pygmäen legen sehr viel Wert auf die körperliche Berührung und Zuneigung. Babys und kleine Kinder werden ständig im Arm gehalten und herumgetragen. Ältere Kinder und Erwachsene fassen einander an. Oft halten sie sich bei den Händen oder umarmen sich oder legen den Kopf in den Schoß eines Freundes. Jeder, der das Bedürfnis nach Ruhe hat, kann jemand anderen anfassen oder sich umarmen lassen. Es herrscht sehr viel Zärtlichkeit.

Das Ergebnis dieser Erziehung ist eine Gesellschaft, in der sich »die Pygmäen darauf konzentrieren, ihre persönlichen Beziehungen, die auf Vertrauen fußen, zu verbessern«. Es gibt keine Verbrechen, keine Untreue, kein Stigma gegen Sexualität, dafür nicht nur Achtung voreinander, vor allem vor den Älteren unter ihnen, sondern auch vor dem Wald, in dem sie leben. Wenn wir eine Generation Kinder auf der ganzen Welt genauso lieben würden, wie die Pygmäen ihre Kinder lieben, würde sich unser Planet verändern, und unsere Probleme würden verschwinden.

Wenn Sie den Schaden bezweifeln, den der Mangel an Selbstliebe in unserem Leben verursacht, dann brauchen Sie sich nur umzusehen. Achten Sie einmal darauf, wie viele Menschen Selbstmord begehen, offenkundig oder auf andere Art, durch Unfälle oder unbehandelte Krankheiten. Wir sind so selbstzerstörerisch, daß es sogar Gesetze geben muß – die ich Bitte-liebt-euch-doch-Gesetz nenne –, um uns dazu zu bringen, Anschnallgurte oder Sturzhelme zu verwenden. Wir vergiften und betäuben uns mit Zigaretten, Tranquilizern, Drogen, Alkohol und ungesundem Essen. Wir gehen Beziehungen ein, die niemals funktionieren können, alles in dem verzweifelten Versuch, in unseren eigenen Augen besser dazustehen. Keine Beziehung auf der ganzen Welt kann uns das Gefühl vermitteln, etwas wert zu sein, wenn wir es nicht ohnehin wissen.

Ohne Selbstliebe ist es schwer, um das eigene Leben zu kämpfen. Wenn wir jemandem einen Rat geben, wie er leben soll, dann ist das gut und schön, wenn es sich um jemanden handelt, der gern leben möchte. Wenn unser Rat aber jemandem zu Ohren kommt, der das Leben nicht liebt, dann ist es sinnlos. Warum soll man länger leben, wenn man das Leben nicht genießt? Ich glaube, die Botschaft müßte lauten: »Ich liebe dich und hoffe, daß du dich eines Tages selbst liebst.« Kritik hilft nichts; sie zerstört die Beziehung und schafft nur das Gefühl, versagt zu haben.

Wenn man in seiner frühen Kindheit keine Liebe empfangen hat und daher nicht weiß, daß man liebenswert ist, dann kann es unglaublich schwierig sein, Liebe in sich selbst zu finden. Nichts ist jedoch unmöglich. Sie sind fähig, sich zu ändern und Ihr wahres Selbst zu finden. Dafür gibt es Gruppen, dabei kann Ihnen die Psychotherapie helfen. Außerdem kann Ihnen dabei ein wenig von dem, was Martin Seligman »kognitive Neubildung« nennt, nützlich sein. Das war auch bei einer Frau mit multipler Sklerose der Fall, die mir schon vor mehreren Jahren zum ersten Mal geschrieben hatte. Sie gab zu, daß viele ihrer Probleme, physische wie auch emotionale, mit ihrem Mangel an Selbstliebe zu tun hatten, aber sie sagte, daß es ihr nicht zu gelingen scheine, den negativen Gefühlen Einhalt zu gebieten. In einem ihrer ersten Briefe fragte sie mich:

Wie kann ich mich lieben, wenn ich eine Selbstenttäuschung nach der anderen erlebe? Wenn ich eine andere Person wäre und bemüht wäre, mich zu lieben, würde ich mich wegen der »Heute gut − morgen krank«-Eigenschaften von M. S. grüneren Weiden zuwenden. Wie kann man jemanden lieben, auf den man sich so wenig verlassen kann? Man verkauft sein Auto, wenn es nicht mehr zuverlässig fährt. Man trennt sich von seinem Partner, wenn er einen andauernd enttäuscht. Ich bin eingesperrt mit diesem streitsüchtigen Selbst, das ich rauswerfen würde, das ich verkaufen würde oder von dem ich mich schon vor langer Zeit hätte scheiden lassen, wenn das möglich wäre. Soll ich vielleicht anfangen, es zu lieben?

In meinem Antwortbrief erzählte ich ihr von Evy McDonald, wie sie vor ihrem Spiegel saß, und bemühte mich, ihr klarzumachen, daß die Grenzen unseres Körpers unsere Fähigkeit, geliebt zu werden oder uns selbst zu lieben, nicht zu beeinträchtigen brauchen. Aber Veränderungen kommen nicht über Nacht. Sie bedeuten harte Arbeit. In einem Brief, den sie fast ein Jahr nach dem oben zitierten schrieb, verglich sie den Prozeß, Selbstliebe zu lernen, mit dem, etwas Neues zu lernen, etwas, das sie schon seit der Zeit wußte, als sie noch Lehrerin gewesen war. Sie betrachtete sich ihre Fortschritte, die sie im »101 lieben und akzeptieren« gemacht hat, wie sie es nennt, und versucht zu erklären, was sie noch immer zurückhält: »Ich besitze kognitive Fähigkeiten. Ich bin motiviert. Ich höre zu. Aber ich habe Schwierigkeiten, meine Aufgabe zu Ende zu führen.«

Nun, als Leiter des Studiengangs, den sie absolviert, bin ich sicher, daß diese hart arbeitende fleißige Frau ihre Prüfung eines Tages bestehen wird, wie sie es sich vorgenommen hat: »Magna Cum Love!« Selbstliebe kann man sich aneignen, auch noch spät im fortgeschrittenen Alter, egal unter welchen Umständen man lebt. Wenn man *The Velveteen Rabbit* liest, erfährt man, wie es ist, wirklich zu sein. Dann begreift man auch, daß es ganz egal ist, ob »einem fast alle Haare weggeliebt wurden und ob einem die Augen herausfallen und die Gliedmaßen schlenkern und man völlig abgewrackt ist«, denn »wenn man erst einmal wirklich ist, dann kann man nicht häßlich sein, außer für Menschen, die von nichts eine Ahnung haben«.

Ich erinnere mich daran, eines Abends eine Frau in ihrer Wohnung besucht zu haben. Aufgrund eines weitverbreiteten Krebses an Kopf und Hals und Bestrahlungen und einer Operation war ihr Kopf furchtbar deformiert und von der angestauten Flüssigkeit aufgedunsen, so daß er auf die Seite gelegt werden mußte, damit das eine Auge offenblieb. Ihre Zunge war geschwollen und hing heraus, so daß sie nicht sprechen konnte. Als ich in ihr Zimmer kam, war ich mir — nach all den vielen Jahren, die ich als Chirurg gearbeitet hatte — nicht einmal sicher, ob ich ihren Anblick und ihren Geruch auch nur fünf Minuten würde ertragen können. Sie konnte nicht sprechen, aber sie schrieb ein paar Worte auf einen Block und reichte ihn mir; ich schrieb eine Antwort und gab ihr den Block zurück. Sie schrieb wieder etwas auf den Block und reichte ihn mir, und ich las: »Sie können ruhig sprechen.« Ich brach in ein breites Lächeln aus und habe sie von diesem Augenblick an geliebt. Sie wurde wirklich und schön. Eine Stunde später hielt ich sie in den Armen und gab ihr einen dicken Kuß.

Eine meiner ungewöhnlichsten Patientinnen – und Freundinnen – ist eine Frau namens Susan Duffy, die an Sklerodermie leidet. Wir stehen seit vielen Jahren im Briefwechsel. Ich habe daher viel über ihre Familiengeschichte erfahren, die mit Alkoholismus, Selbstmord und Täuschungen zu tun hat, und auch darüber, wie mutig man sein muß, um sich trotz einer solchen Vorgeschichte für das Leben zu entscheiden. Vor einiger Zeit schrieb sie mir:

Bei meinen Vorfahren wiederholen sich über Generationen immer wieder die gleichen Muster: Selbstmord, vorzeitiger Tod, alle Arten tödlicher Krankheiten – nennen Sie irgendwas, sie haben es gehabt. Meine Mutter und mein Vater haben beide innerhalb von fünf Jahren Selbstmord begangen. Die Botschaft, die ich am lautesten gehört habe, war: »Stirb, Kind, stirb . . .« Wir alle brauchen unsere Eltern, irgendwie, egal ob im Positiven oder im Negativen. Manchmal habe ich das Gefühl, daß ich an meiner Krankheit festhalte, um bei meinen Eltern zu sein. Sie ist das einzige, das mir irgendwie das Gefühl vermittelt, mit ihnen eins zu sein. Jeder einzelne von uns sehnt sich nach irgendeiner Identität.

Ich bin aus dem Guß oder dem Muster ausgebrochen, aber es war mehr als eine Schlacht, die ich zu schlagen hatte. Ich mußte gegen die natürliche Neigung ankämpfen, sozusagen dem Weg meiner Vorväter zu folgen.

Aber im Verlauf der Jahre hat Susan erfolgreich gegen ihre Vergangenheit, ihre Krankheit und ihren Glauben angekämpft. Ihre Korrespondenz mit mir stellt eine bemerkenswerte Dokumentation ihres schwer errungenen spirituellen Wachstums dar:

Ich sehe mein Leben folgendermaßen: Ich lebe in einem Gefängnis. Ich hatte keine Kontrolle über die äußeren Umstände, in die ich hineingeboren wurde. Ich hatte keine Kontrolle über die Eltern, die mich erzogen haben. Ich hatte keine Macht über die äußeren Umstände, denen ich ausgesetzt war. Als mein Gefängnis so dunkel war, daß ich nichts sehen konnte, und die Schmerzen so groß waren, daß ich nichts sehen wollte − hörte ich ein Klopfen an meiner Tür, und ich hatte den Mut, sie aufzumachen. Als ich die Tür aufmachte − kam die Liebe hereinspaziert. Als die *Liebe* hereinkam, da hatte ich den Mut, zu vergeben. Ich hatte die Fähigkeit, zu akzeptieren. Als die *Liebe* in meinem Gefängnis herumging, berührte sie jeden negativen Punkt darin, das heißt mein ganzes Leben − und machte alles zu etwas Bedeutungsvollem . . .

Ich stolpere noch immer über einzelne Punkte in meinem Gefängnis. Wenn ich stürze, fühle ich die Hand der Liebe, die mich aufhebt. Wenn ich mir weh tu' und weine, spüre ich ihre zarte Berührung an meinem Herzen. Während ich weiterkämpfe, fühle ich, wie sie mich sanft an die Hand nimmt und führt, als würde sie mir meinen Weg erhellen. Wenn ich mich um Verständnis bemühe, höre ich sie leise flüstern: »Es wird alles wieder gut.« Und wenn ich sterbe, wird mich die Liebe sanft aus meinem Gefängnis führen und mich mit zu sich nach Hause nehmen, wo es keine Gefängnisse gibt.

An diesem Prozeß ist nichts einfach. Susan hat sich, emotional und spirituell, selbst geheilt, nicht so sehr trotz der Schmerzen, die sie ertragen mußte, als vielmehr wegen der Schmerzen. In einem anderen Brief schreibt sie:

In der Dunkelheit habe ich das Licht gefunden. Aus den Schmerzen habe ich Gewinn gezogen. Im Sterben habe ich das Leben gefunden. In der Einsamkeit habe ich mir gewünscht zu beten. Und durch die Liebe Gottes hat mein Leben einen Sinn bekommen. Das hört sich vielleicht alles ganz schön an, himmlisch und spirituell, aber der Preis, den ich gezahlt habe, um diese Erleuchtung zu haben, ist manchmal geradezu überwältigend hoch gewesen! Aber wieder wird mir klar, daß durch irgendeinen Verlust, ganz gleich welcher Art, etwas anderes, von einer viel größeren Dimension, gewonnen werden kann.

Susan hat äußerst schwer gerungen, um über die Gruppe der außergewöhnlichen Patienten und über andere Menschen, denen sie sich angeschlossen hat, ihre Selbstliebe zu erlangen. Sich selbst lieben zu lernen ist sehr viel leichter, wenn dieser Vorgang eine natürliche Folge der Liebe ist, die wir von unserer ersten und intimsten Gruppe erhalten haben, mit der wir Kontakt hatten: von der Familie. Aber so wie Susan ist vielen von uns diese Liebe, die wir von unseren Eltern so nötig gebraucht hätten, nicht zuteil geworden. Und diese haben sie vielleicht wiederum von ihren Eltern nicht erhalten. Wenn wir diesen Weg immer weiter zurückverfolgen, kommen wir zu Adam und Eva und können ihnen die Schuld dafür geben, nicht das Richtige getan zu haben. Da jede Generation dazu neigt, die Lieblosigkeit, die sie selbst erfahren hat, an die nächste Generation weiterzugeben, fürchte ich, daß es mehrere Generationen dauern wird, bis wir das System der Liebespatrouillen und der sozialen Sicherheit verwirklichen können, das ich vorgeschlagen habe.

Wir können aber auch beschließen, diesen Kreislauf jetzt zu unterbrechen und uns selbst, unsere Kinder und einander zu lieben. Beginnen wir mit dem Prozeß der Veränderung, indem wir zulassen, daß unsere Krankheiten unserem Leben eine neue Richtung geben. Wenn wir erst einmal, wie Elisabeth Kübler-Ross sagt, zugeben: Ich bin nicht okay, du bist nicht okay, aber das ist okay – dann können wir beschließen, unsere Schmerzen nicht mehr an spätere Generationen weiterzureichen, und dann können wir wieder anfangen zu lieben.

Die Vergangenheit überwinden

Heutzutage stößt der Gedanke, daß unsere Eltern uns nicht gut oder genügend geliebt haben, auf großen Widerstand. Besser ist es zu glauben, der Fehler läge bei uns selbst, denn dann können wir uns wenigstens die Illusion bewahren, daß wir ihre Liebe gewinnen können, wenn wir nur: unsere Haare schneiden, ein Bad nehmen, Arzt werden, den richtigen Menschen heiraten, mehr Geld verdienen, häufiger zu Hause anrufen – Sie können die Liste ergänzen, um Ihrer eigenen Situation gerecht zu werden. Das Entscheidende ist, daß die meisten von uns das Produkt bedingter Liebe sind (und manche von uns das Produkt von gar keiner Liebe oder sogar Mißhandlung). Wenn Sie aus einer Familie kommen, die Sie bedingungslos geliebt hat, dann sind Sie in der Minderheit. Das ist der Grund dafür, warum so wenige von uns das Gefühl haben, liebenswert zu sein.

Bei meinen Workshops fordere ich die Teilnehmer immer auf, sich als nicht liebenswert zu betrachten, wenn sie glauben, daß sie so geboren sind. Aber ich habe noch niemanden kennengelernt, der sich bei seiner Geburt nicht für liebenswert gehalten hätte. Meine nächste Erklärung ist: Dann hat Sie jemand dazu gebracht, sich nicht liebenswert zu fühlen, dann haben Sie von autoritären Personen Botschaften erhalten, die Ihnen dieses Gefühl vermittelt haben. Wenn Liebe an Bedingungen geknüpft ist, fühlen wir uns unvollkommen und nicht liebenswert.

Man erzählte mir die Geschichte eines jungen Mannes, der Geiger werden wollte, aber dazu gezwungen wurde, Rechtsanwalt zu werden, damit seine Eltern stolz auf ihn sein konnten. Als Erwachsener bekam er einen Gehirntumor, und man sagte ihm, er habe nur noch ein Jahr zu leben. Seine Reaktion war: »Dann werde ich ein Jahr lang auf meiner Geige spielen.« Ein Jahr später hatte er einen Job als Geiger in einem Konzertorchester und keinen Gehirntumor mehr. Ich kenne viele Geschichten dieser Art, und ich wünschte, das gleiche würde Ihnen allen geschehen. Das ist der Grund, warum ich Sie auffordere, sich selbst die bedingungslose Liebe zu geben, die Ihre Eltern Ihnen vielleicht nicht zukommen lassen konnten. Vergeben Sie Ihnen, akzeptieren Sie sich, und leben Sie Ihr Leben. Hier ist ein einfacher Test: Wenn Sie im Sterben liegen und haben dabei die Lebensbilder eines anderen vor Augen, dann haben Sie es falsch angestellt.

Vor kurzem las ich noch einmal Tolstois Roman *Der Tod des Iwan Iljitsch* und hielt bei folgendem Satz inne: »Iwan Iljitsch führte ein Leben, das höchst einfach und höchst bequem war und daher höchst schrecklich.« Später, als er im Sterben liegt, fragt er sich, ob es in seinem ganzen Leben irgend etwas gegeben hatte, das wirklich und wahr gewesen war. Wie schmerzhaft muß es sein, wenn man kurz vor dem Tode steht und sich fragen muß, ob man je gelebt hat.

Ich weiß, was in uns steckt, in unserem Unterbewußtsein. Ich weiß, wozu das Unterbewußtsein fähig ist, wenn wir es freisetzen. Was steht ihm im Weg? Sowohl Gefühle der Schuld als auch Gefühle des Versagens gehen auf autoritäre Figuren zurück, die einem diese Empfindungen vermittelt haben und deren Verurteilung man sich nicht entziehen kann.

Eltern haben hypnotische Fähigkeiten, genauso wie Lehrer und Ärzte, aber nur sehr selten auch therapeutische. Kinder benötigen bedingungslose Liebe und Disziplin und nicht Bestrafung. Geben Sie Ihnen Botschaften wie »Das Leben ist voller Probleme und Hürden. Aber was auch geschieht, du wirst es bewältigen und hundert Jahre alt werden.« Oder: »Gestern ist vorbei, morgen hat noch nicht begonnen, wozu sich also Sorgen machen?« Mir gefällt auch, was Elida Evans, eine der ersten Jungschen Therapeutinnen, vor über sechzig Jahren über die Erziehung von Kindern gesagt hat. Auch sie erkannte, daß es so etwas wie eine Krebspersönlichkeit gibt.

Eltern »sollten ihren Kindern vor allem anderen Ausdauer beibringen, und wenn die Kinder nicht erreichen können, was sie erreichen wollen, dann lehren Sie sie, sich einen Ersatz zu suchen und aus dem, was sie haben, das Beste zu machen. Bis zu einem gewissen Grad ist Interesse und Gelegenheit und Schönheit immer vorhanden, und ich glaube nicht, daß es in irgendeinem Leben dafür Begrenzungen gibt.«

Der vielleicht beste Ratschlag kommt von der Schweizer Psychoanalytikerin Alice Miller, die mehrere Bücher über Eltern und Kinder geschrieben hat: *Das Drama des begabten Kindes und die Suche nach dem wahren Selbst, Am Anfang war Erziehung, Du sollst nicht merken, Das verbannte Wissen* und *Bilder einer Kindheit*. In einem Interview sagte sie, daß sie es gern sähe, wenn wir uns an unseren Kindern freuen könnten, wie sie sind – »nicht als Wesen, die manipuliert und verändert werden müssen«. Allzu häufig jedoch tun wir genau das Gegenteil. Wir versuchen, unsere Kinder zu etwas zu formen, das sie nicht sein wollen, und machen unsere Liebe von ihrem Gehorsam abhängig. Die daraus resultierende Selbstverleugnung und Verdrängung können Krankheiten mitverursachen. Aber ganz gewiß will ich damit nicht sagen, daß jeder, der krank ist, von seinen Eltern nicht geliebt oder vernachlässigt oder mißhandelt wurde.

Manchmal bekomme ich Briefe von Menschen, die mit mir böse

sind, weil sie glauben, daß ich sie für die Krankheiten ihrer Kinder verantwortlich mache. Warum »braucht« mein dreijähriges Kind diese Krankheit, fragen sie; was habe ich falsch gemacht? Wenn mich die Mutter eines Kindes, das Krebs hat, anruft und sagt, daß ich ihr Schuldgefühle vermittle, glaube ich, daß ihre Schuldgefühle auf etwas in ihrer Vergangenheit zurückgehen, auf die Art und Weise, wie sie von ihren Eltern erzogen wurde. Sie kommen nicht von mir, obwohl sie auf mich projiziert werden.

Es ist nicht meine Absicht, in irgend jemandem Schuldgefühle zu wecken, aber falls das die Botschaft ist, die durchkommt, dann möchte ich sie klarstellen. Ja, ich glaube, daß es im Familienleben eines Kindes Dinge geben kann, die zu einer Krankheit beitragen. Das sage ich nicht, um irgendwelche Schuldzuweisungen zu machen, sondern um den Menschen Kraft zu geben, um ihnen Einblick in positive Möglichkeiten zu gewähren, wie sie mit der Krankheit umgehen können, wenn es irgendwelche familiären Probleme gibt, die sie ändern können. Ich möchte, daß sie mit Liebe reagieren, nicht mit Schuldgefühlen; ich möchte die Mechanismen zur Instandsetzung einschalten, aber keine neuen Zusammenbrüche schaffen.

Natürlich weiß ich als Arzt auch, daß die Krankheit mehr ist als das, was Eltern ihren Kindern angetan haben. Erbanlagen und Umwelt können beide wichtige Faktoren beim Zustandekommen der Krankheit sein. Vielleicht können Sie, wenn Sie sich Ihre Familie ansehen, keine ernsthaften psychologischen Probleme erkennen, die bei der Krankheit Ihres Kindes eine Rolle spielen könnten. Gut so. Und nun drehen Sie die Frage um, und fangen Sie damit an, nicht nach dem, was Sie in der Vergangenheit falsch gemacht haben, zu suchen, sondern nach dem, was Sie tun können, um die Dinge jetzt und in Zukunft besser zu machen.

Anstatt Sie zu drängen, Ihr Leben von der Krankheit in neue Bahnen lenken zu lassen, wäre es vielleicht sinnvoller zu sagen, daß eine Krankheit *immer* das Leben verändert. Lassen Sie Ihr Leben von der Krankheit auf positive Weise verändern. Es gibt wunderbare Geschichten darüber, wie durch die Krankheit eines Kindes ganze Städte von Liebe und Heilung erfaßt wurden. Mehr darüber werden Sie erfahren, wenn Sie im letzten Kapitel über Kelly Carmody lesen.

Ich weiß, daß es Kinder – und auch Erwachsene – gibt, die von ihren Eltern geliebt wurden und trotzdem krank geworden sind. Ich wiederhole: Eines Tages müssen wir alle sterben. Ich weiß auch, daß ein Kind manchmal nicht genau erkennt, wie es um die wirklichen Gefühle der Eltern steht. Überarbeitete, überbeanspruchte Eltern sehen manchmal vielleicht lieblos aus, aber sind vielleicht nur erschöpft. Das kann ich aus eigener Erfahrung bestätigen. Einmal begleitete mich mein Sohn Keith zu einer Abendveranstaltung (für die Eltern von Kindern mit Krebs), zu der ich geladen war. Ich gebe meinen Kindern immer Gelegenheit, mit mir zu reden, wenn sie mit mir sprechen wollen. Keith nutzte die Situation, um mir zu erzählen, wie es war, mit einem Vater aufzuwachsen, der viele Stunden am Tag arbeitete und dessen Aufenthalt zu Hause häufig von Notrufen unterbrochen wurde, und mit einer Mutter, die genauso schwer arbeitete, indem sie fünf Kinder versorgte, die innerhalb von sieben Jahren auf die Welt gekommen waren (Keith hat einen Zwillingsbruder). Er schonte mich nicht und zählte alles auf, um mir klarzumachen, daß er gern mehr von mir haben würde, als ich ihm – aus Zeitmangel oder aus Mangel an Energie – in jenen Tagen geben konnte. Als er fertig war, umarmten wir uns.

Eine Frau, die an der Veranstaltung teilgenommen hatte, schrieb mir später und machte mir Komplimente wegen des Muts, der nötig war, um eine so persönliche Geschichte zu erzählen. Sie dankte mir, weil ich ihnen allen geholfen hatte, auf ihre Kinder zu hören. Ich wollte ihnen damit zeigen, daß ich für die Gefühle von Angst und Unsicherheit, die alle Eltern gegenüber ihren Kindern verspüren, Verständnis habe. Ich weiß, wie schwer solche Zweifel wiegen, und ich weiß, wie es ist, wenn man Fehler macht und sieht, wie die Kinder deswegen leiden müssen.

Wenn in unserer Familie Schwierigkeiten auftauchen, dann bekomme auch ich sie nicht unbedingt jedesmal gut in den Griff. Ich bin noch immer damit beschäftigt, zu lernen und zu wachsen. Niemand hat uns darauf vorbereitet, Eltern zu sein. Daher machen wir alle Fehler. Wie man seinen Job als Eltern ausübt, hat sicherlich auch etwas damit zu tun, wie die eigenen Eltern waren und die Eltern der Eltern – und so weiter. Wenn man diese Spur lange genug zurückverfolgt, gelangt man am Ende wieder zu

Adam und Eva. Wenn sie es richtig angestellt hätten, hätten wir diesen ganzen Ärger nicht. Vergebung wäre hier das richtige. Es bringt nichts, immer nur einer Generation nach der anderen die Schuld zuzuschieben. Eltern brauchen Vergebung für ihre Fehler, und sie müssen sich selbst vergeben können. Unsere Kinder sind unsere Lehrer, genauso wie Ihre Kinder Ihre Lehrer sein können, wenn Sie nur zuhören. Mein Herz gehört allen unvollkommenen Eltern.

Wir alle sind unvollkommen. Aber am Ende ist es das Kind, das in jedem von uns steckt, das einen noch größeren Anspruch auf meine Gefühle hat, das Kind, das in »Wolken von Herrlichkeit« auf die Welt kommt, wie Wordsworth einmal sagte. Wenn wir dieses Kind achten würden (während wir unseren Eltern vergeben), dann wären wir auf dem Weg, die Liebe zu beanspruchen, die wir uns selbst schulden. Nur indem wir das Kind in uns lieben, können wir sicher sein, daß die Liebe das Erbe sein wird, das wir unseren eigenen Kindern hinterlassen. Denn sonst werden wir die Schmerzen, die wir noch immer verspüren, weitergeben, die Bedürfnisse, die nie erfüllt wurden — genauso wie es unsere Eltern getan haben und deren Eltern *ad infinitum*. Ich will diesen Kreis unterbrechen.

Aber aus dem Selbsthaß, den ich bei meinen Patienten erlebe, muß ich schließen, daß viele durch die Gleichgültigkeit, wenn nicht direkte Feindseligkeit, die so zahlreiche Eltern gegenüber ihren Kindern verspüren, weiterhin zu Opfern werden. Alice Miller sagt, wir haben einen Hang dazu, das Kind als einen kleinen Wilden anzusehen, der, »zu seinem eigenen Besten«, gezähmt und zivilisiert werden muß, häufig genug durch Zwang. Für Jean Houston kommt das Kind als eine Stradivari auf die Welt und verwandelt sich dann in eine billige Plastikgeige. Nachdem das »Kind in uns« von unseren Eltern erstickt worden ist (ob psychologisch oder physisch oder beides), wollen wir es nicht in unseren eigenen Kindern wiederfinden.

Und so geht der Kreis der Selbstentfremdung und des Selbsthasses immer weiter. Deshalb müssen unsere Gruppen der außergewöhnlichen Patienten soviel Zeit auf Fragen des Selbstwertgefühls verwenden.

Aber es ist nie zu spät, die Selbstliebe zu finden, die wir als

Kinder nicht erfahren haben. Das bedeuten die letzten Worte von *Am Anfang war Erziehung:* »Denn die menschliche Seele ist praktisch unausrottbar, und ihre Chance, vom Tod aufzuerstehen, bleibt, solange der Körper lebt.«

VI
Auf der Suche nach dem wahren Selbst

Die Welt zerbricht jeden, und danach sind viele stark an den zerbrochenen Stellen . . .

Ernest Hemingway

Verglichen mit dem, was wir sein sollten, sind wir nur halb wach. Unsere Feuer werden gedämpft, unsere Pläne werden niedergeschlagen, wir nutzen nur einen kleinen Teil unserer mentalen und physischen Mittel.

William James

In diesem Kapitel erfahren Sie, was ich seit der Veröffentlichung von *Prognose Hoffnung* über die außergewöhnlichen Patienten dazugelernt habe und wie man ein außergewöhnlicher Patient werden kann. Das Wort »außergewöhnlich« löst jedoch bei manchen Menschen Ängste aus, weil sie so wenig Selbstliebe besitzen, daß sie sich diese Eigenschaft gar nicht zutrauen. Das wahre Selbst finden hört sich vielleicht einfacher an und bedeutet dasselbe. In Wahrheit seid ihr alle liebenswert und außergewöhnlich. Ich bin eine Autorität und sage es euch.

Ihr habt euer Leben als befruchtetes Ei begonnen, nachdem sich ein ganz bestimmtes Sperma und ein Ei begegnet waren, und seid zu dem geworden, was ihr seid. Wie ich schon an früherer Stelle sagte, befanden sich irgendwo in diesem befruchteten Ei Anweisungen, d. h. ein genauer Plan, der euch den Weg wies, den ihr einschlagen solltet und der euch zeigte, wie ihr euer volles Potential und eure Einzigartigkeit entfalten konntet, bevor ihr den Baum des Lebens loslassen würdet. Biologisch ist es euer Schicksal, in eurer wesentlichen Zusammensetzung jedem anderen Wesen auf dieser Erde zu gleichen, während euch eure DNS gleichzeitig so einzigartig macht wie eure Fingerabdrücke. Das ist der Grund, warum jede Zeichnung, die ich betrachte, jeder Traum oder jede Lebensgeschichte, die ich höre, jede Krankheit, die ich sehe, anders ist, daß sie aber gleichzeitig bestimmte kollektive Punkte aufweisen, die für die gesamte Menschheit gleich sind. Gott hat uns allen bestimmte Talente mitgegeben. Aber wie wir sie auf eine Weise anwenden, daß selbst er, der sie uns geschenkt hat, eines Tages voller Bewunderung auf uns herabblickt und sagt: »Also, daß es so geht, hätte ich nie gedacht«, bleibt ganz allein uns überlassen.

Es ist immer genügend Platz, um unsere Einzigartigkeit und Liebe auszudrücken und die Welt zu verändern, egal wo wir im Leben stehen. Ich habe in den Nachrichten einen U-Bahn-Schaffner aus New York City gesehen, der anstelle des üblichen »Zurücktreten bitte« über seinen Lautsprecher Gedichte, Liebe und Botschaften der Freude verbreitete. Als ein Busfahrer in Santa Monica in seinen Rückspiegel blickte, sah er zwei Männer mit Pistolen in den Händen. Er brachte den Bus zum Stehen, ging zu ihnen und sagte: »Ich liebe euch« und sang »You Are My Sunshine«. Sie steckten ihre Revolver weg und fuhren seither als Bewacher in seinem Bus mit. Diese Menschen sind wirkliche Originale. Genauso wie Sie – wenn Sie lernen, Ihre Originalität zum Ausdruck zu bringen. Teilen Sie Ihr Leben mit all jenen, die sich ebenfalls auf der Reise befinden, und Sie werden die Welt verändern. Wenn es Ihnen nicht gefällt, Busfahrer oder U-Bahn-Schaffner zu sein, dann versuchen Sie es eben als Liftboy – und denken Sie daran: Wir alle haben Gelegenheit, einander zu lieben und zu heilen. Es ist sogar noch leichter, wenn Ihnen jemand zuschaut dabei.

Herauszufinden, auf welche Weise Sie außergewöhnlich sind, bzw. den besonderen Weg zu finden, dem sie folgen sollten, ist Ihre Aufgabe auf dieser Erde, egal ob Sie leidend sind oder nicht. Allerdings wird diese Suche besonders dringend, wenn Sie sich bewußtmachen, daß Sie sterblich sind. Die Heilerin Barbara Ann Brennan sagt in ihrem Buch *Licht-Arbeit*, daß vom Standpunkt des Heilers mit Gesundheit nicht nur die Gesundheit des Körpers gemeint sei, sondern auch die Ausgewogenheit und Harmonie aller Teile des Lebens. Der Prozeß des Heilens sei in Wirklichkeit ein Prozeß des Sicherinnerns, des Erinnerns daran, wer man ist. Sich daran zu erinnern, wer man ist, bedeutet, den eigenen Weg neu zu entdecken. Dieses Kapitel handelt von Menschen, die das getan haben – von außergewöhnlichen Menschen.

Wenn Sie von ihnen hören, werden Sie erkennen, daß all diese Menschen, die es gewagt haben, den statistischen Zahlen, die sich gegen sie richten, zu trotzen, ob sie nun Krebs, Lupus, multiple Sklerose oder Aids haben, ein und dieselbe Geschichte erzählen. Wenn ihre Geschichten nichts Gemeinsames hätten, würden wir vielleicht sagen, daß diese Menschen einfach nur Glück hatten oder daß die Diagnose falsch war, daß eine spontane Remission stattgefunden habe oder daß es nur eine schwache Infektion mit Aidsviren gewesen sei oder daß es sich um gutwillige Krebstumore gehandelt habe. Wir würden all die andern Euphemismen aufzählen, die die Ärzte verwenden, wenn sie etwas nicht verstehen oder wenn sie sich einfach weigern, etwas zu sehen, weil es nicht ihrem Glauben entspricht. Außergewöhnliche Menschen haben alle etwas gemeinsam. Sie manifestieren alle die gleichen wichtigen Eigenschaften – geistigen Frieden, die Fähigkeit zu bedingungsloser Liebe, den Mut, sie selbst zu sein, das Gefühl von Kontrolle über ihr eigenes Leben, Unabhängigkeit, die Verantwortung für Entscheidungen, die ihr Leben beeinflussen, und die Fähigkeit, ihre Gefühle zum Ausdruck zu bringen.

Wenige von uns leben gemäß dem Potential unserer Einzigartigkeit. Tatsächlich brauchen viele der Menschen, von denen Sie lesen werden, ihre Krankheit, um von ihr auf den Weg zur Selbstverwirklichung gebracht zu werden. Ihre Körper mußten erst krank werden, um ihnen bewußtzumachen, daß sie aufgehört hatten, ihr Leben zu leben.

Sie waren vom Weg abgekommen und mußten wachgerüttelt werden. Das bringt uns wieder zurück zu den Gedanken von Russell Lockhart, dem Jungschen Psychotherapeuten, der den Begriff der »Selbstverwirklichung« durch »Individuation« ersetzt hat oder mit »sich daran erinnern, wer man ist«:

Vielleicht ist Krebs [und ich würde sagen, daß das gleiche auf jede andere Krankheit zutrifft] der Versuch, eine größere Persönlichkeit zu schaffen, indem er sie dazu antreibt, bis an die Grenzen ihrer Existenz zu gehen, um dort die Bedeutung und den Sinn des eigenen Schicksals, die man vorher geleugnet hat, zu vereinigen. Jung sagte: »Erst nach meiner Krankheit habe ich begriffen, wie wichtig es ist, das eigene Schicksal zu bejahen.« Und erst nach seiner Krankheit entstand seine schöpferische Arbeit, wie er selbst zugab.

. . . Krankheit kann ein Weg zur Individuation sein, denn sie birgt die verworrene Masse in sich, die erst noch umgewandelt werden muß. Krankheit zieht das Bewußtsein in noch tiefere Winkel des Selbst.

Wie eine Frau kürzlich in einem meiner Workshops sagte, kommen manche der aufregendsten Möglichkeiten unseres Lebens in kluger Verkleidung als unlösbare Schwierigkeiten zu uns. Mein Freund Joe Kogel, der ein bösartiges Melanom hatte und seine Erfahrung benutzte, um dabei mitzuhelfen, sein Leben zu heilen und sich wieder gesund zu machen, bezeichnet diesen Sachverhalt als den »Kogeleffekt« – was bedeutet, daß die schlimmsten Dinge in unserem Leben den Samen zu den besten in sich tragen. Joe erinnert uns daran, daß das chinesische Symbol für Krise sowohl das Zeichen für Gefahr als auch das Zeichen für günstige Gelegenheit beinhaltet.

Krankheit als Geschenk

Wir haben uns daran gewöhnt, Krankheiten als eine Art Bestrafung oder Versagen anzusehen. Aber haben wir schon einmal daran gedacht, sie als Geschenk zu betrachten? Denken Sie daran, was ich als spirituelle platte Reifen bezeichnet habe, dann werden Sie verstehen, was ich meine. In diesem Zusammenhang fällt mir ein, was einem Freund von mir vor gar nicht langer Zeit widerfahren ist. Diese kleine Geschichte hat mich wieder einmal daran erinnert, daß nichts auf der Welt an sich gut oder an sich böse ist.

Mein Freund besitzt eine Farm. Und er liebt es, dort alles auf altmodische Art zu erledigen, d. h., er besitzt kein technisches Gerät und pflügt seine Felder noch mit einem Pferd. Eines Tages, als er sein Feld umpflügte, fiel sein Pferd tot um. Alle im Dorf sagten: »Großer Gott, was für eine schreckliche Sache.« Und er erwiderte nur: »Das wird sich zeigen.« Er war so ruhig und friedlich, daß wir alle zusammenkamen und uns berieten, und weil wir seine Einstellung so bewunderten, schenkten wir ihm ein neues Pferd. Daraufhin riefen alle: »Was für ein Glück der Mann hat.« Und er sagte: »Das wird sich zeigen.« Ein paar Tage später sprang das Pferd, das sich auf seinem Hof fremd fühlte, über einen Zaun und lief davon, und alle sagten: »Oje, so ein Pech.« Und er sagte: »Das wird sich zeigen.« Eine Woche später kehrte das Pferd, gefolgt von einem Dutzend wilder Pferde, zu ihm zurück. Alle sagten: »Was für ein Glück der Mann hat.« Und er sagte: »Das wird sich zeigen.« Am nächsten Tag ritt sein Sohn auf einem der Pferde aus, denn jetzt hatten sie ja mehrere. Aber der Junge fiel vom Pferd und brach sich das Bein. Alle sagten: »Ach, der arme Junge«, aber mein Freund sagte: »Das wird sich zeigen.« Wieder ein Tag verging, und Soldaten kamen in die Stadt und nahmen alle jungen Männer mit, damit sie Dienst tun sollten, aber seinen Sohn ließen sie da, weil er ein gebrochenes Bein hatte. Alle sagten: »Was für ein Glück der Junge hat«, und mein Freund sagte: »Das wird sich zeigen.«

Wir müssen lernen, zurückzutreten und zu sagen: »Das wird sich zeigen.« Anstatt die Ereignisse in unserem Leben als gut, schlecht, richtig oder falsch zu beurteilen, müssen wir erkennen, daß aus sich selbst heraus nichts gut oder böse ist. Alles birgt die Kraft in sich, uns wieder zur Tagesordnung des Universums zurückzubringen. Selbstverständlich muß uns nicht alles gefallen, was uns geschieht, wir müssen nur auch darauf vorbereitet sein, mit Mißgeschicken umzugehen. Eine Krankheit kann als Neuorientierung dienen – oder, wie ich es manchmal beschreibe, als Schaltknopf. Da fällt mir ein, was ein Mann einmal bei einem Treffen einer Gruppe außerordentlicher Patienten sagte: »Ich bin hier, weil mich mein ›Das-wird-sich-zeigen-Knopf‹ über die Nacht gebracht hat und mein Schaltknopf nun darauf wartet, gedrückt zu werden, um mich wieder in Gang zu setzen.« Wenn Sie sich vielleicht auch sonst nicht viel von dem merken können, was in diesem Buch steht, dann vergessen Sie wenigstens diese beiden Sätze nicht.

Wenn Sie lernen, Ihr Leben mit einer »Das-wird-sich-zeigen«-Einstellung zu führen, werden Sie verstehen, warum es möglich ist, eine Krankheit als ein Geschenk zu betrachten. Sie werden wissen, warum Menschen, die aufgefordert wurden, ihre Krankheit zu beschreiben, sie als ein wunderbares Zeichen angesehen haben, einen Wachruf, eine Herausforderung und einen Neubeginn. Dieses wunderbare Zeichen war eine bösartige Geschwulst, der Wachruf war ein Brustkrebs, die Herausforderung und der Neubeginn können alles mögliche sein, von einer amyotrophen lateralen Sklerose bis hin zu einem Lupus.

Wenn ich also fünfhundert Zuhörern, die an Aids erkrankt sind, sage, daß ihnen ein Geschenk gemacht wurde, dann werfen sie nicht etwa mit Steinen nach mir. Sie springen auch nicht auf und laufen laut schreiend davon und rufen: »Was erzählen Sie uns da?« — denn sie wissen es bereits. Sie wissen, daß ihre Krankheit ihnen dabei helfen kann, ihr Leben zu heilen, daß sie den Beziehungen zu ihren Liebespartnern, ihrer Familie und ihren Freunden neue Bedeutung geben kann. In einigen Fällen hat die Krankheit jungen Männern geholfen, zu Hause wieder Liebe zu finden, wo man sie zurückgewiesen hatte, weil sie schwul waren. Sie hat eine Gemeinschaft geschaffen, die einander liebt und sich gegenseitig unterstützt. Deshalb sagen sie: »Meine Krankheit ist ein Geschenk.« Das bedeutet allerdings nicht, daß sie nicht gern gesund sein würden, aber es bedeutet auch, daß sie all das, was sie durch ihre Krankheit erreicht haben, nicht wieder aufgeben würden.

Braucht es Mut, dieser Art Heilung aufgeschlossen gegenüberzustehen? Sicherlich. Habe ich das Recht, Ihnen zu sagen, daß Ihre Krankheit ein Geschenk ist? Nein, das habe ich nicht. Das Geschenk gehört Ihnen nur, wenn Sie sich entschließen, Ihre Krankheit dazu zu machen — tausend andere haben es getan, wie ich gesehen habe. Hören Sie auf die Menschen, die diese Erfahrung gemacht haben, und machen Sie sich klar, daß Sie selbst die Quelle Ihrer Heilung sind.

Inmitten ihrer Chemotherapie und Strahlenbehandlung nahm sich eine Frau die Zeit, mir zu schreiben: »Ich betrachte meinen Krebs als einen großen Segen, weil ich dadurch gelernt habe, wie ich mit unserem Leben umgehen muß, wie ich meine Gefühle für andere zeigen muß, wie ich für alle Zeiten den ganzen Schrott abwerfen muß und mit unserem Leben zufriedener sein muß.«

Fast die gleichen Gefühle schilderte ein Mann in einer Aidsgruppe:

Wenn ich diese Krankheit besiege, wird Aids das Beste sein, das mir je widerfahren ist, weil es ein gewaltiger, kosmischer Tritt in den Hintern war. Diese Krankheit hat mich dazu gebracht zu fragen: Wer bist du? Was ist dein Leben? Bist du glücklich damit, wer du bist und wie dein Leben ist? Manchmal, wenn ich das so sage, hört es sich an, als würde ich Aids auf ein EST-Seminar oder so was reduzieren. Aber egal wie es sich anhört, genauso fühle ich mich.

Ein 22jähriger Mann, der im Begriff ist, sich mit Hilfe seiner Ärzte selbst von einem Gehirnkrebs zu heilen, schreibt:

> Ich habe zu leben gelernt. Ich liebe das Leben. Ich liebe meine Familie, meine Freunde, meinen Job, alles. Und jeden. Jeden Tag wache ich auf und fühle mich lebendig! In Frieden . . . bitte entschuldigen Sie diesen Ausbruch. Manchmal lasse ich mich fortreißen.
>
> Ich habe jetzt schon über ein Jahr mit Krebs zu tun. Ich bin fast froh, daß ich ihn habe. Er hat meine ganze Sichtweise, mein ganzes Leben verändert. Ich *lebe* von einem Tag zum anderen. Ich schöpfe jeden Tag voll aus.

Der Autor Stephen Levine, der mit Hunderten kranken und sterbenden Menschen zusammengearbeitet hat, lernte einmal eine Frau kennen, die ihm sagte, daß Krebs ein Geschenk für all diejenigen sei, die alles haben. Sie war eine sehr schöne 50jährige Frau, die eine beidseitige Brustamputation hinter sich hatte. In einem Workshop stand sie auf, um zu erklären, was sie damit meinte:

> Vor drei Jahren bekam ich Krebs. Mein ganzes Leben lang habe ich nach einem Lehrer gesucht, und erst nachdem ich Krebs hatte, fing ich an, die Kostbarkeit eines jeden Atemzugs bewußt in mich aufzunehmen, die Kraft jedes einzelnen Gedankens, bis ich sah, daß dieser Augenblick, jetzt, alles ist. Meine anderen Lehrer haben mir Gedanken vermittelt. Dieser hier hat mich dazu gebracht, mein Leben auf direktestem Weg zu erfahren. Als ich Krebs bekam, lag es einzig an mir, ob ich geboren werden wollte, bevor ich starb.

Gefühle wie diese sind vielleicht schwer zu verstehen, wenn man nicht schon selbst einmal eine schwere Krankheit durchgemacht hat – aber auch dann. Eine junge Medizinstudentin, mit der ich zusammenarbeitete, wurde durch einen Autounfall querschnittsgelähmt. In einem Brief schrieb sie mir, daß sie jetzt wüßte, warum die Querschnittslähmung für sie ein Geschenk sei – aber »ich kann nicht glauben, daß ich das wirklich schreibe«. Und doch ist das genau die Botschaft, die ich andauernd zu hören bekomme. Warum? Weil die großartige Lektion, die die Menschen von einer lebensgefährlichen Krankheit lernen, sie befähigt, den Unterschied zwischen dem, was wichtig ist, und dem, was nicht wichtig ist, zu erkennen.

Liebe steht auf jeder Liste als eines der wichtigsten Dinge ganz oben. Angesichts der Krankheit bedeutet das manchmal, daß eine Ehe, die schlechtging, geheilt wird. Ein anderes Mal kann es bedeuten, jemanden loszulassen, weil es nichts mehr zu reparieren gibt, und sich neuen Dingen zuzuwenden. Eine Frau, die Krebs hatte, schrieb mir einen Brief, in dem sie mir darlegte, wie sie nach ihrer Diagnose zu dem Entschluß gekommen war, die Scheidung herbeizuführen: »Als ich Brustkrebs bekam, hatte ich das Gefühl, es keinen Augenblick länger ohne die Liebe auszuhalten, nach der ich mich mein ganzes Leben lang gesehnt hatte. Ich hatte das Gefühl, daß Liebe für mich wichtiger war als der nächste Atemzug.« Nach ihrer Operation gab sie sich, wie sie in ihrem Tagebuch, das sie mir schickte, offenbarte, ganz dem Leben und der Liebe hin:

Ich werde meine positive Einstellung zum Leben wiedergewinnen, jeden Tag genießen, als wäre es mein letzter, und eine wunderbare Liebesaffäre haben. Ich muß lieben, und ich werde es tun . . . Diese Erfahrung hat mich auf merkwürdige Weise aus meiner Verzweiflung und Isolation gelöst . . . Ich hoffe nur, daß ich genügend Kraft und Willen aufbringe, voller Vertrauen hinauszugehen in das neue Licht, das auf meine dunkle Straße gefallen ist . . . Menschliche Liebe ist das wichtigste im Leben.

Schon nach einem Jahr hatte sie einen neuen Ehemann und ein Pferd – letzteres »ein Geschenk, auf das ich seit meiner Kindheit zu jedem Weihnachtsfest meines Lebens gewartet hatte. Am Ende habe ich es bekommen! Man sollte nie die Hoffnung aufgeben . . . Ich stelle an mir einen Unterschied fest: Ich bin nicht bereit, mich mit weniger zufriedenzugeben als dem Leben, das ich mir wünsche . . . Mir ist bewußt, welchen Wert das Leben hat, und diese Erkenntnis lasse ich in mein tägliches Leben einfließen . . . Ich will leben!«

Eine Krankheit kann auch der Katalysator sein, der es Paaren ermöglicht, das Leben und die Liebe wiederzufinden, die sie in ihrer Ehe brauchen. Einmal kamen ein Mann und eine Frau in meine Praxis. Als ich sie beide aufforderte, mir seine Krankheit zu beschreiben, sagte die Frau, daß sie wie eine Blüte aussähe, eine Möglichkeit zu Wachstum, und der Ehemann sagte, seine Krankheit würde ihn bei lebendigem Leib verschlingen. Aber wenn diese Krankheit für den einen eine Blüte ist und für den anderen etwas Zerstörerisches, dann ist klar, daß die beiden eine neue Form der Kommunikation finden müssen – und es war wie ein Wunder, daß es ihnen von da an auch gelang, sich einander zu nähern während der Zeit, die ihnen noch blieb.

Er war ein Mann, der niemals über seine Bedürfnisse gesprochen hatte, sondern alles für sich behielt, was ihn, wie er sagte, verzehrte. Aber nach unserem Gespräch in meinem Büro lagen die Dinge anders. Als seine Frau ein paar Jahre später ihre Geschichte in einem Workshop erzählte, sagte sie, dieser früher so stille, unsichere Mann habe plötzlich, während sie zum Parkplatz gingen, angefangen, über seine Bedürfnisse zu reden – und hörte gar nicht wieder auf damit. Zuerst sagte er ihr, wo sie den Wagen hinbringen solle, um ihn aufzulesen, dann sagte er ihr, welche Strecke sie fahren sollte, um nach Hause zu kommen, wie schnell sie fahren sollte und wie sie ihn vom Auto ins Haus bringen sollte, damit es für ihn am bequemsten war.

An jenem Abend blieben sie die ganze Nacht auf und sprachen über ihr gemeinsames Leben, wühlten in einem ganzen Haufen Müll, wie sie es ausdrückte, aber auch in sehr viel wunderbaren Erinnerungen. Am nächsten Abend bestand er darauf, daß sie bei ihm in dem schmalen Krankenhausbett schlief, obwohl die Ärzte ihm sagten, er brauche Ruhe und solle allein schlafen. Dann bat er sie, seine ganzen guten Freunde mitzubringen, damit er einen von ihnen aussuchen konnte, der ihm, wie er sagte, seinen Strahlenkranz aufsetzen sollte – wunderbar konzentrische Mahagoniringe, die er schon vor Jahren geschnitzt hatte, als er noch als Künstler tätig war. Kurz darauf starb er mit diesen goldenen Ringen, während die Sonne durchs Fenster hereinfiel und seine Frau an seiner Seite lag und ihm zuflüsterte, daß er jetzt zu den Engeln käme. Die Tage, die sie zusammen verlebten, nachdem sie endlich gelernt hatten, einander zuzuhören, waren für beide ein

Geschenk, das sie ohne seine Krankheit vielleicht nie bekommen hätten.

Die Schlußworte eines Artikels, der vor mehreren Jahren im *New England Journal of Medicine* erschien, sind typisch für das, was ich die »letzten Absätze« nenne – ich meine damit die Zusammenfassung dessen, was ein Mensch gelernt und durch die Erfahrung einer Krankheit gewonnen hat. Diese letzten Absätze hören sich alle gleich an. Daraus schließe ich: Die Heilung des eigenen Lebens ist für alle gleich, denn wir gehören alle ein und derselben Spezies an. Und nun zu den »letzten Absätzen« des Chirurgen Robert M. Mack:

Ich bin dankbar, einfach nur zu leben. Ich bin froh, daß es mir erlaubt war, durch meinen Krebs leben zu lernen, anstatt daran zu sterben. Aber am meisten freue ich mich darüber, daß ich mein Leben nicht daran messen muß, wie es einmal war oder wie ich es mir vielleicht einmal gewünscht habe, sondern daran, wie wunderbar es jetzt ist. Ich bin froh, jeden Tag ein wunderbares unvergeßliches Wunder zu erleben, ein wunderbares Geschenk, das ich schmecken und genießen kann, wie es besser nicht geht, und wenn meine Tage aufhören, nahrhaft und schön zu sein, dann hoffe ich, mich einfach loslassen und zulassen zu können, daß ich in Frieden Ruhe finde.

Eine Frau, die eine selbstherbeigeführte Remission ihres Eierstockkrebses erlebte, berichtete mir von der Freude, die sie bei den einfachsten alltäglichen Handlungen an sich entdeckt hat:

Welch eine Erfahrung, Krebs zu haben! Mein ganzes Leben wird völlig anders sein, solange ich lebe, und, ja, ich gehöre zu denen, die hundert Jahre alt werden wollen. Eine außergewöhnliche Krankenschwester im Krankenhaus hat mir gesagt, daß ich »jeden Tag maximal leben« muß. Wissen Sie, was so maximal war, als ich wieder auf den Beinen war und nach zwei Operationen innerhalb von fünf Wochen wieder fit war? Ich hängte Wäsche an die Sonne, und an meinem Bein rieb sich eine Katze.

Zum Schluß noch die Worte einer Frau, die sich viele Jahre lang selbst geheilt hat. Als ich ihr vor ungefähr acht Jahren zum ersten Mal begegnete, hatte sie einen weitverbreiteten Brustkrebs und mußte am Stock gehen; jetzt unterrichtet sie an einer Schule und leitet Workshops: »Ich kann mir vorstellen, daß ich eines Tages an Krebs sterben werde. Ich weiß nicht, woran ich sterben werde, ob an Krebs oder an einem Herzinfarkt oder einem Autounfall. Eigentlich denke ich gar nicht mehr darüber nach, weil ich viel zu sehr damit beschäftigt bin, mein Leben zu leben.«

Krankheit als Mittel zur Umwandlung

Manche Menschen entdecken durch eine Krankheit Kräfte in sich, von denen sie vorher nichts gewußt haben. Eine Frau nahm neunzehn Jahre lang die medizinische Behandlung einer Muskel-knochenkrankheit auf sich. Eines Tages sagten ihr die Ärzte, daß man ihr nun für die nächsten zwei Jahre ein »starkes schmerzstil-lendes Mittel« geben müsse, und danach müsse sie sich mit dem Gedanken vertraut machen, sich eine neue Hüfte einsetzen zu lassen. Diese Frau wollte ihr Schicksal nicht einfach hinnehmen. Als sie mich am selben Tag noch zufälligerweise im Fernsehen sah, faßte sie den Entschluß, diese Art von Behandlung abzubre-chen. Sie ging mit ihren Krücken in eine Buchhandlung und kaufte sich mein Buch. Dann entwarf sie sich ihr eigenes Hei-lungsprogramm, das sie auf die Arbeiten von Norman Cousins, Joan Borysenko, Dr. Steven Locke, Dr. Herbert Benson und mich stützte – obwohl für sie schon das Halten eines Buches so schmerzhaft war, daß sie sich, wenn sie zehn Minuten lang gelesen hatte, anschließend eine Stunde lang hinlegen mußte.

Ich nehme keine Medikamente mehr, ich gehe täglich drei Meilen spazieren, ich arbeite viermal die Woche außer Haus, und meine Familie und ich leben jetzt wieder ein völlig neues gemeinsames Leben. Letzte Woche war ich in China und bin ganz oben auf der großen Mauer entlanggegangen. ich ver-spüre einen großen Frieden und Freude und habe großes Ver-trauen darin, wozu der menschliche Geist alles fähig ist.

Ich weiß, das ist alles nur ein Prozeß. Es gibt keine Heilung für mich, es ist ein bedingtes Geschenk − mit dem ich für den Rest meines Lebens arbeiten und wachsen will − meines neuen Lebens . . . Manchmal habe ich das Gefühl, daß vorher alles viel einfacher war. Es war viel einfacher, nur im Bett zu liegen und eine Pille zu schlucken, anstatt die ganze Zeit zu kämpfen. Aber um wieviel größer war dann die Belohnung − und die Freude, die daraus erwächst.

Eine Krankheit ist wie ein Prüfstein des Lebens, der uns die Gelegenheit bietet, Helden zu sein. Obwohl kaum einer eine Goldmedaille bei den Olympischen Spielen gewinnen oder Drachen besiegen wird, kann eine Krankheit der Funken oder das Geschenk sein, das es vielen von uns erlaubt, unsere persönlichen Mythen auszuleben und Helden zu werden.

Eine Krankheit kann für Menschen, die ihr ganzes Leben damit verbracht haben, ihre eigenen Bedürfnisse zu leugnen, der Katalysator sein, der eine Veränderung einleitet. Eine andere Frau, die zunächst als Kind und später als erwachsene Frau mißhandelt worden war, schrieb mir von all den Dingen, die sie jetzt hat tun können, nachdem sie ihre Sterblichkeit akzeptiert hat.

Vor zweieinhalb Jahren, als ich zweiundsechzig war, wurde mein Todesurteil gesprochen . . . Seither ist mein Leben hundertmal so schön, und ich habe mein Leben mehr genossen als je zuvor. Ich habe große Reisen gemacht, ich habe dreißig oder mehr Museen besucht, ich fahre an den Wochenenden zum Tanzen, Schwimmen, Flirten usw., und was am wichtigsten ist, ich habe einen wunderbaren Freund, der mit mir zum Essen und ins Kino geht und mit dem ich ein erfülltes Sexualleben führe.

Ich mache Pläne für die Zukunft. In meiner Familie geschehen wunderbare Dinge − Hochzeiten, Geburten usw. −, und ich erwarte, daß ich bei allen Feierlichkeiten dabeisein werde. Ich bin aktives Mitglied einer Krebshilfegruppe und hatte schon die Gelegenheit, mehreren Menschen zu helfen. Ich könnte wahrscheinlich wieder arbeiten, aber ich will keine einzige Minute meiner kostbaren Zeit vergeuden. Ich wollte immer

Lehrerin werden, deshalb arbeite ich jetzt als freiwillige Tutorin an einer High-School, und bei dem Literaturprogramm für Erwachsene der Bücherei helfe ich auch mit ... Übrigens zeigte mein CAT-Test kürzlich einen leichten Rückgang meiner Krebsgeschwulst ... Mein Arzt sagte: »So was passiert manchmal; warum, wissen wir nicht.« Und ich sagte: »Ich weiß, warum. Das habe *ich* getan.«

Solche Menschen entdecken auch Gott, einen Gott, der zum Bestandteil ihrer neugefundenen Identität als spirituelles Wesen geworden ist. Diese Erfahrung machte eine Frau, die sich vor über zehn Jahren von einem Brustkrebs erholte. Sie war von der Bedeutung des spirituellen Einflusses auf ihre Genesung so überzeugt, daß sie den Medizinern helfen wollte, diesen Aspekt zu verstehen. Aus diesem Anlaß schrieb sie eine Magisterarbeit und untersuchte die Psyche von sechs Frauen, die Erfahrungen mit Brustkrebs/Brustamputation hatten.

Das Muster, das alle sechs Frauen gemeinsam aufwiesen, bestand darin, daß die Genesung, die von den Medizinern als Rückkehr zu dem Zustand vor der Krankheit angesehen wird, in Wirklichkeit eine Umwandlung in etwas Neues war. Nach meiner Erfahrung öffnet die Krankheit häufig den Weg zu einer spirituellen Realität, der man sich vorher gar nicht bewußt gewesen ist.

Wir sehen unserer Sterblichkeit und dem Sinn unseres Daseins mitten ins Gesicht. Was ist wirklich? Wie können wir etwas Wirkliches tun, bevor wir sterben?

In diesem Augenblick findet die lange Reise zwischen Kopf und Herzen statt, und das intelligente, liebende Licht fällt auf unseren Weg und erhellt unsere Straße. Wir treten zu etwas in Kontakt, das über alle vorangegangenen Erfahrungen hinausgeht. Wir sind uns einer universellen Ordnung bewußt, die Dunkelheit und Krankheit einschließt. Aber das ist alles rein spirituell und Teil des Lebens. Es führt uns zu einer Wiedergeburt und zu einem Wiedererwachen und zu einer neuen Realität. Wenn man wieder wach wird für dieses Potential, das in jedem von uns steckt, sind die Mittel, die uns dadurch zur Verfügung stehen, unglaublich groß. Wir wissen, daß wir schmerzhafte Ereignisse überleben können, weil wir eine ständige Quelle der Erneuerung haben.

Krebs, Tod oder Verluste sind nicht das Entscheidende, sondern Liebe und Heilung. Am Ende sehen wir ein, daß uns die Schmerzen Gelegenheit geben, zu lieben und noch mehr Sorge zu tragen. Mutter Teresa hat gesagt, die schlimmste Krankheit der Menschheit sei der Mangel an Liebe. Dagegen gibt es nur ein Mittel – das liebende Licht hereinzulassen und unser Leben zu heilen.

Und hier ist ein weiterer Brief von Susan, in deren Familie Alkoholismus und Selbstmord vorgeherrscht hatten und die selbst jahrelang an Sklerodermie litt:

> Mein spirituelles Wachstum ist so enorm, daß es sich wieder lohnt, noch ein wenig hierzubleiben, in dieser Welt. Wenn ich spirituell nicht so gewachsen wäre, hätte ich mich schon längst davongemacht und mich gefragt, wozu all der Kummer und das alles eigentlich gut ist. Ich glaube, darum geht es im Leben auf vielen, vielen Ebenen. Mir kommt es so vor, als säße ich auf einem Haufen Müll, aber oh, dieses Licht, das ich sehe . . . Was am geistigen Wachstum so schön ist – es hört eigentlich niemals auf, es ist ohne Ende.

Sich selbst retten

Viele Menschen rufen mich an und sagen: »Ich habe erfahren, daß ich Krebs habe. Ich möchte eine Gruppe bilden, die krebskranken Menschen hilft.« Und dann erzählen sie mir, wie sie alle andern, die Krebs haben, retten werden. Sie haben missionarischen Eifer. Ich sage diesen Leuten immer: »Hört auf. Ihr werdet euch selbst verbrauchen, wenn ihr allen anderen helft. Seht mal in den Spiegel. Seht hinein, und rettet die Person, die ihr dort seht. Das ist euer Klient.« Ich verhalte mich so, weil die Menschen, die Krebs haben, aber auch Menschen, die an anderen Krankheiten leiden, oft dazu neigen, andere immer voranzustellen. Sie möchten, daß man sie mag.

Aber das Gefühl von Unterordnung ist eine Krankheit und eine Sucht. Diesen Menschen geht es gewöhnlich erst wieder besser, wenn sie in ihrem Leben Veränderungen vornehmen und lernen, sich selbst zu retten, bevor sie die Welt retten. Manchmal heißt das zu lernen, für sich selbst und für die eigenen Bedürfnisse einzustehen, indem man auch einmal nein sagt zu der Familie und den Freunden, nachdem man ein Leben lang immer nur ja gesagt hat aber manchen Frauen fällt das besonders schwer. Ich kann verstehen, warum Bobbies Beispiel den Frauen in unseren Workshops so viel bedeutet, wenn sie sehen, wie sie »mich besser macht«. Viele Frauen und einige Männer haben sich bei ihr bedankt, weil sie dort ist und ihnen zeigt, wie zwei Menschen sich gegenseitig beeinflussen und sich trotzdem lieben. Ich kenne eine Frau, die das gleiche in ihrer Familie getan hat, als sie krank wurde und ihr klargeworden war, daß sie es nicht mehr schaffen würde, die »vollkommene« Frau und Mutter zu sein, die sie bis dahin immer hatte sein wollen:

Ich bin gegenüber meiner Familie viel selbstbewußter geworden. Ich habe versucht, meinen Kindern beizubringen, für sich selbst verantwortlich zu sein und sich nicht so sehr auf ihre Mutter zu verlassen. Sie lernen ziemlich gut. Mein Mann hat mehr Schwierigkeiten, sich anzupassen, aber ich weiß, daß ich, wenn ich am Leben bleibe und wieder gesund werde, nicht mehr die wohltuende sanfte »kleine Frau« sein werde. Und so warte ich nun darauf, daß er die Veränderungen akzeptiert.

Der Dichter Robert Bly hat einmal eine Geschichte von drei Brüdern erzählt, die in den Wald gehen, um Holz zu schlagen. Jeden Morgen bleibt einer in der Hütte, während die beiden anderen hinausgehen, um Holz zu sammeln. Eines Tages, als der älteste Bruder allein dort ist, kommt ein Zwerg zur Hütte und fragt, ob er die Reste, die von ihrem Frühstück übriggeblieben sind, aufessen kann. Der Bruder sagt: »Ja.« Der Zwerg beginnt zu essen, läßt das Essen aber fallen und bittet den Bruder, es aufzuheben. Als er sich bückt, schlägt ihm der Zwerg mit einem Stock auf den Kopf. Am nächsten Morgen bleibt der mittlere Bruder allein in der Hütte, und wieder kommt der Zwerg vorbei, bittet um Frühstück, läßt es zu Boden fallen, bittet den jungen Mann, es für ihn aufzuheben, und schlägt ihm auf den Kopf, als er sich bückt. Am dritten Morgen ist der jüngste Bruder dort, und der

Zwerg erscheint und fragt, ob er die Reste des Frühstücks essen kann. »Ja«, sagt er, »auf dem Tisch liegt Brot. Nimm es dir.« Aber als der Zwerg es fallen läßt und den jungen Mann bittet, es für ihn aufzuheben, sagt der: »Nein, wenn du dein Brot nicht festhalten kannst, wirst du nicht lange leben. Heb es selbst auf.« Und der Zwerg bedankt sich bei ihm und fragt ihn, ob er gern wissen möchte, wo die Prinzessin und der Goldschatz sind.

Die Moral von der Geschichte: Man soll den anderen tunlichst die Verantwortung für ihre eigenen Probleme selbst überlassen. Man muß ihnen beibringen, auf ihr Brot aufzupassen und für sich selbst zu sorgen. Dann werden sie erwachsen – und man bleibt von Schlägen verschont. Und die anderen werden es einem danken. Die Kinder der Frau, die mir den Brief schrieb, werden ihr bestimmt sehr dankbar sein, daß sie sie zur Selbständigkeit erzogen hat. Sie werden es auch zu schätzen wissen, eine Mutter zu haben, die gelernt hat, ihre eigenen Bedürfnisse offen auszusprechen und sich selbst darum zu kümmern, denn dieses Persönlichkeitsmerkmal wird von einer Generation zur nächsten weitergereicht – genauso wie das gegenteilige.

Zum Beispiel Ray Berté, bei dem man 1977 »unheilbaren« Krebs diagnostiziert hatte und der nicht verstehen konnte, warum seine Krankheit ausgerechnet im Kehlkopf begann, da er nie geraucht hatte. Das Ereignis, das ihm den Sinn seiner Krankheit vor Augen führte, war eine schreckliche Krise seines fünfzehnjährigen Sohnes Keith. Als Keith von Rays unheilbarer Krankheit erfuhr, erlitt er durch ein Blutgefäß im oberen Gaumen einen Blutsturz. Er mußte innerhalb von sechs Tagen achtmal operiert werden, bevor es endlich zu bluten aufhörte. Ray faßte die darauffolgenden Ereignisse so zusammen:

Da wurde mir plötzlich etwas klar. Nach seinen Operationen sagten alle zu Keith, daß er ein *harter* Bursche sei! Sie sagten, es wäre wunderbar von ihm, daß er niemals weinte, auch nicht als er erfuhr, daß ich Krebs hatte. Plötzlich bekam ich eine richtige Gänsehaut, weil mir bewußt wurde, daß Keith von mir eine Macho-Botschaft gelernt hatte. Er schloß seine Gefühle in seinem Inneren ein, so daß sie dann buchstäblich aus seinem Mund hervorbrachen. Dabei war mein Sohn fast umgekommen.

Nachdem Ray erkannt hatte, was mit seinem Sohn geschehen war, nahm er ihn in den Arm und gab ihm eine »Lebens«-Botschaft. Er sagte ihm, er könne ruhig seine Gefühle zeigen und er solle um Hilfe bitten, wenn er sie benötigte. Indem er Keith half, half er sich selbst, denn ihm wurde jetzt klar, daß auch er seine Gefühle immer für sich behalten hatte. Diese Lektion hatte er nur allzu gut von *seinem* Vater gelernt, der ihm immer befohlen hatte, den Mund zu halten. Und jetzt erkannte er auch, daß seine Unfähigkeit, Gefühle mit Worten auszudrücken, dazu geführt hatte, daß sie feststeckten – in seiner Kehle. Nun ergab seine Krebserkrankung für ihn einen schrecklichen Sinn.

Ray nutzte diese neuen Einsichten dazu, in seinem Leben tiefgreifende Veränderungen vorzunehmen. Früher war er stolz darauf gewesen, ein Mann zu sein, der seine Gefühle zu beherrschen wußte. Jetzt hielt er sich dieselbe »Lebens«-Botschaft vor Augen, die er seinem Sohn gegeben hatte, und beschloß, sich nicht länger selbst kaputtzumachen, indem er alles in sich vergrub: »Ich weine. Ich vertraue meinen Instinkten. Jeder sollte das tun.« Mit seiner »unheilbaren« Diagnose von vor neun Jahren und einem Leben, das durch diese Erfahrung verändert wurde, sagt er heute: »Wenn der Krebs wiederkommt, werde ich wie der Teufel gegen ihn ankämpfen. Aber im Grunde habe ich ihn schon geschlagen, denn ich bin ein neuer Mensch geworden.«

Ray hatte gelernt, um Hilfe zu bitten, wenn er sie benötigte. Die Menschen wollen helfen, aber oft wissen sie nicht, wie, und dann ziehen sie sich vielleicht als Folge davon zurück. Lassen Sie das nicht zu! Sagen Sie ihnen, was sie brauchen. Falls Sie Ihre eigenen Bedürfnisse noch niemals offen ausgesprochen haben, werden Sie vielleicht erstaunt sein, wie sie aufgenommen werden.

Diese Erfahrung machte auch eine Frau, eine Sozialarbeiterin, die mir eine lange Liste mit den Dingen zusammenstellte, die sie alle getan hatte, seit sie wußte, daß ihr Mann an Krebs erkrankt war. Ihre Liste ist zu lang, um hier vollständig wiedergegeben zu werden, aber jedes Wort auf ihr ist von Bedeutung. Alles hat damit zu tun, wie sie um Hilfe bat und wie sie die Hilfe bekam, die sie von ihrer Familie, ihren Freunden und Arbeitskollegen benötigte, von ihrem Ehemann – und sich selbst. Denn nicht nur diejenigen, die krank sind, sondern auch alle diejenigen, die für

die Kranken sorgen, müssen lernen, die Hand auszustrecken nach
dem, was sie benötigen. Wir alle, krank oder gesund, müssen
lernen, nach dieser Botschaft zu leben.

- Ich »trommelte« alle zusammen. Ich erzählte es meiner
  Familie, Joes Familie und unseren Freunden.
- Ich bat alle, uns von Krebsüberlebenden zu erzählen und
  uns mit ihnen bekannt zu machen, und ich fragte sie dann,
  was sie glaubten, warum sie noch lebten.
- Ich ging so schnell wie möglich in eine psychotherapeutische
  Behandlung.
- Ich machte weiter meine Gymnastik.
- Ich nahm meine Katze sehr oft in den Arm. Ich nahm meine
  Feunde, meine Familie und meinen Therapeuten in den
  Arm. Ich nahm mich selbst in den Arm. Ich zog weiche
  flauschige Kleider an und nahm Schaumbäder.
- Ich vertraute auf alles, was sich gut anfühlte. Und es fühlte
  sich gut an, wenn ich mich auch weiterhin gut anzog und
  Make-up benutzte. Gepflegt auszusehen fühlte sich gut an.
- Ich bemühte mich, nahrhafte Speisen zu essen. Manchmal
  konnte ich nur Flüssigkeiten schlucken. Manchmal
  schmeckte nur Schokolade gut. [Wenn man Schokolade
  ohne schlimme Nebenwirkungen essen will, muß man die
  Tafel zerbrechen und die zerbrochenen Enden nach unten
  halten, damit die Kalorien rauslaufen. Und während man sie
  ißt, muß man an Sellerie denken.]
- Für mich stand sofort fest, daß wir, egal was geschah, auch
  wenn Joe starb, diese ganze Erfahrung zusammen durchmachen würden, daß ich aus dieser Erfahrung etwas lernen
  würde und daß ich sie, was immer geschah, dazu verwenden würde, sie mit anderen zu teilen.
- Durch meine Arbeit blieben mir weiterhin andere Seiten von
  mir bewußt, die nichts damit zu tun hatten, Joes Frau zu
  sein.
- Ich sammelte medizinisches Wissen und brachte meine
  Freunde und meine Familie dazu, für mich Nachforschun-
  gen anzustellen.
- Ich bat andere Menschen darum, zu beten.

- Ich durchleuchtete Joes Besucher und Anrufer.
- Ich nahm Hilfe an.
- Ich legte Pausen ein. Joe wollte, daß ich gesund blieb, und wenn ich mir gelegentlich einen Tag frei nahm, half das sowohl mir selbst als auch Joe, der dadurch lernte, unabhängig zu sein. Auch wenn er sehr krank war, hatte er doch Gelegenheit, mir etwas zurückzugeben, indem er mir Freiheiten ließ.
- Ich machte mich von der Vergangenheit los. Durch Joes Diagnose war unser Leben unwiederbringlich verändert worden. Vergleiche unseres gegenwärtigen Lebens mit unserer gemütlichen Vergangenheit waren nur eine überflüssige Energieverschwendung.
- Ich hörte damit auf, meine Gefühle beherrschen zu wollen.
- Ich hörte damit auf, unnötige Dinge zu erledigen.
- Ich hörte damit auf, Joes Heilung minutiös verfolgen zu wollen. Mein Job als Joes Frau ist es, ihn zu lieben; sein Job ist es, gesund zu werden.

Meine Erfahrung war eindeutig: *Die Menschen konnten nicht damit warten, ihre Liebe zu zeigen!* Manche wollten einfach, daß man ihnen sagte, wie sie es am besten anstellen konnten. Ich brauchte nichts weiter zu tun, als anderen meine Situation darzulegen, und schon ergriffen alle die Gelegenheit, menschlich und liebevoll zu sein.

Um Hilfe zu bitten, wenn man sie braucht, kann eine gute Sache sein, nicht nur für einen selbst, sondern auch für die Menschen, die darum gebeten werden. Ich habe von einem Sozialarbeiter gehört, der Krebs hatte und der eine Liste mit den Möglichkeiten aufstellte, wie man ihm helfen konnte. Er schickte sie an alle Menschen, mit denen er Kontakt hatte, und bat alle, sich mit den anderen zusammenzutun und sich die Aufgaben zu teilen. Und alle, an die er sich gewandt hatte, fühlten sich geehrt und hatten das Gefühl, sehr viel gelernt zu haben. Sie treffen sich noch immer jedes Jahr, um sich gemeinsam einen Vortrag anzuhören und eine Party zu feiern.

Eine andere Frau organisierte ein offizielles »Heilungsnetz«, zu dem Freunde und Familienangehörige wie auch Mediziner und Psychiater gehörten. Sie überließ ihnen alles, von der Sorge für die Kinder bis zum Chauffieren des Autos, vom Erledigen von Besorgungen bis zur Massage, von der medizinischen Forschung bis zum Transport. (Ich war für die Operation zuständig.) Zwei Jahre nach ihrer erfolgreichen Genesung von einem fortgeschrittenen Brustkrebs interviewte sie die Mitglieder ihres Heilungsnetzes für ein Forschungsprojekt im Rahmen ihrer Magisterarbeit zum Abschluß ihres Studiums als Rechtsberaterin. Was war das für ein Gefühl, Teil dieses Netzes zu sein? »Ich fühlte mich geehrt«, »dankbar«, »großartig, [weil] es bedeutete, daß wir uns eng verbunden waren«, »besser als nur besorgt herumzusitzen«, »froh, diese Erfahrung machen zu können. Ich hatte das Gefühl, daß es mir etwas gab . . . ich spürte, daß Gefühle im Spiel waren, Gefühle, die gebraucht wurden, und ich hatte das Gefühl, ein Teil von etwas zu sein, das ein sehr großer Teil des Lebens eines anderen Menschen war.«

Wenn Sie einmal Schmerzen teilen, werden Sie feststellen, daß es auch für alle anderen einfach ist, ihre Schmerzen zu teilen. Eine junge Frau, eine Lehrerin mit Brustkrebs, die an ihrer Schule nichts davon gesagt hatte, mußte jemanden bitten, sie zu einem ECaP-Treffen zu bringen, weil ihr Auto kaputt war. Der Direktor bot ihr an, sie dort hinzubringen, und so erfuhr sie, daß er von mir operiert worden war. In der darauffolgenden Woche war ihr Wagen noch immer in der Werkstatt, so daß sie einen anderen Kollegen bitten mußte, sie mitzunehmen. Als sie sich auf der Fahrt unterhielten, stellte sich heraus, daß auch er Krebs hatte. Nicht lange, und sie führten an der Schule eine Gruppentherapie durch. Die Menschen, die Mitglieder unserer Gruppen für außergewöhnliche Patienten im Auto mitgenommen haben, kommen ebenfalls immer wieder zu den Treffen, oft lange nachdem ihre Passagiere nicht mehr das Bedürfnis haben, daran teilzunehmen. »Ich muß einfach immer wiederkommen«, sagen sie.

Manche von uns lernen frühzeitig, den Mund zu halten. Das geschieht, wenn die Eltern nicht auf ihr Weinen reagieren oder negativ darauf reagieren. Wenn wir diese Lektion nicht als Kinder lernen, dann bringt man sie uns vielleicht kurze Zeit später bei, wenn man uns auffordert, »ganze Männer« oder »große Mädchen« zu sein. Ich begegne andauernd solchen Menschen – wenn sie Bilder von sich malen, dann stellen sie sich meist in Kisten verpackt dar, weil sie sich eingesperrt fühlen. Wenn wir so erzogen sind, kann es sehr schwer sein, auszubrechen und die Gefühle in Worte zu fassen. Eine Frau hat mir ein Gedicht über dieses Thema geschickt – es heißt »Pst, hör zu« – und hinzugefügt, daß es Jahre gedauert hatte, bis sie endlich tun konnte, wozu das Gedicht aufforderte:

Hör	auf wen
auf dich selbst	ich kann meine Stimme
	nicht hören
Pst	
Hör	auf wen
auf dich selbst	niemand hat mich lieb
Pst	
Hör	auf wen
auf dich selbst	
du wirst dich selbst lieben	aber die andern
Pst	
Hör	auf wen
auf dich selbst	
schreist du	nein, schon lange nicht mehr
	ich muß es wieder mal tun
mach schon	ist es auch bestimmt in Ordnung
ja	
hör	auf wen
auf dich selbst	

Wie das Gedicht sagt, soll man auf sich selbst hören, auf die Geräusche der inneren Stimmen. Nur dann kann man lernen, das eigene Lied zu singen – wie Lawrence LeShan sagt – oder die eigenen Schreie zu schreien. Das hat nichts mit Selbstsucht zu tun. Das ist Selbstliebe und Selbstachtung, keine Selbstsucht. Am Ende werden einen diese Eigenschaften befähigen, auch der Welt mehr zu geben, wenn man seine eigene Form, diese Welt zu lieben, gefunden hat.

Die eigene Gesundheit verwalten

Wenn Sie auf sich selbst hören, werden Sie auch Entscheidungen über die Pflege Ihrer Gesundheit treffen können, die für Sie richtig sind. Allerdings könnte sich das als schwierig erweisen, wenn die Eigenschaften, die zu Ihrer Anfälligkeit für die Krankheit beigetragen haben, Sie daran hindern, sie nach Ihren eigenen Bedingungen zu bekämpfen zu versuchen. Die Frau, die sich gleich in dem Jahr nach ihrer Krebsdiagnose einen neuen Ehemann und ein Pferd zulegte, merkte während ihres Krankenhausaufenthalts, daß die anderen Patienten mit Brustkrebs außerordentlich niedergeschlagen, häufig unterwürfig waren. Eine ihrer Zimmergenossinnen erwachte aus der Narkose und mußte feststellen, daß ihr eine Brust wegoperiert worden war, ohne daß ihr Arzt sie vorher darüber aufgeklärt hatte. Sie erfuhr erst davon, als sie das Bewußtsein wiedererlangte. »Seither hat sie nicht mehr weinen können; sie verspürt nur Angst und Zorn. Sie ist eine warmherzige, sanfte Person. So viele dieser Menschen sind schüchtern und freundlich. Ich wundere mich über all die Dinge, die tief im Innern festgehalten werden, nicht herausgelassen werden – wo bleiben sie? Was tun sie den Menschen an?«

Sehr aufmerksam erkannte diese Frau intuitiv aus dem Verhalten ihrer Zimmergenossinnen, was Leute wie Russell Lockhart und Arnold Mindell über Krebskranke theoretisch dargelegt haben – nämlich daß Krebs, der ja eine Art unkontrolliertes Wachstum ist, manchmal das Leben lebt, das die Menschen mit einer unterdrückten eingeengten Persönlichkeit ungelebt lassen. Fast scheint es, als würde der Mangel an Wachstum und äußerer Erregung dazu führen, sich im Innern Ausdruck zu verschaffen. Die ganze Energie, die sich im Innern aufstaut, scheint den Krebs anzuheizen, weil sie sonst nirgends hinkann.

Bei der eigenen medizinischen Pflege selbst mitzuwirken kann bedeuten, zum ersten Mal sich selbst und die eigene Energie zum Ausdruck zu bringen. Sie werden den Wunsch haben, mit ihrem Arzt ein Team zu bilden und bei ihrer eigenen Behandlung eine aktive verantwortliche Rolle zu spielen, die Meinungen anderer zu hören, Entscheidungen zu treffen und der Fachmann zu werden, der nur Sie über Ihr Leben und Ihre Krankheit sein können.

Lassen Sie nicht zu, daß die Ärzte in Ihrem Fall die einzigen Fachleute sind. Schließlich ist es nicht ihr Leben, und Fachleute wissen auch nicht immer alles. Das war der wesentliche Punkt in einem Brief, den mir ein Mann schrieb, der mittels einer sehr aggressiven Chemotherapie, über die ihn keiner seiner Ärzte informiert hatte, von einem Lymphom befreit worden war:

Nach mehreren medizinischen Beratungen erfuhr ich, daß die Erfolgsrate der vorgeschlagenen »Standardbehandlung« nur halb so groß war wie das Verfahren, das vom National Cancer Institute neu entwickelt, getestet und empfohlen worden war. Ich erfuhr auch, daß der Grund, warum so viele Ärzte zögerten, die neuen Verfahren bei den Patienten anzuwenden oder auch nur zu empfehlen, zum Teil auf das erhöhte Risiko durch Nebenwirkungen zurückzuführen war. Die meisten Ärzte ziehen es verständlicherweise vor, erst die Ergebnisse von Beobachtungen, die über zehn oder fünfzehn Jahre laufen, abzuwarten, bevor sie ein neues und fortgeschritteneres Verfahren anwenden, das noch nicht den Vorteil jahrelanger Erprobung besitzt . . .

Es kann sehr schwierig sein, allen Möglichkeiten nachzugehen. Wenn Sie sich nicht in der Lage fühlen, es selbst zu tun, dann bitten Sie Ihre Familie und Ihre Freunde um Hilfe. Natürlich werden nicht alle der Meinung sein, daß eine so sorgfältige Nachforschung notwendig ist, und in vielen Fällen ist es das auch nicht. Aber für manche Menschen ist es das beste Mittel, sich das Gefühl zu bewahren, alles unter Kontrolle zu haben. Denn der Mann, der den Brief geschrieben hatte, ein Rechtsanwalt, war daran gewöhnt, »Schlachten auszutragen«, wie er es nannte. Er konnte es nicht hinnehmen, nicht umfassend über alle verfügbaren Möglichkeiten informiert zu sein. Ich treffe für meine Patienten nie Entscheidungen; ich kann ihnen nur mit Ratschlägen und Meinungen zur Seite stehen. Wenn es etwas gibt, das ich aus meiner jahrelangen chirurgischen Tätigkeit gelernt habe, dann ist es, daß wir alle unseren Weg zur Heilung selbst finden müssen. Ich kann nur Erleichterung verschaffen und mein Wissen und meine Gefühle mit Ihnen teilen.

Ich erinnere mich an eine Tagung, bei der ein Teilnehmer aufstand und sagte, ihm hätten ein paar Leute erzählt, sie seien mit Hilfe von Bestrahlungen, der Chemotherapie und einer ganzen Reihe verschiedener Diäten und anderer alternativer Techniken gesund geworden. Er konnte nicht verstehen, wie es möglich war, daß all diese Dinge wirksam waren, denn sie schienen doch einander zu widersprechen. Ich sagte zu ihm: »Es ist der Körper, der heilt, nicht die Medizin.« Der Körper jedes einzelnen Menschen spricht auf verschiedene Heilmittel an. Man muß selbst entscheiden, welches das richtige ist. Das ist der Grund, warum ich soviel mit Symbolen und Bildern arbeite und mich bemühe, meinen Patienten dabei zu helfen, ihre wahren Gefühle, die die verschiedenen verfügbaren Therapien betreffen, herauszufinden.

Auf einer intuitiven Ebene weiß jeder von uns, welche Therapie für ihn am besten geeignet ist. Nicht alle, die ein Lymphom haben, würden sich genauso entscheiden wie der Mann, der mir den Brief schrieb. Selbst wenn allen die gleichen Informationen über die diversen Möglichkeiten zur Verfügung stünden, könnte es sein, daß jemand die Chemotherapie, die diesem Mann vielversprechend vorgekommen war, als zu riskant zurückweist. Eine Frau, mit der ich zusammengearbeitet habe, malte den Arzt, der ihr die Chemotherapie verschrieben hatte, als den Teufel, der ihr Gift reichte. Wenn Sie im Hinblick auf Ihre Behandlung ähnliche Gefühle haben, müssen Sie entweder Ihre Therapie, Ihren Arzt oder Ihre Meinung ändern. (Die Frau änderte ihre Meinung, nachdem sie fähig war, ihre eigenen Entscheidungen zu treffen, anstatt sich von ihrer Familie und ihrem Arzt in alles hineinreden zu lassen.)

Eine der Fragen, die ich den Menschen stelle, die eine Entscheidung über ihre Therapie zu treffen versuchen, lautet: »Was wäre das für ein Gefühl für Sie, wenn Ihre Krankheit nach der Therapie, die Sie in Erwägung ziehen, wiederkäme?« Wenn die Antwort lautet: »Ich wäre außer mir, nicht noch mehr getan zu haben«, dann ist die getroffene Entscheidung falsch. Sie müssen immer eine Therapie wählen, mit der Sie leben *und* sterben können. Keinen einzigen Augenblick sollten Sie in den Spiegel sehen und sagen: »Dummkopf, warum hast du dir keine bessere Chance gegeben, gesund zu werden?«

Sie sollten jedoch nie das Gefühl haben, daß die Behandlung schlimmer als die Krankheit ist. Wir treffen Entscheidungen über eine Heilung, nicht darüber, wie wir uns selbst Gewalt antun können. Nehmen wir ein ganz konkretes Beispiel: Ich kenne Familien, in denen die Frau eines Krebspatienten alle dazu brachte, eine makrobiotische Diät einzuhalten. Ein Mann fertigte eine Zeichnung von dieser Situation an: Die ganze Küche stand auf dem Kopf, seine Frau sah völlig deprimiert aus, weil sie den ganzen Tag damit verbracht hatte, das Essen zuzubereiten, die Kinder blickten trübsinnig vor sich hin, weil sie davon nichts essen wollten, und er selbst stand da und schrie: »Warum soll ich diesen Mist essen!« Ihm wäre eine Chemotherapie lieber gewesen. Wohingegen in anderen Familien der makrobiotische Lebensstil dazu geführt hat, daß sich alle besser fühlten, weil sie an einem Heilungsprozeß teilnahmen.

Obwohl ich weiß, daß manche Diäten gesünder sind als andere, glaube ich auch, daß Sie tun müssen, was Sie für richtig halten. Ein Mann mit Krebs, der einen meiner Workshops besuchte, widersprach mir, als ich sagte, daß Vegetarier nicht so oft an Krebs erkranken. In einem Brief erzählte er mir seine Geschichte:

Ich scheine einfach nicht von der Tatsache loszukommen, daß ich achtzehn Jahre lang Vegetarier und für natürliche Hygiene gewesen war und ein so reines Leben geführt hatte (Rohkost, Gymnastik, Meditation) und daß mir dann dieses passieren mußte. In der Thora steht: »Der Mensch plant, und Gott lacht.« Ich war einmal mit Nathan Pritikin in einer Rundfunksendung. Wir diskutierten darüber, welche Diät und welche Lebensart besser sei – seine oder meine. Es war weniger eine Diskussion als vielmehr ein gegenseitiges Anbrüllen . . . Er sagte, eßt keine Nüsse – ich sagte, Nüsse sind eine gute Proteinquelle. Er sagte, man soll das Weiße im Ei essen – ich sagte, nur das Gelbe – und so weiter und so fort. Er starb an Leukämie. Ich bekam Krebs. Zwei Schmocks, die sich darüber stritten, wie viele Engel auf einer Nadelspitze Platz haben.

Als er in dem Workshop aufstand und fragte, was es denn für einen Sinn habe, Vegetarier zu sein, wenn man trotzdem Krebs bekäme, sagte ich ihm, er hätte aus falschen Gründen Gemüse gegessen. Das Gemüse hatte ihn vielleicht davor bewahrt, schon vor zehn Jahren Krebs bekommen zu haben — das weiß ich nicht. Aber ich weiß, daß Menschen, die joggen und Vegetarier sind, auch sterben. Wenn man Gemüse ißt und um fünf Uhr früh aufsteht, um zu joggen, weil man sich besser fühlt, wenn man es tut, dann ist das großartig. Wenn man sich nur bemüht, nicht zu sterben, dann wird man allerdings verdammt wütend sein, wenn man feststellen muß, daß man sowieso stirbt. Dann wird man sich wünschen, lange zu schlafen und ein Eis zu schlecken. Das Entscheidende ist doch, sich ein Leben zu suchen, das man genießen kann, und dieses Leben dann zu leben. Vielleicht ist es länger, vielleicht ist es kürzer als das Leben von jemand anderem, aber wenn es nicht ein Leben ist, das man genießt, dann kann man sicher sein, daß es einem wenigstens länger *vorkommt*. Aber besser ist es, das Gefühl zu haben, daß das Leben »viel zu schnell vorbeigeht«. Wie Joseph Campbell sagt: Das wichtigste ist, dem eigenen Glück zu folgen.

Das gleiche wie über die Diät und die Gymnastik würde ich über das Trinken und Rauchen sagen. In letzter Zeit konnte man in Zeitungsartikeln lesen, daß Frauen, die trinken, häufiger Brustkrebs bekommen. Aber man muß sich den Lebensstil dieser Frauen ansehen — ihr Gefühlsleben, ihre Ernährung und ihre Geschichten vom Kinderkriegen —, nicht nur ihre Trinkgewohnheiten. Man muß das Trinken auch in einem kulturellen Kontext sehen. In vielen Kulturen, in denen Menschen hundert Jahre alt werden, herrscht ein nicht unerheblicher Alkoholkonsum vor. Der Alkohol ist ein Teil ihrer Gesellschaft, ein Teil davon, das Leben zu genießen, aber er wird nicht übermäßig oder in Mißbrauch konsumiert.

Angeblich können verheiratete Männer, im Vergleich zu alleinstehenden, drei Packungen Zigaretten pro Tag rauchen, ohne häufiger Krebs zu bekommen — ein Beweis dafür, daß eine größere Menge Gift nötig ist, um einen Liebenden umzubringen. Und tatsächlich haben die Statistiken gezeigt, daß alleinstehende Männer weniger Geld verdienen, häufiger ins Gefängnis kommen, öfters krank sind, sich zu einem höheren Prozentsatz selbst umbringen und in einem früheren Alter sterben. Aber als ein glücklich verheirateter Mann auf diese Tatsachen hinwies, zog ein überzeugter Junggeselle daraus den für ihn einzigen offensichtlichen Schluß: Falls er einen langsamen, schleichenden Tod bevorzugen sollte, könne er ja noch immer heiraten.

Wie Jung schon sagte: Dem einen paßt der Schuh, den andern drückt er. Nur Sie selbst können entscheiden, was für Ihr Leben – oder welche Therapie für Ihre Krankheit – richtig ist. Deshalb müssen Sie Entscheidungen treffen, die Ihnen richtig vorkommen. In Ihrem eigenen Leben sind Sie selbst der Experte.

Dazu müssen Sie aufgeschlossen sein und die Ohren offenhalten, damit sie die Botschaften und Möglichkeiten, die für Sie wichtig sind, nicht verpassen. Eine Frau hatte sich mit ihren Ärzten herumgestritten und war fest entschlossen, sich keiner Chemotherapie zu unterziehen. Sie hatte gelesen, daß Jimmy Carters Schwester Ruth Stapleton ihren Magenkrebs mit ihrem Glauben zu heilen versuchte. Sie gelangte deshalb zu dem Schluß, daß Gott auch ihr über ihre Krankheit hinweghelfen würde. Aber am nächsten Tag las sie in der Zeitung, daß Ruth Stapleton gestorben war. Diese Botschaft genügte: Als ihr Hausarzt ihr riet, sich ihren Glauben zu bewahren, aber außerdem noch einer Chemotherapie zuzustimmen, gab sie schließlich seinen Argumenten nach. Vielleicht hätte er sie noch darauf hinweisen sollen, daß wir aus keiner geringeren Quelle als der Bibel wissen, daß die Medizin ein Geschenk ist.

Manchmal sieht die Medizin allerdings gar nicht so sehr wie ein Geschenk aus – wenn die Chancen, daß sie Erfolg bringt, schlecht stehen und die gewonnene Zeit wegen der Nebenwirkungen von geringer Qualität sein wird. Eine Frau erklärte, warum sie beschlossen hatte, ihren weit fortgeschrittenen Lungenkrebs nicht mit einer Chemotherapie oder Strahlentherapie zu behandeln: »Die Entscheidung war ganz einfach! Die sechs oder acht Monate, die mir noch blieben, würden ganz sicher eine bessere Lebensqualität haben als die zwölf bis achtzehn Monate, in denen Gott weiß was mit meinem Körper geschehen würde. Vielleicht würde ich gar nicht fähig sein, zu tun und zu sagen, was getan und gesagt werden mußte. Ich hatte noch so viel Dinge zu erledigen und so wenig Zeit, deshalb mußte ich alles so lange wie möglich unter Kontrolle haben.«

Die Entscheidung darüber und auch über alles andere hatte sie von Anfang an getroffen. »Ich schätze, ich habe es ziemlich schnell akzeptiert. Aber ich habe auf Probleme schon immer so reagiert. Ich habe immer sofort überlegt, was ich jetzt dagegen tun kann und wie es danach weitergehen soll.« Als sie diesen Brief schrieb, waren seit ihrer »unheilbaren« Diagnose und ihrer Weigerung, sich den medizinischen Eingriffen zu unterwerfen, fast fünf Jahre vergangen, und sie war in sehr guter Verfassung, ohne jedes Anzeichen von Krebs.

Worauf soll man ihre Heilung zurückführen? Sie erzählt, was sie getan hat und was mit ihr geschehen ist auf diesem langen Weg. Aber von den vielen Faktoren, die dabei mitspielten, hebt sie keinen einzigen hervor, der vielleicht den Ausschlag gegeben hatte. Der wichtigste Faktor war jedoch, daß sie wußte, was sie wollte, und daß sie bereit war, die Konsequenz zu tragen, auch die Reaktionen der Menschen um sie herum. Ihre Mutter glaubte, sie dürfe sich der Behandlung, die ihr die Ärzte empfahlen, nicht entziehen. Sie erinnerte ihre Mutter daran, daß sie dazu erzogen worden war, ihre Entscheidungen selbst zu treffen. Ihre Bekannten waren entsetzt und brachten ihre Mißbilligung darüber zum Ausdruck, was sie ihrem Mann »antat«. Ihr Mann stimmte ihrer Entscheidung zwar nicht zu, hielt aber zu ihr und verteidigte ihren Standpunkt vor den anderen, indem er sagte: »Ich kann nur sagen, was Jean sagen würde, wenn ihr sie fragen würdet.«

Medizinisch gesprochen, hat sie darauf geachtet, sich ernährungsmäßig »aufzubauen«. Aber noch wichtiger als die Ergänzungen ihres Speiseplans und die Multivitamine waren wahrscheinlich die Veränderungen, die sie in ihrem emotionalen Leben vorgenommen hat. Sie stellte zu ihrem Mann, ihren Söhnen und ihrer Tochter eine sehr große Nähe her, was dazu führte, daß es »die interessantesten Jahre meines Lebens wurden«. Sie ging auf die Menschen zu, um zu geben und zu nehmen, und fand viele neue Freunde, während sie gleichzeitig ihre Beziehungen zu alten Freunden erneuerte. Sie war dankbar für die Dinge, die Freunde für sie taten, und vergab all denen, die nicht wußten, wie sie helfen sollten — diesen »wunderbaren Feiglingen«, wie sie sie nannte. »Auch sie sorgen sich um mich, aber sie wissen nicht, wie sie es sagen sollen, und sie haben Angst, etwas Falsches zu tun.

Ich weiß schon lange von diesen Menschen, deshalb habe ich das gefürchtete Wort als erste ausgesprochen, ihnen sozusagen die Erlaubnis erteilt.« Sie ging in eine Krebshilfegruppe im nächsten Krankenhaus und würde auch gern weiter hingehen, um anderen ihre Hilfe anzubieten, tut es aber nicht, weil sie das Gefühl hat, manche Menschen dort mit ihrer unorthodoxen Art vor den Kopf zu stoßen.

Ihre Haushaltsschätze verschenkte sie zum größten Teil an ihre Kinder, anstatt sie in ihr neues Heim mitzunehmen, in das sie und ihr Mann vor einiger Zeit umgezogen sind – nicht aus einem Gefühl der Hoffnungslosigkeit heraus, sondern weil »ich endlich zu der Erkenntnis gekommen bin, daß Sachen nicht wichtig sind«. Fast wäre sie von einem wiedergeborenen Christen bekehrt worden, entschied sich dann aber doch für den Glauben, den sie selbst über die Jahre entwickelt hatte, und kehrte »nach einer Wende um 180 Grad« zu ihm zurück.

Sie erwähnte auch, daß sie ihre seit 45 Jahren gepflegte Angewohnheit zu rauchen am Tag ihrer Krebsdiagnose aufgab, was ihr, wie eine mit ihr befreundete Krankenschwester glaubt, einen solchen Schock versetzt haben könnte, daß sie »alles auf den Kopf stellte«. Oder vielleicht verschafft sich ihr Körper auch seine eigene hyperthermische Behandlung, mutmaßt sie, denn manchmal wird ihr »gesamter Körper plötzlich ohne ersichtlichen Grund ganz heiß«. Und hinzu kommt noch, daß sie es »ziemlich geschickt versteht, Streß und Müdigkeit zu vermeiden. Es wird viel zuviel Zeit damit verschwendet, sich wegen Dingen Sorgen zu machen, die man doch nicht ändern kann.«

Diese Frau ist ein wandelnder Katalog gesunder innerer Einstellungen: Sie wußte genau, was sie im Hinblick auf ihre medizinische Pflege wollte, sie wird geliebt und ist liebenswert, sie besitzt seelischen Frieden, Kontrolle über ihr eigenes Leben, Vertrauen in ihre eigenen Entscheidungen, die Bereitschaft, die Folgen auf sich zu nehmen, eine starke persönliche Philosophie und den Glauben, daß sowohl das Leben als auch der Tod Bedeutung haben können. Sie hat ihre Krankheit nicht als ein Todesurteil angesehen, sondern als eine Tür zum Leben. Im Augenblick ist sie viel zu sehr damit beschäftigt zu leben, um sterben zu können. Am Ende ihres Briefs schreibt sie: »Ich hab' so ein gutes Gefühl, was mich selbst angeht, und ich bin stolz darauf, wie ich meine Situation bis jetzt ›gemeistert‹ habe . . . Vielen Dank dafür, daß Sie mir erzählt haben, daß es tatsächlich möglich ist, Würde zu wahren, indem man sich entscheidet, wann man weitergehen will. Ich bin noch nicht annähernd soweit, diese Entscheidung zu treffen. Aber allein die Gewißheit, daß es definitiv möglich ist, empfinde ich als wunderbar, und ich werde mich bemühen, mein Bestes zu geben, wenn die Zeit gekommen ist.«

In diesem Brief findet sich fast alles wieder, was mein Freund, der Chiropraktiker Jeff Rockwell, und seine Frau die »Symptome des inneren Friedens« nennen. Wie in seiner »Spinal Column« aufgelistet ist, sind dies:

1. Der Hang zum spontanen Denken und Handeln anstatt aus Angst, die sich auf frühere Erfahrungen gründet.
2. Die unverkennbare Fähigkeit, jeden Augenblick zu genießen.
3. Fehlendes Interesse daran, sich selbst zu beurteilen.
4. Fehlendes Interesse daran, andere Menschen zu beurteilen.
5. Fehlendes Interesse am Konflikt.
6. Fehlendes Interesse daran, die Handlungen anderer zu deuten.
7. Die Unfähigkeit, sich Sorgen zu machen (ein sehr ernstes Symptom).
8. Häufige überwältigende Ausbrüche von Dankbarkeit.
9. Zufriedene Gefühle der Verbundenheit mit anderen und mit der Natur.
10. Häufige Ansätze, durch die Augen des Herzens zu lächeln.
11. Zunehmende Bereitschaft, Liebe zu empfangen, die durch andere verbreitet wird, und der unkontrollierbare Drang, selbst Liebe zu verbreiten.
12. Die wachsende Neigung, den Dingen ihren Lauf zu lassen, anstatt sie selbst in Gang zu setzen.

Rockwell macht darauf aufmerksam: »Wenn bei Ihnen alle oder auch nur die meisten der oben aufgeführten Symptome auftreten, dann lassen Sie es sich eine Warnung sein. Ihr Zustand des FRIEDENS ist vielleicht schon so weit vorangeschritten, daß er nicht leicht zu behandeln ist.«

Den eigenen Weg gehen

Eine charakteristische Eigenschaft von Menschen, die ihren Seelenfrieden gefunden haben, ist ihre Unabhängigkeit. Sie trauen ihren Instinkten. Niemand kann sie in ihrem Denken beeinflussen, wenn ihnen ihre innere Stimme etwas anderes sagt.

Brandan O'Regan, der, wie im ersten Kapitel dieses Buches berichtet, spontane Remissionen untersucht hat, erzählt von einer Doktorandin, die ebenfalls auf diesem Gebiet forschte. Sie gab zu diesem Zusammenhang eine Anzeige in einer Zeitung in Idaho auf, in der sie diejenigen aufrief, sich zu melden, die in einem Umkreis von dreihundert Meilen eine spontane Remission am eigenen Leib erfahren hatten. Fünfundzwanzig Personen reagierten, eine erstaunlich große Zahl für ein so dünn besiedeltes Gebiet. Daraufhin machte sie sich daran, diese Personen zu interviewen. Sie stellte fest, daß viele von ihnen Bäuerinnen waren und alle großes Vertrauen in die eigene Urteilskraft besaßen. Als sie eine ihrer Interviewpartnerinnen fragte, wie ihr zumute gewesen sei, als der Arzt ihr eröffnete, daß sie eine tödliche Krankheit habe, erwiderte die Frau: »Ich nahm an, das wäre seine Meinung.« – »Würden Sie gern mehr darüber sagen?« war die nächste Frage. »Also, wir sind daran gewöhnt«, erwiderte sie, »daß uns die Experten von der Bundesregierung, die zu uns kommen, um sich den Boden anzusehen, alle möglichen Dinge erzählen. Sie sagen, wir sollen das Korn da oder dort pflanzen, aber wenn man ihrem Rat folgt, kommt nichts dabei heraus. Sie sagen, ihr dürft das Korn nicht da drüben anpflanzen, weil es da nicht wächst, und dann pflanzt man es vielleicht trotzdem dorthin, und es wächst wunderbar. Da wird einem klar, daß die Experten überhaupt keine Ahnung haben. Als mir der Arzt sagte, daß ich in sechs Monaten sterben würde, sagte ich mir: ›Was weiß denn der schon, der ist doch nur ein Experte!‹«

Interessanterweise leben in den Vereinigten Staaten von Amerika die meisten Menschen, die ein Alter von 85 Jahren erreicht haben, in den Bundesstaaten Maine, North Dakota und Minnesota. (Und davon sind 70 Prozent Frauen.) Da in diesen Bundesstaaten nicht gerade die leichtesten Lebensbedingungen anzutreffen sind, bin ich davon überzeugt, daß die Menschen dort von

Anfang an lernen mußten, wie man überleben kann. Sie sind unabhängig, bereit, das Leben anzunehmen, und daran gewöhnt, für sich selbst zu sorgen. (Meiner Meinung nach neigen Menschen in kleineren, ruhigeren ländlichen Gemeinden, die für diese Staaten charakteristisch sind, dazu, ein Leben zu führen, bei dem ihre Gefühle dicht an der Oberfläche bleiben; wohingegen es Menschen in den großen Städten wie New York für nötig halten, eine Schutzmauer um ihre Gefühle zu errichten, um unter dem Druck und bei dem Lärm überleben zu können. Als Folge davon haben die Menschen mit dem ruhigeren Lebensstil engeren Kontakt zu ihren Gefühlen als diejenigen, die sie tief in sich vergraben haben.)

Ich erinnere mich noch, wie ich, um einen Vortrag zu halten, das erste Mal nach New Hampshire kam, auch einer jener Bundesstaaten von der ruhigeren Art. Obwohl es nur eine kleine Gemeinde war, die ich besuchte, waren in der Kirche hundert Menschen zusammengekommen. Als ich sie fragte, wo sie alle herseien, stellte sich heraus, daß viele von ihnen aus Ortschaften kamen, die mehrere Stunden entfernt lagen. Ein Mann sagte:»Ich muß zwei Stunden fahren, um meine Lebensmittel einzukaufen, warum sollte ich also nicht hierherkommen, um zu erfahren, wie ich mich auf vernünftigere Weise um meine Gesundheit kümmern und an meinem Leben mitwirken kann!«

Diese Menschen sind sich darüber im klaren, daß sie nicht zu sterben brauchen, nur weil ein Experte dieser Meinung ist. Unglücklicherweise wissen das viele Patienten nicht, und so sterben sie auch weiterhin nach dem vorgegebenen Zeitplan − oder noch früher −, wenn ihnen der Arzt erst mal die Statistiken vor Augen geführt hat.

Es gab einmal einen wunderbaren Artikel in einer Zeitschrift, der von Statistiken handelte und von dem Evolutionstheoretiker Stephen Jay Gould verfaßt war. Bei ihm hatte man 1982 eine seltene Krebsform im Bauch festgestellt, die als abdominales Mesotheliom bekannt ist. Besagter Artikel beginnt mit einer bissigen Bemerkung von Mark Twain über die drei verschiedenen Arten der Unehrlichkeit, jede schlimmer als die andere − »Lügen, verdammte Lügen und Statistiken«. Von hier aus zieht Gould die Kurve zu seiner Diagnose. Acht Monate heißt es, hätte er noch zu leben. Der Evolutionsbiologe weiß aber, daß »mittlere Durchschnittswerte reine Abstraktionen sind . . . die Variation davon ist die Realität. Ich mußte mich also mitten zwischen die Variationen stellen.« So denkend, schiebt er die Meinung der Experten nicht beiseite, sondern er schlägt sie mit ihren eigenen Mitteln. Er stellt eine weitaus intelligentere (und optimistischere) statistische Analyse seiner Chancen auf, bei der er von seinem Alter, dem Stadium seiner Krankheit, der ausgezeichneten medizinischen Behandlung, die er erhalten würde, und von seiner eigenen geistigen Verfassung ausgeht. Zum Schluß verwirft er jedoch auch seine Statistik. Statistiken seien nur anwendbar, wenn man es mit statischen Bedingungen zu tun habe. Die Bedingungen jedoch, die ihn beträfen, seien wegen des experimentellen Charakters seiner Behandlung nicht statisch. Daher, so folgert er in der Sprache der Statistiker, »werde ich, wenn ich Glück habe, der ersten Gruppe einer neuen Einteilung angehören, deren Mittelwert hoch ist und deren Lebenskurve sich bis zum natürlichen Tod im fortgeschrittenen Alter erstreckt«. Ich persönlich kenne mehrere Menschen, die ein Mesotheliom überlebt haben und nach der Statistik eigentlich schon längst hätten tot sein sollen. Soviel zur statistischen Lebenserwartung!

Dulcy Seiffer ist auch eine jener unabhängigen außergewöhnlichen Patientinnen, die sich den Statistiken widersetzt haben. Als ihr die Ärzte sagten, daß sie Eierstockkrebs und noch eine 40prozentige Überlebenschance für die nächsten zwei Jahre habe, hörte sie gar nicht richtig hin − allerdings hielt das die Ärzte nicht davon ab, ihr die schlimme Nachricht immer wieder von neuem aufzutischen. Dann, durch einen jener »Zufälle«, die das Leben der Menschen verändern, wurde sie im Krankenhaus in ein anderes Zimmer verlegt. Ihre neue Zimmergenossin, von Beruf genauso wie sie Motelbesitzerin, erzählte ihr von der ECaP-Gruppe. Dulcy nahm daraufhin mit der ECaP Kontakt auf. Und dies war für sie der Beginn einer Heilung, die angesichts der vielen Hindernisse, einschließlich natürlich der freudlosen Prognose, eine enorme Entschlossenheit und großen Optimismus erforderte.

Das erste praktische Problem, das sich Dulcy stellte, war die Frage, wie sie die chemotherapeutische Behandlung, die sie benötigte, bekommen, gleichzeitig aber nach St. Croix, wo sie zu Hause war und wo sie und ihr Mann das Gästehaus besaßen, zurückkehren konnte. Das Krankenhaus am Ort hatte nicht die nötige Ausrüstung, um mit einer derart komplizierten Therapie umgehen zu können. So nahm Dulcy die Angelegenheit selbst in die Hand. Sie suchte so lange nach einer Krankenschwester, die bereit war, sich von einer onkologischen Krankenschwester in Boston, wo sie operiert worden war, per Telefon Anweisungen erteilen zu lassen, bis sie eine fand. Dann organisierten Dulcy und ihr Mann alles, um das ganze Drum und Dran und die Medikamente, die sie benötigte, alle drei Wochen von Puerto Rico herbeischaffen zu lassen.

Zu ihrer Inspiration verwendete Dulcy ECaP-Bänder, und sie fertigte selbst zehn Visualisierungsbänder für sich an: »Ich dachte mir Methoden aus, um meine roten und weißen Werte anzuheben, und legte mir Bänder mit Übungsprogrammen zu — für kranke Tage und für Tage, an denen es mir besser ging. Künstler zu sein kommt der kreativen Ausstattung zugute.« In dieser Zeit schrieb sie mir ihren ersten Brief. Nicht ganz ein Jahr nach ihrer Diagnose war sie bereits völlig sicher, daß ihre Tumore verschwunden waren: »Wenn ich bei dem ›Heil-dich-selbst‹-Teil meiner Meditation bin, rast meine Armee tigerweißer Zellen quer durch meinen Körper, kann aber nirgends mehr Tumore finden.« Als sie einige Wochen später untersucht wurde, bestätigte sich ihr intuitives Wissen — nicht die geringste Spur, gar nichts, »nach nur acht chemotherapeutischen Behandlungen und einem Haufen Medikamente und holostischen Anstrengungen«.

Dulcy suchte auch einen Psychiater auf. Er hypnotisierte sie und half ihr mit dieser Methode, ihre Angst in den Griff zu bekommen. »Er sagte mir: ›Sie werden gesund werden. Schon bald werden Sie feststellen, daß Sie keinen Krebs mehr haben.‹ Immer wenn ich seine Praxis verließ, war ich überzeugt, daß ich es schaffen würde.« Auch Liebe trug zur Heilung bei. »Am schwersten ist mir das Lieben gefallen. ich bin nicht gerade besonders sanft und liebevoll und zärtlich . . . Aber nachdem ich herausgefunden hatte, daß ich genügend Eigenliebe besaß, um den Wunsch zu haben, mich um mich selbst zu kümmern, und um auf meine eigenen Bedürfnisse einzugehen, stellte ich fest, daß mir andere Menschen mehr Liebe und Zuwendung entgegenbrachten, als ich mir je hätte träumen lassen.« Dulcy erfreute sich einer Remission, die beinahe drei Jahre anhielt, bis der Krebs erneut auftrat. Nachdem sie ein, wie sie sagte, höllisches Jahr durchgemacht hatte, in dem sie die Arbeit und den Streß der Familie an sich herangelassen hatte. Aber Dulcy ist eine Kämpferin. Das erneute Auftreten des Krebses brachte sie dazu, sich von nun an mit Hilfe einer psychotherapeutischen Behandlung und der Mitgliedschaft in einer Gruppe noch intensiver mit ihren Familienproblemen auseinanderzusetzen. Sie macht auch weiterhin ihre Meditationen und lauscht während der mitternächtlichen Schlaflosigkeit, an der die meisten von uns zu leiden haben, einem inspirierenden »Nachtband«, das sie sich selbst zusammengestellt hat.

Man braucht eine Menge Mut, um sich den Experten und ihren Statistiken zu widersetzen, und doch treffe ich andauernd Menschen wie Dulcy. Eines Tages, nach einem Vortrag, den ich gehalten hatte, kam ein Mann zu mir und überreichte mir seine Visitenkarte. Er war leitender Angestellter eines Verlags, aber er sah so entsetzlich krank aus, daß ich mich gewundert hätte, wenn er noch länger als fünf oder sechs Wochen gelebt hätte.

Fünf Jahre später hielt ich in einer kleinen ländlichen Gemeinde einen Vortrag, und da kam dieser selbe Mann von damals auf mich zu und sah völlig gesund aus. Er hatte noch sechs andere Zuhörer aus seiner Stadt mitgebracht und erzählte mir, daß er sie überredet habe, mitzukommen, weil ihm das, was ich vor fünf Jahren, als wir uns zum ersten Mal begegnet waren, gesagt hatte, soviel bedeutete. Nachdem er damals meinen Vortrag gehört hatte, hat er seine Selbsthilfegruppe verlassen, die ihn mitsamt den öden Bildern, die die Teilnehmer von ihrem Leben malten, nur deprimierte. Dann – als Teil des Visualisierungsprogramms, mit dem er für sich allein begonnen hatte – gab er seinem Röntgenapparat einen Namen und begann mit ihm zu reden, forderte ihn auf, ihn zu heilen. Sein Arzt hielt ihn für verrückt, und seine Frau regte sich deswegen so auf, daß *sie* einen Psychiater aufsuchen mußte. Und nun, Jahre später, lebt er noch immer.

Eine Frau schrieb mir: »Mein Onkologe hatte mir gerade mitgeteilt, daß ich nur noch ein Jahr leben würde. Nachdem ich ihn rausgeworfen hatte, teilte ich meinem neuen Onkologen als erstes mit: ›Ich habe gerade meinen vorigen Arzt gefeuert. Behalten Sie also, bitte, Ihre Prophezeiungen für sich, denn ich werde mit dieser Sache auf jeden Fall fertig werden.‹« Und das wurde sie auch. Sie gab ihrem Leben eine neue Richtung und feuerte nicht nur ihren Onkologen, sondern (wie sie mir beschrieb) auch ihren Ehemann.

Die Menschen, die wahrscheinlich die schwersten Schlachten schlagen, um sich gegen die schicksalhaften, verhängnisvollen Voraussagen der Experten zu wehren, sind die Aidskranken. Michael Callen, der Herausgeber eines Handbuchs mit dem Titel *Surviving and Thriving with Aids: Hints for the Newly Diagnosed* (aus dem ich Steven James' Regeln zitiert habe), hat einen Artikel über seine eigenen Erfahrungen geschrieben. Er erzählt, wie ihm der sechsjährige Sohn eines Freundes, der ihn mehrere Monate nicht gesehen hatte, fragte, ob er schon tot sei. Das zeigt, wie weit verbreitet die Meinung ist, Aids müsse unweigerlich mit dem Tode enden, bemerkt Callen − selbst sechsjährige Kinder wissen das schon.

Unser Chefchirurg glaubt es ebenfalls. Ich habe ihm gesagt, genauso wie ich es Ihnen sage, daß das nicht unbedingt so sein muß − wir bringen die Patienten um, wenn wir ihnen prophezeien, daß ihre Krankheit mit 100prozentiger Sicherheit tödlich verläuft. Dann gibt es keine Hoffnung. Ich habe ihn aufgefordert, zu einem Workshop zu kommen. Denn hier wird deutlich, daß immer mehr der langfristig Überlebenden anfangen, »Experten«-meinungen wie die seine in Frage zu stellen. Genauso denken auch viele, die im Gesundheitswesen arbeiten und mit Aidskranken direkt zu tun haben. Sie vertreten viel hoffnungsvollere Ansichten als die Leute, die immer in den Medien präsentiert werden. Callen zitiert den New Yorker Arzt Nathaniel Pier, der Aidskranke behandelt, und sagt: »In der medizinischen Literatur gibt es eine starke Tendenz im Hinblick auf das, was öffentlich berichtet wird. Dadurch erhält man ein völlig verzerrtes Bild davon, wie es um Aids tatsächlich bestellt ist. Die Menschen, denen es gutgeht, sehen die Experten nicht, genauso nicht die Menschen, die lange leben, und die Menschen, die eine gute

Lebensqualität haben. Diese Menschen gehen nicht in medizinische Zentren, und deshalb können über sie auch keine Artikel verfaßt werden.«

Wenn aber über sie geschrieben wird, wie etwa in der *New York Times* in einem Artikel mit dem Titel: »Aids-Geheimnis: Warum bleiben manche infizierte Menschen gesund?«, dann werden eventuelle psychosoziale Faktoren meist gar nicht berücksichtigt. Dieser besondere Artikel beschränkt sich auf Faktoren wie »Virulenz« (vielleicht ist der Aidsvirus in diesen Menschen »nett«), Genetik (vielleicht sind manche Menschen von Geburt an nicht anfällig für diesen Virus) und Immunität (vielleicht gibt es in den Immunsystemen einiger langfristiger Aidsinfizierter »irgend etwas Ungewöhnliches«, das es ihnen erlaubt, gesund zu bleiben). Bei diesen Überlegungen bleibt unerwähnt, daß etwa Dr. George Solomon und Dr. Lydia Temoshok an einer psychologischen Studie langfristig Überlebender arbeiten und sich mit dem Gedanken beschäftigen, ob es möglicherweise Faktoren gibt, an denen Aidspatienten etwas ändern könnten – im Unterschied zu Faktoren wie Genetik und natürliche Immunität, an denen sie nichts ändern können.

In ihrer noch laufenden Untersuchung wird eine Reihe potentiell wertvoller Faktoren angeführt, die die Menschen mit Aids dazu anregen könnten, neue Anstrengungen zu unternehmen, um sich selbst zu helfen. Zu diesen Faktoren gehören unter anderem:

1. Die Realität der Diagnose akzeptieren, sich aber gleichzeitig weigern, sie als ein Todesurteil anzusehen, jedenfalls nicht als ein unmittelbar bevorstehendes.
2. Das persönliche aktive Eingreifen in die Behandlung und die Überzeugung, damit positiven Einfluß zu nehmen.
3. Den Lebensstil ändern, um sich der Krankheit anzupassen.
4. Den behandelnden Arzt als Mitarbeiter betrachten und ihm nicht passiv, willfährig oder herausfordernd gegenüberzutreten.
5. Das Gefühl, für die eigene Gesundheit selbst mitverantwortlich zu sein, und das Gefühl, das Ergebnis beeinflussen zu können.
6. Sich in Form von »unerledigten Dingen« zum Leben bekennen.
7. Dem Leben Bedeutung und Sinn geben.

8. Die Krankheit dazu benutzen, um einen neuen Sinn im Leben zu finden.
9. Eine frühere Erfahrung mit der Bewältigung einer lebensgefährlichen Krankheit oder einem ernsten Ereignis im Leben.
10. Körperliche Fitneßprogramme.
11. Austausch von Informationen und hilfreichen Kontakt mit einem Menschen herstellen, bei dem die gleiche Diagnose gestellt wurde.
12. Auf selbstlose Weise mit anderen Patienten verkehren.
13. Selbstsicher sein und die Fähigkeit besitzen, nein zu sagen.
14. Sich aus Verwicklungen herauszuhalten und mit sich allein zurechtzukommen.
15. Sensibel in bezug auf seinen Körper und dessen Bedürfnisse zu reagieren.
16. Die Fähigkeit besitzen, mit anderen offen zu reden, auch über seine Krankheit.

Nicht nur die Psychiater und Psychoneuroimmunologen werden in den Artikeln über langfristig überlebende Aidskranke häufig ignoriert, auch die persönlichen Bekenntnisse von Überlebenden, wie etwa die von Michael Callen, finden keine Beachtung. Callens Einschätzung der besonderen Merkmale von Überlebenden ähnelt weitgehend der von Solomon:

Wenn ich mit einem Wort die allgemeinen charakteristischen Eigenschaften von Aidskranken, die ich interviewt habe, beschreiben sollte, dann wäre es »Mumm«. Diese Menschen sind Kämpfer: Sie sind eigenwillig, besitzen ein unglaubliches Wissen über Aids, halten starrsinnig und leidenschaftlich am Leben fest und arbeiten hart daran, am Leben zu bleiben. Und alle sind sie in Aidsfragen engagiert – manche, indem sie sich öffentlich zu erkennen geben, andere als Berater oder im Telefonnotdienst. Öffentliches Engagement kann ein Gegenmittel für die Selbstobsession sein, die zu Aids gehört. Zu erkennen, daß es jemandem schlechtergeht, dem man helfen kann, ist eine unglaubliche Erleichterung – und vielleicht sogar heilsam.

Ein Ziel haben

Ob es nun politisch oder persönlich ist, das Gefühl, ein Ziel zu haben, kann wunderbare Auswirkungen auf Ihre Gesundheit haben. Ich erinnere mich an eine Geschichte, die Elisabeth Kübler-Ross von einer sehr kranken Frau erzählte, die im Krankenhaus lag und die Ärzte bat, ihr dabei zu helfen, lange genug am Leben zu bleiben, um an der Hochzeit ihres Sohnes teilnehmen zu können. Wenn sie nur zu dieser Hochzeit gehen könne, sagte sie, wolle sie danach ruhig sterben. Deshalb gab man ihr Infusionen und Transfusionen, um sie aufzubauen. Am Hochzeitstag wurden alle intravenösen Leitungen und Schläuche entfernt. Man zog sie an und richtete sie her. Sie sah wunderschön aus, und dann zog sie los zu der Hochzeit. Als sie ins Krankenhaus zurückkam, erwarteten alle, daß sie sich in die Station schleppen und hinlegen und sterben würde. Statt dessen kam sie zurück und sagte: »Denkt daran, daß ich noch einen Sohn habe.«

Es gibt eine treffende Bezeichnung, die ein Mann, dessen Frau ich behandelte, für solche Patienten geprägt hat – »Hin- und Rückfahrer« nannte er sie. »Machen Sie sich keine Sorgen«, sagte er eines Tages zu mir, »meine Frau ist eine Hin- und Rückfahrerin, und ich weiß, daß sie es schaffen wird.« Als ich ihn fragte, was das bedeute, erklärte er mir: »Als ich meinen Militärdienst machte und wir in einem Fuchsbau ohne Verpflegung und Munition gefangen waren, schickten wir immer nur die Männer los, von denen wir wußten, daß sie zurückkommen würden. Man konnte sich darauf verlassen, daß sie taten, was nötig war. Deshalb nannten wir sie Hin- und Rückfahrer.«

Ziel und Sinn sind – genauso wie Hoffnung – etwas Physiologisches. Sie stehen für Hin- und Rückfahrt. Die Gesundheitspsychologin und Beraterin Jeanne Segal schreibt, daß ein Student, der mit ihr an einem Programm für Krebspatienten gearbeitet hatte, eine Untersuchung anstellte, um herauszufinden, ob zwischen dem selbstlosen Dienst für andere und dem eigenen Überleben irgendeine statistische Korrelation bestünde. Die Antwort, sagt Segal, war ein eindeutiges Ja! Dadurch wurde auf der physischen Ebene bestätigt, was sie selbst auf der psychologischen beobachtet hatte, als sie mit einer Familienberatungsstelle zusammenarbeitete. Dort schienen die Klienten auf die Art Beratung, die sie gelernt hatte, nicht zu reagieren, bis sie ein Stockwerk tiefer ein United-Way-Büro entdeckte, das neue Mitarbeiter suchte. Immer wenn sie mit ihren Klienten keine Fortschritte machte, schickte sie sie ein Stockwerk tiefer, damit sie sich dort als freiwillige Helfer meldeten – »Und wissen Sie was? Meine Klienten wurden schnell wieder gesund! Selbst Grenzfälle erholten sich deutlich. Ihr Verständnis für die Realität, ihre Selbstachtung und ihre Lebensziele nahmen zu, während sie auf selbstlose Weise, die ihnen wohltat, etwas von sich abgaben.« Freiwillige Helfer leben länger und haben weniger Krankheiten.

Ärzte sind sich viel zu selten bewußt, daß ihre Patienten das Bedürfnis haben, einen Sinn und eine Bedeutung im Leben zu finden. Deshalb wissen sie oft gar nicht, worauf die dramatischen Verbesserungen im Zustand ihrer Patienten zurückzuführen sind. Dabei steht hinter jeder Veränderung eine Lebensgeschichte, d. h. irgendeine existentielle Veränderung. Vor kurzem bekam ich einen Brief von einem Onkologen. Er schrieb mir, daß eine Frau mit fortgeschrittenem Brustkrebs, die wir beide behandelt hatten, fünf Monate nachdem er sie in ein Pflegeheim eingewiesen hatte, wieder in seine Praxis gekommen war – und daß er sie »noch nie bei so gutem Befinden gesehen« hätte! Weitere Äußerungen machte er nicht. Ich bat den Medizinstudenten, der bei mir hospitierte, diese Frau anzurufen und sich alles von ihr erzählen zu lassen. Da mußte doch irgend etwas vorgefallen sein. Und siehe da, die Frau hatte es in dem Pflegeheim so unerträglich und deprimierend gefunden, daß sie dort unter den anderen »Insassen« eine Revolution angezettelt hatte, um bessere Bedingungen durchzusetzen. Sie verbrachte viel Zeit damit, mit dem Pflegepersonal über Zärtlichkeit und Liebe zu reden, die die Patienten benötigten, bis sich dort alles verändert hatte. Danach fühlte sie sich prächtig. Sie ging nach Hause und kaufte sich ein neues Auto!

Für manche Menschen ist die Herausforderung, die sie durch ihre Krankheit erfahren, etwas, das ihrem Leben einen Sinn gibt, weil sie neue Wege finden, zu heilen und zu lieben. Eine bemerkenswerte Frau schrieb mir von dem Kampf, den sie führt, um wieder gesund zu werden, nachdem sie durch einen Autounfall teilweise gelähmt ist. »Nicht aufgeben« lautet ihr Credo: »Das eine weiß ich jetzt – in diesem Bereich gibt es zu viele Unbekannte. Unmögliches verwandelt sich fortwährend in Mögliches. Ich hatte immer das Gefühl, daß unser Körper und unser Geist zu mehr fähig sind, um unsere Heilung voranzutreiben, als ihnen zugestanden wird oder wozu man sie ermutigt: Diese Quelle auszuschöpfen, darauf kommt es an.« Seit sie von ihren Ärzten erfahren hat, daß sie nichts anderes tun könne, als »auf eine Heilung zu hoffen«, ist sie fest entschlossen, bei ihrer Heilung eine aktivere Rolle zu übernehmen. Tatsächlich hat sie mir geschrieben und mich um Anregung gebeten, wie sie durch Visualisierung die Lähmung in ihrer Wirbelsäule rückgängig machen kann. Für sie ist ihre Krankheit eine Herausforderung zum Kampf – und keine Gelegenheit zum Mißerfolg.

Es gibt noch eine Sache, die manchen Menschen das Gefühl vermittelt, daß ihr Leben einen Sinn hat: die Herausforderung nämlich, gerade trotz der Behinderungen durch ihre Krankheit das zu tun, was sie gerne machen. Ich muß an John Calderhead denken, einen jungen Mann, mit dem ich korrespondiert habe und dem im März 1983 wegen eines Sarkoms ein Bein amputiert worden war. Seit seinem siebten Lebensjahr war er Ski gelaufen, und jetzt ist er wieder auf der Piste und läuft bei Wettbewerben für Behinderte mit. »Ich bin vor der Operation Ski gelaufen, warum sollte ich es nicht auch danach tun«, sagte er einem Zeitungsreporter. Er ist ein Mann, der keine Einschränkungen hinnimmt.

Für einen anderen Mann ist der Sinn des Lebens die Liebe zum Talmud. Rabbi Aaron Soloveitchik, von dem ich in der *New York Times* gelesen habe, erlitt vor mehreren Jahren, im Alter von 66 Jahren, einen Schlaganfall. Obgleich er kaum noch gehen kann, fährt er jede Woche von seiner Wohnung in Chicago zu einer Rabbinerklasse in New York, um sein Wissen über die alten jüdischen Texte weiterzugeben. »Wissen Sie, wie es ist, wenn ich mir nur die Schuhe zubinde? Es ist so schwierig wie die Teilung des Roten Meeres . . . Ich habe ständig Schmerzen. Aber wenn ich eine *shiur* [Unterrichtsstunde] abhalte, spüre ich überhaupt nichts«, sagt er.

Manche Menschen scheinen einfach über grenzenlosen Mut und Freude zu verfügen. Man könnte sagen, daß ihr Sinn darin besteht, uns zu lehren, wie wir leben müssen. Eine Frau, die mir die Lebensgeschichte ihres Schwiegervaters erzählen wollte, schrieb mir einen wunderbaren Brief:

Mr. Wood hatte vor dreißig Jahren die drei schlimmsten Arten Kinderlähmung. Man gab ihm damals höchstens noch zehn Jahre zu leben, und seit dieser Zeit war er – und ist es bis heute – vom Hals abwärts gelähmt. Nachts liegt er in einer eisernen Lunge, und seine Frau hat ihn bisher völlig allein zu Hause gepflegt. Während dieser dreißig Jahre haben sie sieben Kinder großgezogen, von denen das jüngste kurze Zeit nachdem er gelähmt war, geboren wurde. Er hat miterlebt, wie alle seine Kinder ihren High-School-Abschluß gemacht haben. Bis vor ungefähr einem Jahr hat er als Mundmaler gearbeitet und viele Ölgemälde und zahlreiche Postkarten verkauft. Seine Bilder hängen in unserer Bundeshauptstadt.

Mr. Wood hat immer mit großem Interesse am Leben teilgenommen, und er hat es sehr genossen, mit den Menschen, die in unser Haus kamen, lebhafte Gespräche zu führen. Er sieht sich nicht als unglücklicher an als andere. Statt dessen hat er großes Mitgefühl für andere Menschen gezeigt. Er ist ein interessanter Gesprächspartner und versteht es, die Leute zu fesseln und zum Reden zu bringen.

Vor ein paar Jahren hat er sich das neueste Modell eines roten Cabrios gekauft. Während der wärmenden Monate fährt er, so oft er kann, im ganzen Land herum, um die Familie zu besuchen. Seine Frau begleitet ihn. Sie mieten sich einen Fahrer/Mechaniker. Natürlich müssen sie auch seine gesamte Ausrüstung und sein Atemgerät einpacken.

Dieser Mann hat Entschlußkraft. Er hat seinem Leben einen Sinn gegeben, und er ist ein ganz »außergewöhnlicher« Mensch oder, wie Sie sagen, ein »außergewöhnlicher Patient«.

Außergewöhnlich zu sein heißt jedoch nicht immer, außergewöhnliche Dinge tun zu müssen. Es ist die Einstellung zum Leben und zur Liebe, die einen Menschen außergewöhnlich macht, und nicht, ob man auf einem Bein Ski laufen kann, mit dem Munde malen oder sich selbst durch Visualisierung und Meditation heilen kann.

Eines Tages kam eine Frau mit multipler Sklerose in meine Praxis. Ihre Leistung bestand darin, daß sie sich selbst beigebracht hatte, wieder zu gehen, weil sie zu Hause ein Kind hatte und weil sie gehen lernen wollte, bevor ihr Kind es lernte. Welch ein Mut! Ich habe noch nie so viele unglaublich inspirierende und ehrfurchtgebietende Menschen gesehen, von denen jeder eine eigene Möglichkeit gefunden hat, außergewöhnlich zu sein. Die Vielseitigkeit der außergewöhnlichen Verhaltensweisen ist unendlich groß. Suchen Sie nach Ihrer eigenen.

Max Navarre, einer der Herausgeber von *Surviving and Thriving with Aids*, sagt:

Wenn Sie sich noch nie geliebt haben, niemals richtig geliebt haben, zärtlich und bedingungslos, dann ist jetzt die Zeit dazu. Lieben Sie sich selbst, vergeben Sie sich selbst, und vergegenwärtigen Sie sich gleichzeitig, daß es nichts zu vergeben gibt. Lieben Sie andere Menschen, und lassen Sie sich von ihnen lieben. Dann wird Ihnen niemals langweilig sein. Bedingungslose Liebe kann erstaunliche Dinge bewirken, und sie gibt Ihnen wirkliche Sicherheit. Und wenn wir wissen, daß wir uns sicher fühlen können, sind wir zu erstaunlichen Dingen fähig. Jeden Tag geschehen Wunder.

Eines dieser Wunder ist die Liebe, von der Max Navarre gesprochen hat. Es ist die Liebe, die uns im wahrsten Sinne des Wortes unsterblich macht. Ich habe an vielen Fernsehprogrammen mitgewirkt, und unter den Zuhörern waren oft Menschen, die wütend aufgestanden sind und mir gesagt haben, daß ein Angehöriger ihrer Familie mutig um sein Leben gekämpft hat und trotzdem gestorben ist, obwohl er alles getan hat, was von einem außergewöhnlichen Patienten erwartet wird. Ich verstehe ihren Kummer. Diese Menschen wollen ihre geliebten Angehörigen zurückhaben, und die Menschen, die gestorben sind, hätten oft gern weitergelebt und wären gern gesund geworden. Ein außergewöhnlicher Patient zu sein bedeutet nicht, ewig zu leben. Das tut keiner von uns.

Es bedeutet nur, daß man sich selbst entschließt, außergewöhnlich zu sein und sich den Herausforderungen des Lebens zu stellen, und daß die Menschen, die man liebt, ein erfülltes Leben führen. Ja, es wird Kummer geben, aber keine Leere. Ich habe überall im Land bei Beerdigungen vor den Familienangehörigen der Verstorbenen gesprochen. Diese Menschen leben im Gedenken an die Verstorbenen, weil sie etwas weitergeben an die Gemeinschaft, weil sie teilen, was sie aus dem Leben all jener gelernt haben, die gestorben sind. Es ist wunderbar, diese Dinge geschehen zu sehen. Denn das Leben und die Botschaft dieser Menschen und ihres Lebens bestehen weiter.

Wir sprechen hier von den Herausforderungen des Lebens, nicht vom ewigen Leben. Wieder war es Evy McDonald, die die Veränderungen, die das Leben heilen und manchmal, wie nebenher, auch die Krankheiten, so wunderbar zusammengefaßt hat. Evy sagt, daß sich in den Monaten nach ihrem »Todesurteil« ihre innere Erfahrung von Realität auf folgende Weise verändert hat:

1. Meinen Körper nicht zu hassen, sondern so, wie er ist, zu lieben – wie einen »Pudding im Rollstuhl«.
2. Meinen Eltern nicht zu grollen, sondern ihnen und mir zu vergeben.
3. Vom Leben nicht immer nur zu nehmen, zu glauben, daß es mir etwas schulde, sondern meine Talente und meine Kraft weiterzugeben.
4. Nicht Dienste zu »verrichten«, damit sie zur Kenntnis genommen oder belohnt werden, sondern zu »dienen«.
5. Sich nicht von unausgesprochenen und undefinierbaren Gefühlen vereinnahmen und quälen zu lassen, sondern gesunde und bewußte Gefühle zu haben.
6. Vor intimen und sexuellen Beziehungen keine Angst mehr zu haben, sondern intime Beziehungen und Sexualität als einen klaren, heiligen, verzückten Ausdruck meiner selbst anzusehen.

Wenn Sie Ihr Leben auf diese Weise bestätigen, werden Sie jedem, der mit Ihnen in Berührung kommt, ein Geschenk machen. Sie werden in der Liebe, die Sie zurücklassen, Unsterblichkeit erringen. Wenn es jedoch keine Liebe und kein Leben gegeben hat, wird nach dem Tod eine schreckliche Leere herrschen. Außergewöhnliche Patienten hinterlassen keine Leere; sie hinterlassen das Beispiel ihres eigenen Lebens und der Liebe, die sie den Menschen in ihrer Nähe geschenkt haben.

Einkaufsliste für Veränderungen: Ein therapeutisches Programm in fünf Teilen

Ich möchte Ihnen nun eine Liste mit Anregungen vorlegen, die Sie, wenn es nach mir ginge, jeden Tag in die Tat umsetzen sollten, weil sie Ihnen dabei helfen, ein außergewöhnlicher Mensch zu sein. Auf diese Weise werden Sie Ihr eigenes Leben und auch das Leben anderer heilen und vielleicht sogar irgendwelche Leiden auskurieren.

1. Führen Sie ein Tagebuch, schreiben Sie Ihre Gefühle und Träume auf. Bei Untersuchungen, die mit Collegestudenten und leitenden Angestellten vorgenommen wurden, wiesen diejenigen, die ein Tagebuch führten, ein aktiveres Immunsystem auf. Sie bekamen auch während Prüfungszeiten und Phasen von großem Arbeitsstreß weniger häufig Erkältungen oder andere Krankheiten. Selbst nachdem sie aufgehört hatten, ein Tagebuch zu führen, blieb das Immunsystem noch bis zu sechs Monate später aktiver. Gelegentliches Malen von Bildern hilft ebenfalls.

2. Schließen Sie sich einer Therapiegruppe an, die sich jede Woche für zwei Stunden trifft und in der Sie Liebe, Konfrontation und Disziplin erfahren. Es sollte sich nicht um eine Gruppe von »Opfern« handeln. Wenn es eine Gruppe ist, in der sich alle jede Woche nur beklagen, gehen Sie nicht wieder dorthin. Wenn Sie keine Gruppe finden, die Ihren Bedürfnissen gerecht wird, gehen Sie zu einem Treffen der erwachsenen Kinder von Alkoholikern oder zu irgendeiner anderen Gruppe, die Ihnen gefällt. Es braucht sich nicht um denselben Konflikt zu handeln wie den Ihren; wichtig ist nur die innere Einstellung.

3. Meditieren Sie, visualisieren Sie, beten Sie, oder lauschen Sie ruhiger Musik, damit Ihr Tag vier- oder sechsmal mit heilenden

Intervallen unterbrochen wird. Sie erlauben es Ihnen, sich neu einzustellen, sich zu entspannen und Ihrem Körper »Lebens«-Botschaften zu vermitteln. Sie sollen Ihnen dabei helfen, Ruhe zu finden, Ihnen aber nicht das Gefühl vermitteln, mehr Arbeit zu haben. Praktizieren Sie also nur das, was Ihnen wohltut.

4. Nutzen Sie jede Stunde Ihres Lebens voll aus, verlassen Sie sich auf Ihre Gefühle. Wenn Sie dicht vor dem Tod stehen, sind es vielleicht zehn Minuten, auf die Sie sich konzentrieren müssen. Damit meine ich nicht, daß Sie leben sollten, als würden Sie in einer Stunde oder in zehn Minuten sterben, sondern daß Sie sich zu Beginn dieser Zeitspanne fragen sollen, wie Ihnen zumute ist. Wenn es sich nicht gut anfühlt, dann drehen Sie diese Gefühle um oder lassen Sie sie innerhalb der gesetzten Zeit los. Daraus lernen Sie, Ihre Gefühle unter Kontrolle zu haben. Wenn Ihnen Ihre Zeit etwas bedeutet, werden Sie darauf achten, daß Sie sie nicht mit Gefühlen vergeuden, die Ihnen nicht behagen.

5. Setzen oder stellen Sie sich zweimal täglich fünfzehn Minuten lang vor einen Spiegel. Arbeiten Sie mit den Gefühlen, die in Ihnen aufsteigen — bei den meisten von uns sind es negative —, und dann lernen Sie das, was Sie im Spiegel sehen, zu lieben, genauso wie Evy McDonald es getan hat. Sie ist von dem Bild, das sie von sich selbst hatte, von dem »Pudding im Rollstuhl« allmählich zu einem Bild der Anerkennung für sich selbst gelangt. Sie fing an, ihr Lächeln zu akzeptieren, dann erkannte sie die Weichheit ihres Haars und lernte weitere Teile ihres Körpers zu schätzen, bis sie sich selbst wieder völlig zusammengesetzt hatte und ehrlich sagen konnte, daß ihr alles zusammen wunderschön vorkam.

Nachdem Sie diese Aufzählung gelesen haben, wissen Sie, warum viele Menschen es vorziehen, sich operieren zu lassen. Nur ein wirklich außergewöhnlicher Mensch wird diese Aufgaben auf sich nehmen. Aber wenn Sie einmal begonnen haben, so zu leben, werden Sie feststellen, daß Sie immer mehr jeden einzelnen Augenblick ihres Lebens wahrnehmen und daß das Leben zu einer Reihe von Augenblicken wird, die Sie unter Kontrolle haben. Dann wird sich in Ihrem Leben Freude ausbreiten, und Sie werden sich, ohne zu sterben, wie im Himmel fühlen.

VII
Wahre Heilung: Leben, Liebe und Unsterblichkeit

Ärzte wissen nicht wirklich alles. Sie verstehen die Materie, nicht den Geist. Aber Sie und ich leben im Geist.

William Saroyan, Menschliche Komödie

Arthur Hertzler, ein Arzt, der um die Jahrhundertwende prakti-
zierte, hat ein Buch mit dem Titel *The Horse and Buggy Doctor*
geschrieben. Dieses Buch hat mir die wahre Bedeutung des Heilens wieder vor Augen geführt.

Das erste Kapitel beginnt mit den Worten: »›Schütze uns,
o Gott, vor der Diphtherie!‹ Diese klingenden Worte, die mein
Vater bei den Morgengebeten stammelte, waren meine erste Einführung in die Tragödie der Krankheiten.« Auf den folgenden
Seiten beschwören die lebhaften Erinnerungen des Autors die
schreckliche Diphtherieepidemie seiner Kindheit herauf, mit all
den Schrecken dieser Seuche, gegen die die Menschen der damali-
gen Zeit noch kein Mittel gefunden hatten: Pferdewagen, die die
toten Körper wegfuhren, bevölkerten die Landstraßen, acht von
neun Kindern in einer Familie tot innerhalb von zehn Tagen; alle
waren von Furcht erfüllt.

Haben wir heute auch noch Angst vor der Diphtherie? Nein.
Haben wir Angst vor AIDS? Ja. Werden die Menschen in fünfzig
Jahren vor AIDS Angst haben? Nein. Wird es dann eine neue
Krankheit geben – mit fünf Großbuchstaben? Ja.

Es ist wichtig, daß wir uns darüber klar sind, daß wir niemals
alles werden heilen können. Wir werden niemals für all die
Obdachlosen ein Heim finden oder Nahrung für all die Hungern-
den oder Heilung für alle Krankheiten. Aber als Ärzte, als Familie
und als Freunde können wir uns um alle kümmern. Und in dieser
Fürsorge wird die wahre Heilung liegen – die Heilung des Geistes
und des Lebens.

Fürsorge versus Heilung

In seinem Buch *Gebete aus der Stille* macht sich der katholische Priester Henri Nouwen Gedanken darüber, was es heißt, Sorge zu tragen. Sorge ist, wie er sagt, nicht die Haltung des Starken gegenüber dem Schwachen; echte Sorge findet ausschließlich zwischen Gleichgestellten statt. Das Wort »Sorge« hat seine Wurzeln in dem gotischen Wort *kara* und bedeutet »bekümmert sein, Leid erfahren, laut klagen«. Wer sich also wahrhaft sorgt um einen anderen, muß dessen Schmerzen teilen. Manchmal ist dies sogar das einzige, was man tun kann. Sicherlich, so etwas ist nur schwer hinzunehmen, insbesondere für Ärzte, die ja darauf trainiert sind, Reparateure und Mechaniker zu sein und nicht Heilende und Fürsorger. Nach Nouwen ist es daher vielleicht am wichtigsten,

. . . wenn wir uns die ehrliche Frage stellen, welche Menschen uns in unserem Leben am meisten bedeuten, und feststellen, daß es diejenigen sind, die, anstatt uns Ratschläge, mögliche Lösungen oder Heilung zu bringen, beschlossen haben, unsere Schmerzen mit uns zu teilen und zart und sanft ihre Hand auf unsere Wunden zu legen. Der Freund, der in einem Augenblick der Verzweiflung und Verwirrung mit uns zusammen schweigen kann, der mit uns in einer Stunde des Kummers und der Verlassenheit ausharren kann, der es ertragen kann, nicht wissen, nicht heilen, nicht wiedergutmachen zu können, und der es erträgt, sich mit uns der Realität unserer Machtlosigkeit zu stellen, dieser Freund sorgt sich wahrhaft um uns . . .

Und das ist auch ein Arzt, der Heilung bringen kann, auch wenn er uns nicht gesund machen kann. Was die Kranken und Sterbenden von ihrer Umgebung am meisten brauchen, das ist die menschliche Anteilnahme. Der Gefängnisarzt, von dem ich schon berichtet habe, zitiert einen Absatz aus Solschenizyns *Ein Tag im Leben des Iwan Denissowitsch*, in dem Iwan, der Gefangene, über seine Wärter nachdenkt und sich fragt: »Wie kann ein warmherziger Mensch einen Mann verstehen, der kalt ist?« Und der Arzt fragt sich, wie er, ein Mann ohne Aids, die Gefühle von Menschen mit Aids verstehen kann. Ich habe ihm in einem Brief geschrieben:

»Sie können Schmerzen verstehen. Sie gehören derselben Spezies an.« Wenn er keine Medizin anzubieten hat, kann er noch immer eine Umarmung anbieten oder eine Hand ausstrecken, um zu zeigen, daß er die Schmerzen seines Mitmenschen teilt.

Ich will damit nicht sagen, daß diese Art der Fürsorge leicht wäre, vor allem wenn es sich um die Fürsorge für jemanden handelt, der vielleicht kurz vor dem Tod steht. Sich mit diesem Menschen »zu vereinigen« heißt, sich der eigenen Sterblichkeit zu stellen. Dazu gehört viel Mut. Es nimmt nicht wunder, daß sich Ärzte und Krankenschwestern, die tagaus, tagein mit dem Sterben umgehen müssen, zu distanzieren versuchen, um sich selbst zu schützen. Aber die Ergebnisse einer solchen Distanzierung können schrecklich grausam sein. Eine Schwesternschülerin, die im Sterben lag, berichtete, wie sehr sie darunter zu leiden hatte, daß sich das Pflegepersonal davor drückte, ihr ein bißchen Zeit zu opfern:

Ich weiß, daß Sie sich unsicher fühlen, daß Sie nicht wissen, was Sie sagen sollen, nicht wissen, was Sie tun sollen. Dabei können Sie gar nichts falsch machen. Bitte, glauben Sie mir doch. Sie brauchen nur zu zeigen, daß Sie Anteil nehmen. Mehr wollen wir ja gar nicht. Wir fragen vielleicht nach dem Warum und Wieso, aber eigentlich erwarten wir darauf keine Antworten. Laufen Sie nicht fort . . . Warten Sie . . . Es gibt so viel, über das ich gern reden würde. Es würde Ihnen wirklich nicht viel von Ihrer Zeit rauben . . .

Wenn wir beide nur ehrlich sein könnten, unsere Ängste zugeben könnten, uns anfassen könnten. Wenn Sie sich Sorgen machen um mich, würde es Ihnen dann wirklich schaden, Ihren kostbaren Professionalismus beeinträchtigen, wenn Sie mit mir weinten? Von Mensch zu Mensch? Vielleicht ist es dann nicht mehr so schwer zu sterben . . . in einem Kranken-haus . . . mit einem Freund neben sich.

Obwohl sie vor allem Krankenschwestern anspricht, sind gewöhnlich *sie* es, die bereit sind, ein wenig Extrazeit aufzubringen, um eine Stirn zu streicheln, eine Hand zu halten, während die Ärzte zu den Fällen übergehen, die sie »hinkriegen« können.

Letztere neigen viel mehr dazu, dem Sterben hilflos gegenüberzustehen. Ich kenne Krankenberichte, die mit Worten wie »arme
unglückliche todkranke Frau« beginnen, und ich weiß, daß die
Ärzte, die die Geschichten aufgezeichnet haben, diesen Menschen
nicht wirklich gekannt haben, sondern sich bemühen, mit den
Schmerzen umzugehen, die sie selbst verspüren, wenn sie sie
nicht gesund machen können. Aber der Arzt, der auch ein Heiler
ist, weiß, daß er mehr tun muß, als einen Patienten voller Mitleid
abzuschreiben und sich zurückzuziehen. Denn das bedeutet oft,
daß er seinen Patienten alle Hoffnung nimmt – und das Leben.
Wenn Sie ein Heiler wären, würden Sie Ihrem Patienten bestimmt
so lange Hoffnung geben, solange er weiterkämpft. Wie lange das
ist, muß dem Patienten überlassen bleiben, nicht Ihnen. Dr. Karl
Menninger, einer der Pioniere dieses Jahrhunderts, der die
Untrennbarkeit von Geist und Körper verstanden hat, schrieb in
einem Brief an unsere gemeinsame Freundin Ann Landers:

> Vor ein paar Jahren machte ich mich daran, ein Buch über *Zehn
> hoffnungslose Fälle* zusammenzustellen. Es handelte sich aus-
> schließlich um Patienten, von denen man nicht erwartet hatte,
> daß sie wieder gesund würden. Aber sie wurden alle wieder
> gesund. Manchen ging es »mehr als gut«, wie ich immer sagte.
> Ein »Wunder«, meinten einige. Natürlich war nicht ich es, der
> sie gesund gemacht hat, obgleich sie (und auch ich) das manch-
> mal glaubten . . . Nun, ich bin nie dazu gekommen, dieses
> Buch zu schreiben, und jetzt brauche ich es nicht mehr zu
> schreiben, weil dieser Bernie Siegel eines der besten medizini-
> schen Bücher geschrieben hat, die ich je gelesen habe. Es ist ein
> Buch über Menschen, denen die Medizin und die Chirurgie
> nicht haben helfen können und die von Hoffnung und Liebe
> gesund gemacht wurden. Keine Krankheit ist hoffnungslos,
> sagt er, aber viele Menschen sind es.

Menninger schrieb auch mir einen Brief, in dem er mir berichtete,
daß sein geplantes Buch die gleiche Botschaft enthalten sollte
– »daß Hoffnung und Liebe die am meisten vernachlässigten
Arzneimittel sind. Die Hoffnung ist etwas Wunderbares, wenn
alles andere hoffnungslos ist.« Ich zitiere Dr. Menninger nicht, um

mir selbst eine gute Kritik zu geben, sondern um zu zeigen, daß es diese Gedanken schon seit langem gegeben hat, auch wenn die meisten Ärzte heute so tun, als hätten sie sie vergessen – falls sie ihnen je bekannt waren.

Hoffnung ist auf vielerlei Weise nützlich. Allerdings darf man nicht vergessen, daß die Hoffnung, auf die ich mich hier beziehe, die Hoffnung des Patienten ist, nicht die des Arztes. Als »behandelnder« Arzt muß man lernen, darauf zu achten, was Hoffnung für jeden einzelnen Patienten bedeutet. Ich wurde vor gar nicht langer Zeit daran erinnert, als mir eines Tages eine Patientin bei der Visite die Hand entgegenstreckte, just in dem Moment, in dem ich gerade wieder gehen wollte. Sie war an ein Beatmungsgerät angeschlossen und konnte nicht sprechen, und sie schrieb mir auf einen Zettel: »Sie wollen doch nicht gehen?« Und ich sagte: »Ich muß jetzt gehen, weil ich im OP erwartet werde.« Wieder schrieb sie etwas auf, diesmal in größeren Buchstaben: »Aber Sie verlassen mich doch nicht?« Da verstand ich erst, was sie wirklich meinte. Ich sagte ihr, daß ich sie natürlich nie verlassen würde, sondern daß ich immer für sie dasein würde, wenn sie mich brauchte. Mehr wollte sie gar nicht, aber das ist etwas, was ich ihr geben kann, selbst wenn ich ihr sonst nicht helfen kann.

Es ist mein Job, die Schmerzen des Lebens zu bekämpfen, nicht den Tod. Die außergewöhnlichen Patienten wissen das. In der Anerkennung unserer Verwundbarkeit liegt unsere Heilung.

Tod als Heilung

Häufig stellen wir fest, daß Kinder auf die Gefühle der Menschen, die für sie sorgen, besonders empfindlich reagieren – mit einer Weisheit, die ihren Jahren weit voraus ist, und einer geistigen Großzügigkeit, die es ihnen erlaubt, uns unsere Unfähigkeit, sie zu heilen, zu vergeben. Die Ärztin Naomi Remen, medizinische Direktorin des Commonwealth Cancer Help Program in Bolinas, Kalifornien, beschreibt ein Ereignis, das sich zutrug, als sie im Mt.-Zion-Hospital in San Francisco die pädiatrische Abteilung leitete. Eines Tages fand sie, als sie in die Arbeit kam, eine Reihe Stationsschwestern und Ärzte vor, die in eine sehr emotionale

Diskussion verwickelt waren und sich gegenseitig beschuldigten, einen fünfjährigen Jungen, der kurz vor dem Tod durch Leukämie stand, angelogen zu haben. Anscheinend hatte jemand dem kleinen Jungen gesagt, er könne an diesem Tag heimgehen, denn er wiederum hatte seiner Krankenschwester am Morgen verkündet, daß sie seinen Koffer packen müsse. Natürlich war es nicht möglich, ein so krankes Kind zu entlassen. Die Krankenschwester hatte daher herauszufinden versucht, wer so unverantwortlich gewesen war, ihm ein derart falsches Versprechen zu geben. Aber alle auf der Station leugneten, es getan zu haben. Niemand jedoch hatte das Kind selbst gefragt, daher sagte Dr. Remen, daß sie mit ihm reden würde.

Als ich die Tür aufmachte, saß er auf seinem Kissen, mit dem Gesicht zu mir, und malte. Wieder war ich erschrocken, wie abgezehrt, wie krank er aussah. Dann sah er von seinem Bild auf, und unsere Blicke begegneten sich. In diesem Augenblick veränderte sich alles. Das Zimmer wurde sehr still, und da schien ein gelbes Licht zu sein – und eine enorme Präsenz. Es war fast so, als wären wir aus der Zeit herausgetreten. Mir wurde plötzlich klar, daß ich wegen dieses kleinen Jungen große Schuldgefühle mit mir herumtrug. Ich hatte ihm große Schmerzen zugefügt, aber was noch wichtiger war, es war mir in all den vielen, vielen Monaten, während denen ich mit ihm gearbeitet hatte, nicht gelungen, ihn gesund zu machen. Aber in dem Augenblick, in dem sich unsere Blicke begegneten, wußte ich auch, daß er mir vergab. Und mehr noch, in diesem Augenblick war ich fähig, mir selbst zu vergeben. Nicht nur für diesen kleinen Jungen, sondern für alle Kinder, die ich behandelt und denen ich weh getan hatte und denen ich in den zehn Jahren meines Berufslebens nicht hatte helfen können. Für mich war es eine Art Heilung.

Und dann trat noch einmal eine Veränderung ein – ich erkannte mit einem Mal, daß er kein kranker kleiner Junge war und daß ich keine Ärztin war. Wir waren zwei Wesen, die mit peinlicher Genauigkeit unsere Rolle in einem schmerzhaften Drama gespielt hatten – er als kleiner Junge und ich als Ärztin, und da gab es absolut nichts zu vergeben. Da war nichts außer gegenseitiger Liebe und Achtung. Das alles ging sehr plötzlich vor sich, in einem einzigen Augenblick.

Dann sagte er: »Frau Dr. Remen, ich gehe *heim*.« Ich murmelte etwas wie: »Ich bin so froh für dich« und ging rückwärts zur Tür und schloß sie hinter mir.

Ich war sehr verwirrt und durcheinander von dieser Erfahrung, denn zu der Zeit sah ich noch keinen Kontext, in dessen Rahmen das, was geschehen war, hineinpaßte. Ich ging zurück in mein Büro, wo meine Mitarbeiter warteten. »Was hat er gesagt?« fragten sie mich. Ich sagte ihnen, daß ich ihn nicht gefragt hätte. Ich sagte: »Warum warten wir nicht einfach ein bißchen und sehen, was passiert.« Ein paar Stunden später sagte das Kind, daß es müde sei. Es legte sich hin, zog die Decke über den Kopf und starb ganz ruhig.

Das Pflegepersonal reagierte mit großem Kummer und Schmerzen. Aber sie waren alle erleichtert, daß der Junge gestorben war, bevor er herausfand, daß er nicht heimgehen konnte – bevor er herausfand, daß ihn jemand angelogen hatte. Allerdings hatte er meiner Erfahrung nach ganz genau gewußt, daß er in einem viel tieferen Sinn als das Pflegepersonal zu akzeptieren vermochte – heimging.

Ich hatte eine ähnliche Erfahrung mit einem Kind. Es war ein wunderschöner kleiner zweijähriger Junge, den ich operiert hatte. Aber jetzt lag er im Krankenhaus, um zu sterben; jede aktive Behandlung war eingestellt worden. Eines Tages sagte er zu seiner Mutter: »Ich werde bald ein kleiner Vogel sein und davonfliegen. Ich wünschte, du könntest mit mir kommen, aber das kannst du nicht.« Und so bereitete er seine Eltern viele Wochen lang auf seine Abreise vor.

Weil ich ihn operiert hatte, besuchte ich ihn regelmäßig, obwohl es nun nichts mehr gab, was ich als Arzt für ihn tun konnte. Eines Morgens, als ich in sein Zimmer kam, begrüßte er mich, anstatt mich wie gewöhnlich um ein Eis aus dem Kühlschrank oder irgendeine Kleinigkeit, die ich für ihn erledigen sollte, zu bitten, indem er auf einen Stuhl neben seinem Bett deutete. Ich sollte auf diesem Stuhl Platz nehmen. Dann bat er seine Mutter, eine Videokassette mit den Muppets einzulegen, die er sich für ein paar Minuten ansehen wollte. Nach einer Weile sagte ich ihm, daß ich gehen müsse, und er tat etwas, was er noch nie getan hatte: Er deutete auf seine Wangen und wollte einen Kuß von mir. Ich gab ihm ihn. Ich hatte dieses Privileg noch nie zuvor genossen, und als ich aus dem Zimmer ging, fühlte ich mich sehr geehrt, ja, so sehr, daß mir erst später einfiel, daß er mir Lebewohl gesagt hatte. Fünfzehn Minuten nachdem ich ihn geküßt hatte, ist er auch tatsächlich gestorben. Das war einer der Anlässe, die mich dazu bewegen, meine Patienten niemals fallenzulassen – sie haben mir so viel zu geben. Die Liebe, die dieses Kind hinterließ, hilft mir noch heute.

Jim McQuade, ein Medizinstudent, der einen Monat lang mit mir zusammengearbeitet hatte, hat fünfundzwanzig Ärzte interviewt und nach ihrer Einstellung zum Tod befragt. Die abschließenden Gedanken, die er den Ergebnissen seiner Studie hinzufügt, lauten wie folgt:

Es ist wichtig, den Tod anzunehmen, nicht nur als eine absolute Realität, sondern als ein Teil der natürlichen Ordnung aller Dinge. Wenn ein Arzt diese Tatsache akzeptieren kann, braucht er den Menschen, denen er nicht helfen kann, nicht länger aus dem Weg zu gehen. Dann ist er [oder sie] fähig, bis ganz zum Ende mit dem Patienten das gemeinsame Band der Sterblichkeit und der Liebe, das zwischen ihnen besteht, zu teilen. George Santayana sagte: »Für die Geburt und den Tod gibt es kein Heilmittel, nur die Möglichkeit, das, was dazwischen liegt, zu genießen.« Nur wenn wir die Sterblichkeit und die Liebe hinnehmen, können wir uns am Leben freuen.

McQuade schließt mit einem Zitat aus seinem Interview mit einem der Ärzte, einem Mann, der dafür bekannt war, zu seinen sterbenden Patienten ein besonders gutes Verhältnis zu haben: »Schließlich ist es das Dilemma des Menschen, der einzige Gegenstand von Interesse, und ich habe Gelegenheit, daran teilzunehmen, ich habe – gewissermaßen – Gelegenheit, das Sterben zu *praktizieren*. Daß ich Gelegenheit hatte, viele lange Stunden mit einem sterbenden Patienten zu verbringen, während er sich auf den Tod vorbereitete – allein diese Erfahrung ist einfach wunderbar.«

Für diesen Arzt war die Zeit, die er mit seinem sterbenden Patienten verbrachte, ein Privileg. Trotzdem frage ich, wenn ich einen Vortrag vor Ärzten halte, oft, wie viele von ihnen wohl beim Tod eines Patienten dabei waren. Von den Bemühungen zur Wiederbelebung und anderen Notmaßnahmen einmal abgesehen, haben fast 100 Prozent diese Erfahrung noch *nicht* gemacht. Wir vermeiden es tunlichst, mit unseren Patienten die letzten Augenblicke ihres Lebens zusammen zu verbringen, weil wir ihren Tod als unseren Mißerfolg ansehen. Wenn wir damit aufhören können, uns wie Versager zu fühlen, wird sich in unserem Beruf vieles ändern, und wir werden uns auf eine ehrlichere Art um die Kranken kümmern. Wenn uns klargeworden ist, daß wir die Aufgabe haben zu heilen und daß Heilen bedeutet, die Schmerzen zu lindern, nicht den Tod aufzuhalten, werden wir begreifen, daß es eine Ehre ist, an den letzten Augenblicken im Leben eines Menschen teilzuhaben. Und wenn wir ebenfalls erkennen, daß die Menschen die unglaubliche Fähigkeit besitzen, genau in dem Augenblick zu sterben, der für sie richtig ist, dann werden auch wir verstehen, daß Sterben am Ende Heilung bedeuten kann. Denn wir sterben, wie wir leben.

Tod als Herausforderung und Gelegenheit

Eines Tages besuchte ich eine Frau in ihrem Krankenhauszimmer und erklärte ihr, was für eine wunderbare Herausforderung es sei, die Kontrolle über ihre Krankheit, ihr Leben und sogar ihren Tod zu gewinnen, und ich ließ mich von diesem Thema derart mitreißen, daß ich mich plötzlich sagen hörte: »Wissen Sie, Sie können sogar den Tod überleben.« Einen Augenblick schwieg sie und sah mich verwundert an. Und dann brachen wir beide in schallendes Gelächter aus.

Ich weiß, es hört sich verrückt an: Zuerst spreche ich von Krankheit als einem Geschenk — und jetzt vom Tod als einer Herausforderung. Um das Ganze noch schlimmer zu machen: Ich spreche nicht nur über den Tod als eine Herausforderung für den Arzt, sondern auch für die Familie und die Freunde und am Ende für den Sterbenden selbst. Ein Mitglied meiner Gruppe außergewöhnlicher Patienten sagte eines Tages: »Der tödliche Ausgang ist nicht das Schlimmste.« Dieser Meinung bin ich auch. Woody Allen sagt: »Es gibt Schlimmeres als den Tod. Wer je einen Abend mit einem Versicherungsvertreter verbracht hat, weiß, was ich meine.« Das schlimmste ist, nicht zu leben; wohingegen der Tod Heilung bedeuten kann, das Ende eines ausgefüllten reichen Lebens für jemanden, der müde und geschunden ist und Ruhe benötigt. Aber was noch wichtiger ist: Das Wissen um unseren eventuellen Tod verleiht jedem Tag unseres Lebens Eindringlichkeit, Schönheit und Bedeutung.

Das größte Geschenk von allen ist, daß wir nicht ewig leben. Es zwingt uns dazu, uns mit dem Sinn unseres Daseins auseinanderzusetzen. Und es befähigt die Menschen, die sich in ihrem Leben niemals Zeit für sich selbst genommen haben, sich diese Zeit, bevor sie sterben, schließlich doch noch zu nehmen. Eine junge Frau bat mich, zu ihrer Mutter zu kommen, um ihr beim Sterben zu helfen. Die Tochter sagte, ihre Mutter fühle sich elend und habe beschlossen, sich keiner weiteren Chemotherapie zu unterziehen. Sie sei bereit zu sterben, scheine es aber nicht fertigzubringen.

Ich suchte das Krankenzimmer dieser Frau auf, um mit ihr zu reden, und sie sagte mir genau das gleiche – sie fühle sich krank und wolle sterben. In dem Augenblick klingelte das Telefon. Sie nahm ab und redete ein paar Minuten und legte dann wieder auf. Sie erzählte mir, daß ihre Enkel angerufen hätten, um ihr mitzuteilen, daß sie sie besuchen kämen. Und dann sagte sie: »Entschuldigen Sie, bitte«, sprang auf, lief zu ihrem Schrank, holte ein hübsches Kleid heraus, zog sich eine Perücke über den Kopf und legte Make-up auf und bereitete sich darauf vor, ihre Besucher zu empfangen. Da sagte ich zu ihr: »Ich weiß jetzt, warum Sie Mühe haben mit dem Sterben. Sie versuchen noch immer, die perfekte Ehefrau, Mutter und Großmutter zu sein. Das läßt sich schwer verwirklichen, wenn man tot ist.«

Ich besuchte sie auch weiterhin und versuchte ihr dabei zu helfen, ihre ganzen Rollen aufzugeben, sich zu lösen und zu trennen, damit sie sterben konnte, ohne jemandem zu fehlen. Zwei Wochen später saß ich wieder an ihrem Bett, als das Telefon klingelte. Sie griff nach dem Hörer, und ich sagte: »Das ist genau das, was ich meine. Wenn Sie sterben wollen, brauchen Sie keine Telefonanrufe beantworten.« Sie hob den Hörer ab, und anstatt zu sagen: »Ich rufe in ein paar Minuten zurück, der Arzt ist gerade hier«, wie es die meisten Menschen tun, wenn ein Arzt im Zimmer ist, begann sie sofort mit einem Gespräch. Nach ungefähr fünfzehn Minuten reichte sie mir den Hörer und sagte: »Das ist meine Tochter. Sprechen Sie jetzt mit ihr.« Wir wechselten ein paar Worte und legten dann auf. Ich drehte mich zu ihr um und sagte: »Sie verwenden Ihre ganze Energie für Ihre Familie anstatt für sich selbst, deshalb macht es Ihnen solche Mühe zu sterben.«

Wieder klingelte das Telefon, und noch einmal wies ich sie darauf hin, daß sie nicht abzuheben brauche. Ihre Hand fuhr mit jedem Klingeln vor und zurück, bis sie schließlich auf dem Hörer landete. Bevor sie ihn abnehmen konnte, sagte ich zu ihr: »Ich muß jetzt gehen, ich werde im Operationssaal erwartet, aber vorher möchte ich Ihnen noch sagen, daß das eine falsch gewählte Nummer ist, die Gott Ihnen schickt, damit Sie etwas lernen.« Als ich hinausging, hörte ich, wie sie den Hörer abnahm. Es hatte wirklich jemand eine falsche Nummer gewählt, wie ich intuitiv angenommen hatte. Einen Tag später war sie tot. Aus der falschen Nummer hat sie wahrscheinlich mehr gelernt, als ich ihr hätte beibringen können. Ich behaupte nicht, ein Hellseher zu sein, aber wenn man mit Menschen zusammenarbeitet, an denen einem etwas liegt, kommt es manchmal vor, daß man Dinge einfach »weiß«. Ich verwende dieses Wissen, um diesen Menschen zu helfen.

Es ist immer sehr traurig, Menschen auf dem Totenbett liegen zu sehen, die noch immer ihre Energie darauf verwenden, die Welt glücklich machen zu wollen, und dabei ihre eigenen Bedürfnisse ignorieren. Trotz der Tatsache, daß sie im Sterben liegen, bemühen sie sich, zu jedem freundlich zu sein und ihre eigenen Gefühle zurückzustellen.

Genauso schmerzhaft, aber auf eine andere Weise, ist es, wenn den Menschen die Kontrolle über sich weggenommen wird. Dies geschieht meist durch das Krankenhauspersonal mit seinen Notmaßnahmen, Maschinen und Medikamenten. Als ich eines Tages meine Runde machte, kam ich in ein Zimmer und fragte die Frau, die dort lag, wie es ihr ginge. »Schrecklich«, antwortete sie mir,

»mein Arzt hat mir gesagt, daß ich sterben werde.« Ich sagte zu ihr: »Wenn Sie sterben, warum stehen Sie dann nicht auf und machen, daß Sie von hier wegkommen? Ich würde meine letzten Momente auf dieser Erde nicht damit verbringen wollen, hier herumzuliegen und mir all diese Röhren und Schläuche und Maschinen anzusehen. Warum gehen Sie nicht nach Hause und setzen sich auf die Veranda, die Sie und Ihr Mann sich gebaut haben und auf der Sie so viele Jahre so gern gesessen sind, und sterben dort?« Sie sah mich an, und ihr Gesicht begann zu strahlen, und sie sagte: »Wissen Sie was, Sie haben völlig recht.« Das gab ihr ungeheure Kräfte. Nach vier oder fünf Tagen bestätigte ihr Onkologe, daß sich ihr Blutbild aus ihm unbekannten Gründen sehr verbessert habe und daß sie das Krankenhaus verlassen könne. Sie lebte noch viele glückliche Monate. Und als sie bereit war, ging sie wieder ins Krankenhaus und starb in Frieden. Sie war eine wunderbare Lehrerin und Heilerin – für ihre Familie und für mich.

Im JAMA berichtete Dr. Alvan Feinstein von seiner 90jährigen Mutter, die im Krankenhaus völlig andere Erfahrungen gemacht hatte. Nachdem sie schon mehrmals dem Tode nahe und wieder zu sich gekommen war, befand sich diese früher so unabhängige geistreiche Frau in einem Zustand des Dahindämmerns. Dieser Umstand bewog ihren Sohn, die medizinischen Werte, wie sie heute gehandhabt werden, in Frage zu stellen:

Die Erhaltung ihres Lebens nutzte niemandem etwas und wurde weder von ihr noch von denen, die sie am meisten lieben, gewünscht. Warum konnten sich da ihre Ärzte nicht damit zufriedengeben, sie in Frieden und Würde sterben zu lassen? Warum haben sie sie so nachhaltig behandelt, wenn es doch niemandem etwas brachte außer ihnen selbst die Befriedigung, den Tod vereitelt zu haben – ohne Rücksicht auf die Folgen? Ich kenne keine Antwort auf diese Fragen. Aber als Arzt und Sohn dieser Frau weine ich um meine Mutter und um das, was mit meinem Beruf geschehen ist.

Unser Beruf kann unglaublich grausam sein in seinem schonungslosen Ehrgeiz, die Menschen vom Sterben abzuhalten, egal, welche Folgen daraus entstehen. Wir müssen lernen, daß der Tod nichts Pathologisches ist; er ist ein natürlicher Teil des Lebens, den wir Ärzte aber als etwas Unnatürliches ansehen, nur um unsere Grenzen und unsere Sterblichkeit zu leugnen. Ich habe schon oft den Tod anderer miterlebt. Es kann wunderbar sein. Aber das Sterben kann auch grausam sein − Helen Blitzer hat es in ihrem Gedicht eindrücklich beschrieben.

Die Schranke

Berta. Berta . . .

ruft mein Vater.
Meine Mutter wartet draußen vor der Tür.
Ärzte, Schwestern, Maschinen,
die seine Lungen mit Luft vollpumpen,
sein Herz durch Schock
zum Schlagen bringen.
An elektrische Leitungen gefesselt, zuckt er
zusammen, ruft seine Frau.

Meine Mutter,
von seinem Bett verbannt,
wäre nur im Weg.

Das kalte Metall des Defibrillators
an meines Vaters Fleisch.
Sein Leben
ein Punkt
auf dem Monitor.
Durch das Surren Summen Klicken.

Berta . . .

Schweigen.

Die Maschinen rollen aus seinem Zimmer
zur nächsten Station.

Man sagt es meiner Mutter.
»Kann ich jetzt zu ihm?«
Nein. Sagt die Schwester. Wir haben
ein eigenes Wartezimmer.

Mein Vater wird kalt.

Auf seinen Lippen
noch der Name
meiner Mutter.

Wie schrecklich für beide, für den Mann und für die Frau. Man
verwehrte ihnen, im Augenblick des Todes zusammenzusein, so
wie sie im Leben zusammengewesen waren, und man hatte ihn
nicht in Würde sterben lassen. Natürlich sind Ärzte und Krankenschwestern nicht die einzigen Feinde eines guten Todes. Viele
Menschen sterben in großem Zorn, lassen ein ganzes Legat von
Bitterkeit zurück, weil sie nicht wissen, daß das Sterben nicht nur
ein physischer Vorgang ist, sondern auch eine emotionale, psychologische und spirituelle Umwandlung. Von zwei ganz unter-
schiedlichen Todesfällen weiß ich aus ein und derselben Familie
zu berichten. Der eine Todesfall ist im Kontext eingefahrener
traditioneller medizinischer und religiöser Wege zu sehen, der
andere trifft einen jungen Mann, dem ein Ehepaar zur Seite stand,
das an mit dem Tod verbundene Heilungsverhalten glaubte.
Dieses Ehepaar war es auch, das mir in einem Brief über diese
Familie berichtete.
  Die Verstorbenen, zwei Geschwister, litten an einer sehr selte-
nen, genetisch bedingten Krankheit. Sie brach bei beiden aus, als
sie das Alter von dreißig überschritten hatten – und hier endet
auch schon jede Ähnlichkeit des weiteren Krankheitsverlaufs. Die
Schwester war »seit Beginn ihrer Krankheit bis zum letzten
Augenblick verbittert und in sich zurückgezogen . . . Die Art und
Weise, wie sie starb, mit diesem Zorn, machte es allen Angehörigen ihrer Familie und allen anderen, die sich um sie kümmerten,
und auch ihr selbst sehr schwer. Eine Bitterkeit, die noch immer
nicht vergangen ist.« Bei dem Bruder verlief alles völlig anders; er
besuchte eine meiner Gruppen für außergewöhnliche Patienten,

führte Visualisierungen herbei, die speziell auf seine Krankheit zugeschnitten waren, und sah sich Videotapes über Heilungen an, die ihm seine Freunde geschenkt hatten.

Als Folge davon ging Kevin mit seiner Krankheit völlig anders um als seine Schwester. Natürlich war er kein Heiliger, und er war auch nicht immer fröhlich, sondern weinte manchmal. Aber die meiste Zeit hatte Kevin ein wunderbares Lächeln für alle und jeden, und er konnte sogar noch lächeln, als er nur noch durch das Hochziehen der Augenbrauen ja sagen konnte . . . Er machte es allen, die ihn umgaben, leicht, ihn zu lieben und sich um ihn zu kümmern – den freiwilligen Pflegern im Krankenhaus, Ihrer Gruppe, allen, die sich um ihn kümmerten; indem er das tat, machte er es sich selbst leichter, weil er Liebe auf sich zog und weil er selbst einen positiven Standpunkt einnahm. Er war voller Hoffnung und, in gewisser Hinsicht, ohne Widerstand . . . Obwohl er starb, war es wie ein Wunder.

Ich zitiere diesen Brief als Huldigung an nur einen von den vielen außergewöhnlichen Patienten, mit denen ich arbeiten durfte – Menschen, die in ihre Einzigartigkeit hineingewachsen sind, wenn sie mit dem Tod konfrontiert waren. Seine Freunde beenden ihren Brief mit den Worten: »Er war ein Held in seinem Tod. Seine Pfleger sagten, er habe sie gelehrt, ›wie man stirbt‹.«

In Familien können wunderbare Dinge geschehen, wenn der Tod sie näher zusammenrückt. Eine Frau erzählte mir darüber. Ich traf sie eines Tages in einem kleinen Laden in Cape Cod. Bobbie und ich waren dort hingegangen, um für ein paar Fotos, die ich gemacht hatte, Rahmen zu kaufen. In der Abteilung für Bilderrahmen stand eine Frau und starrte mich an. Ich hatte einen Hut auf, bis Bobbie den Hut abnahm und sagte: »Ja, es ist Bernie.« Die Frau kam zu uns und stellte sich vor. Sie erklärte, daß sie und ihr Mann einmal geplant hätten, einen unserer Workshops zu besuchen, aber daß er dann gestorben sei, bevor sie dazu gekommen waren. Sie war in den Laden gekommen, um für ein Foto ihres Mannes, das sie in der Hand hielt, einen Rahmen zu kaufen. Wieder eine dieser »zufälligen Begegnungen«, durch die man erfährt, daß Gott anonym bleiben will, wenn er solche Begegnungen arrangiert, bei denen eine Geschichte herauskommt. Hier die Geschichte von den letzten Tagen von Richard Meads, dem Ehemann dieser Frau. Sie beginnt an einem Abend kurz vor seinem Tod, als er, vollgepumpt mit Morphium, um seine Schmerzen zu betäuben, seine Frau ans Bett rief:

»Kathie, ich weiß jetzt, was es ist. Es ist nicht KREBS.« — »Was ist es dann?« fragte ich. »Es ist ENDLOSE LIEBE! Das ist es, was ich für dich und Richard und Jeremy empfinde, und das ist GOTT! Das ist es immer gewesen. Sie war immer da, aber ich habe sie nicht gesehen. Ich liebe dich so sehr. Die endlose Liebe ist stärker als Liebe — sie ist Lust«, sagte er. »Ich liebe dich in diesem Augenblick von meinen Zehenspitzen an aufwärts, durch den ganzen Körper«, und er küßte mich immer wieder und wieder. »Ich liebe dich genauso«, sagte ich und hoffte dabei, daß diese Auswirkungen des Morphiums schnell vorbeigehen würden. Aber das Morphium war gar nicht Anlaß für seinen Liebesausbruch — er war völlig klar im Kopf. Er sah alles, was im Leben zählte, sehr deutlich, und er sah über sein Leben hinaus zu größerer Bedeutung und Wahrheit auf.

Die ganze Nacht hindurch sagte er mir, wie sehr er mich liebe. Am nächsten Morgen ging ich in die Arbeit, aber als ich zurückkam, sah er wieder schlechter aus, desorientierter. Unsere Nachbarin Linda sagte: »Wir rufen lieber Dr. Alberts, damit er eine Ambulanz holen kann.« Sie lief los, um ihm Bescheid zu geben.

Pater Mike kam und setzte sich neben Richard. Als Dr. Alberts eintraf, untersuchte er ihn. »Kommen Sie nach draußen«, sagte er zu mir. »Es wird nicht mehr lange dauern. Aber er gehört hierher, zu seinem Priester und zu den Menschen, die er liebt. Es gibt nichts, was sie im Krankenhaus für ihn tun könnten, was wir nicht auch hier für ihn tun können.« Ich wollte es nicht glauben: DAS KANN NICHT SEIN, NICHT DAS ENDE — aber es war das Ende. Es war Montag, halb vier.

Bald darauf füllte sich das Haus mit der Familie, den Freunden und den geliebten Menschen. Wir hielten ihn alle fest in jener Nacht — er fühlte sich glücklicher, wenn er aufrecht saß im Bett, aber er hatte keine Angst. Er war sehr friedlich und wollte mit allen reden. Er wollte zu allen Lebewohl und ich liebe dich sagen, und das tat er. Dann schlief er ein paar Stunden. Am nächsten Morgen war er verwirrter. Er konnte sich nicht mehr aufrichten. Er redete von seinem Boot — stundenlang segelten wir zusammen. Ich sprach die ganze Zeit mit ihm. Und er antwortete immer. Ich fragte ihn: »Machen wir einen Wettlauf?« Und er sagte: »Ja.« — »Wo sind wir?« fragte ich. »Weit voraus!« erwiderte er. Ich hätte wissen müssen, daß wir »weit voraus« lagen.

Dann, ungefähr fünfunddreißig Minuten bevor er starb, sagte er: »Sonne, Sonne«, aber ich verstand: »Sohn, Sohn« und dachte, er meint Richard und Jeremy. Ich sagte: »Sie sind beide hier, bei dir, und halten deine Hand.« Er sagte: »Nein, nein — Licht, Licht — viel Licht.« Dann verstand ich es und sagte: »O ja, Richard. Du siehst das Licht? Das Licht ist Gott. Das Licht ist Jesus. Es ist alles in Ordnung, wenn du zum Licht gehst.« — »Okay«, antwortete er, »ich gehe — wir treffen uns in einer halben Stunde dort.« — »Ja«, erwiderte ich mit einer Liebe, wie ich sie in meinem ganzen Leben nicht gespürt hatte, »ich werde in einer halben Stunde dort sein, mein Geliebter!«

Er war noch nicht völlig bereit, uns alle zu verlassen. Er segelte noch eine Weile weiter. Ich flüsterte ihm ins Ohr: »Ich liebe dich«, und er murmelte leise: »Ich liebe dich auch.« Dann antwortete er mir nicht mehr, aber ich sagte es ihm immer weiter. »Ich bin bei dir. Ich liebe dich, mein Geliebter.« Ich wußte, daß er mich hörte — er war noch immer bei uns. So friedlich. So voller Liebe. Aber er wußte ganz genau, wohin er ging. Er nahm uns alle mit dorthin, so weit er konnte. Er zeigte uns allen, daß er sich in einer Umwandlung befand. Der Tod war nicht das Ende — nur der Beginn von etwas Neuem, das in sich wunderbar gewesen sein muß, denn sonst wäre er nicht so friedlich von mir gegangen. Er nahm mir die Angst vor dem Tod. Wie dieses neue Leben auch ist, ich werde es wissen, wenn ich ihn »in einer halben Stunde« dort treffe.

Wenn Sie Kathie einmal begegnen und sie Ihnen diese Geschichte erzählt, werden Sie mit ihr weinen, so wie wir es getan haben.

Aber Sie werden auch wissen, daß sie und ihre Familie und ihre Freunde – und auch ihr Mann – außergewöhnlich gesegnet waren, weil sie diese Erfahrung machen durften. Als Bobbie und ich später einmal bei Kathie zum Essen waren, war das Sterbezimmer von einer solchen Wärme und einem solchen Glühen erfüllt, und wir spürten die Liebe, die sie und ihre Familie in jenen letzten Tagen im Leben ihres Mannes gemeinsam erfahren hatten und die noch immer bei ihnen war.

Der Tod: letztes Erblühen

Elie Wiesel sagt uns in seinem Buch *Souls on Fire:* »Wenn wir sterben und in den Himmel kommen und dort unserem Schöpfer begegnen, dann wird unser Schöpfer uns nicht fragen, warum bist du kein Messias geworden, warum hast du keine Heilung für dieses und jenes gefunden. Das einzige, was er uns in diesem kostbaren Augenblick fragen wird: Warum bist du nicht *du* selbst geworden?«

Manchmal ist der Mensch erst im Angesicht des Todes fähig, nach dem zu greifen, was er sich wünscht. Einige solcher Geschichten haben Sie schon gehört: die Geschichte von dem Mann, der seine Rechtsanwaltskanzlei aufgab und anfing, Geige zu spielen, als er glaubte, er habe nur noch ein Jahr zu leben, die Geschichte von der Frau, die sich von ihrem Mann scheiden ließ, damit sie zum ersten Mal in ihrem Leben jemanden wirklich lieben konnte, und schließlich die Geschichte von dem Mann, der erst seine eigenen Bedürfnisse äußern konnte, als ihm klar war, daß seine Krankheit – genauso wie die gesundheitlichen Probleme seines Sohnes – von unausgesprochenen Gefühlen herrührte.

Jeder wählt seinen Weg, und manchmal bedeutet dieser Ausdruck von Eigenständigkeit einfach nur die Fortsetzung dessen, was man schon immer gewesen ist. Ich denke in diesem Zusammenhang an eine jüdische Mutter, die im Krankenhaus lag und ihrer Familie sagte, daß das Café gleich schlösse und daß sie losgehen und etwas Gutes essen sollten – und die dann fünf Minuten nachdem ihre Angehörigen gegangen waren, starb.

Diese Frau starb nicht einsam; sie starb glücklich, weil sie mit ihrer letzten Handlung noch einmal ihre Fürsorge für die Familie ausgedrückt hatte. Sie lebte und starb als liebende Mutter.

Wenn man weiß, daß der Tod naht, kann man am Ende zu leben beginnen und wird physisch geheilt. Ich kenne eine Frau, die erfuhr, daß sie noch sechs Monate zu leben hatte. »Und da habe ich einen Mordskrach geschlagen, daß es mir gleich wieder besserging«, erzählte sie mir. Ein Krankenhaus ist meiner Definition nach deshalb dann als gut zu bezeichnen, wenn die Pfleger dort den Menschen so gekonnt dabei helfen, sich auf das Sterben vorzubereiten, daß es manchen von ihnen wieder bessergeht, und sie gar nicht mehr sterben können. Sie lösen ihre gesamten emotionalen Konflikte, werden »abtrünnig« und gehen nach Hause.

Auch Menschen, die spirituelle Freude erfahren, können ganz unerwartet wieder gesund werden. So geschah es einem Mann, der sich auf seinen Tod freute, weil er Jesus treffen und in den Himmel kommen wollte. Eines Nachts hörte er, wie sein Arzt seinen Familienangehörigen, die sich um ihn versammelt hatten, verkündete, daß er die Nacht wahrscheinlich nicht überstehen würde. Er freute sich so sehr über die Nachricht, daß es ihm sofort besserging. Diese Situation soll sich anscheinend noch dreimal wiederholt haben. Warum nur, so frage ich mich, haben sie vor ihm die Nachricht von seinem bevorstehenden Tod nicht geheimgehalten?

Das hört sich wahrscheinlich ziemlich ungewöhnlich an, aber ich habe schon viele ähnliche Fälle erlebt. Familienangehörige, die einen Telefonanruf erhalten, damit sie kommen, weil jemand im Sterben liegt, legen weite Strecken zurück, um mit dem geliebten Menschen an seinem Ende zusammenzusein, und kommen dann erschrocken zu mir, weil sie es nicht fassen können, wie gut der Patient aussieht. Ich sage ihnen dann, daß diese Menschen endlich Frieden gefunden haben. Keine Therapie mehr, keine Termine mehr, keine Sorgen mehr, sie können frei sein, vollkommen, authentisch, nur sie selbst, losgelöst von all den unwichtigen Dingen, ehrlich gegenüber ihren Bedürfnissen und Gefühlen. Das Wohlbehagen, das sich mit diesem Frieden einstellt, führt häufig zu einem kleinen Wunder, wie ich es nenne, oder zu einer

Remission, die Tage, wenn nicht Monate anhalten kann. In einem wunderbaren Artikel von Katy Butler im *San Francisco Chronicle* unterhalten sich drei Langzeitüberlebende mit Aids darüber, wie es ihnen bei ihrer Krankheit geholfen hat, ja zu sich selbst zu sagen und nein zu allem, das nicht wichtig ist. Bob Reynolds, der sich immer als »der stille Junge in der Ecke« angesehen hat, beteiligte sich an dem Shanti Project, einer Selbsthilfegruppe für Aidskranke, setzte sich bei seinen Ärzten mit seinen Vorstellungen von der Behandlung der Krankheit durch, bekam, was er wollte, und nahm sein Leben alles in allem selbst in die Hand:

Wenn man mit der eigenen Sterblichkeit konfrontiert wird, muß man sich ganz genau überlegen, wie man leben will. Ich hatte die Wahl: Ich konnte all meinen Kummer und meine Hilflosigkeit und meinen Zorn pflegen . . . oder ich konnte losziehen und mich von meinem Kummer und meinem Zorn und meinen Frustrationen motivieren lassen und etwas erreichen . . .

Ich versuche mir zu geben, was immer ich zu benötigen glaube. Ich »mache nichts falsch«, wenn ich das Gefühl habe, ein bißchen niedergeschlagen oder wütend oder deprimiert zu sein. Manchmal mache ich mich im Shanti nützlich. Manchmal bleibe ich zu Hause, lege mich auf die Couch und lese einen Krimi. Oder renne in den Garten hinterm Haus und fange laut an zu schreien.

Ich stelle mir die Frage: »Lebe ich so, wie ich leben will, falls dies der letzte Monat meines Lebens ist?«

Dan Turner, ein anderer Mann, der für den Artikel interviewt wurde, hatte das Gefühl, daß es sein Immunsystem stärken würde, wenn er sich selbst verwirklichte. Er gab daher seinen Job als Textbearbeiter auf und tat, was er eigentlich schon immer hatte tun wollen − er schrieb Songs, einen Song pro Woche. Auch er spricht von der Möglichkeit der freien Wahl: »Das Musical hat mich am Leben erhalten . . . Diese Lieder zu schreiben, das hat mir Spaß gemacht . . . Die Menschen müssen wissen, daß sie wählen können. Man kann sich darauf konzentrieren, in der Gegenwart, in diesem Augenblick, zu leben, oder man kann sich in die Schrecken der Zukunft einhüllen und sich von ihnen erdrücken lassen. Wenn man für alles und jedes immer nur dem Aids die Schuld gibt und ganz besessen davon ist, dann züchtet man sich ein riesiges Ungeheuer heran.«

Deshalb schreiben (oder singen) Sie ruhig Ihre Songs, spielen Sie auf Ihrer Geige, lassen sich auf eine Liebesaffäre mit dem Leben ein, oder bleiben Sie einfach auch weiterhin die jüdische Mutter, die Sie immer so gern gewesen sind. Achten Sie nur immer darauf, daß Sie tun, was Sie tun wollen. Das macht den Gedanken ans Weggehen erträglicher. Ron Carey, der dritte Mann, der für den Artikel interviewt wurde, sagte:

Ich glaube, daß ich wahrscheinlich an Aids sterben werde. Ich hatte ein gutes Leben, und ich bereue nichts. Ich habe mein Testament geschrieben und ein Tonband für meine Beerdigung angefertigt: Schöne Walt-Whitman-Gedichte und Country Music. Dolly Parton mit »There's a Calm on the Water«, Juice Newton mit »You're One With the Spirit, One With the Soul« und Willie Nelson mit »Amazing Grace«.

Für mich war der Tod immer ein wunderbares Abenteuer. Ich freue mich schon darauf.

Die jungen Männer und Frauen, die an Aids erkrankt sind, verdienen unsere besondere Achtung. Sie mußten über das Leben und den Tod weit mehr erfahren, als es normalerweise zu diesem Zeitpunkt ihres Lebens angebracht gewesen wäre. Aber sie haben sich den Herausforderungen mit großem Mut gestellt. Die gegenseitige Unterstützung, die Art und Weise, wie sie zusammenkommen, ihre gegenseitige Anteilnahme, ihre Liebe und ihre Fähigkeit, ihrem Leben Bedeutung zu geben, sind unglaublich inspirierend. Ihr Beispiel zeigt, wozu wir alle fähig sind.

Ich denke vor allem daran, was homosexuelle Männer über Selbstbestätigung gelernt haben. Leonard Matlovich, ein Sergeant der Air Force, der Anklage gegen die Militärpolizei erhob, weil sie Homosexuelle ausschloß, und den Prozeß gewann, hatte früher einmal selbst seine Homosexualität verheimlicht. Als er an Aids erkrankte, nahm er dies als Gelegenheit, zu dem zu stehen, was er sein Leben lang gewesen war. Er schloß sich wieder der homosexuellen Gemeinde an, wie er es schon während seines Prozesses getan hatte, und war stolz darauf dazuzugehören. Seinem Biographen sagte er:

> Wenn es überhaupt eine Krankheit geben muß und wenn ich sie haben muß, dann ist dies die Krankheit, die ich mir wünsche, weil sie unglaublich viel Gutes hervorgebracht hat. In der Realität ist das wichtigste, was Homosexuelle gemeinsam haben, bevor wir uns treffen, unsere Sexualität. Aber die Aidskrise verhilft uns dazu, noch viel mehr Gemeinsamkeiten zu haben, indem sie uns enger zusammenbringt. Denn diese große Liebe, Fürsorge und Zuneigung, die wegen Aids aus unserer Gemeinde strömt, beweist, daß wir zu unglaublich großer Liebe fähig sind. Deshalb haben wir uns zu einer besseren Gemeinde entwickelt.

Matlovich faßt seine militärische Erfahrung mit folgenden Worten zusammen: »Ich wurde mit einer Medaille ausgezeichnet, weil ich zwei Männer getötet habe, und ich wurde ausgestoßen, weil ich einen Mann geliebt habe.« Er wußte, bevor er starb, daß er sein Leben so gelebt hatte, wie er es hatte leben wollen, und daß er den selbstgewählten Weg geliebt und gelebt hatte. Wenn wir das doch alle von uns sagen könnten, anstatt uns in diesem Leben selbst zu verleugnen, in der Hoffnung, daß uns im nächsten etwas Besseres erwartet.

Wie man in den Himmel kommt und authentisch wird

Ich kann Ihnen ein Geheimnis verraten – ich kann Ihnen sagen, wie man in den Himmel kommt, ohne zu sterben. Von meinen Besuchen dort habe ich gelernt, daß es drei grundsätzliche Unterschiede zwischen Himmel und Erde gibt: Erstens ist die Aussicht im Himmel wunderbar, zweitens das Wetter, und drittens gibt es dort keine Zeit. Es ist immer jetzt, Ewigkeit, jetzt und für alle Zeiten. Obwohl ich das schöne Wetter un die gute Aussicht nicht nachzubilden vermag, so kann ich Ihnen dennoch dabei helfen,

311

sich den Himmel auf Erden zu schaffen – nämlich indem ich Sie dazu bringe, für den Augenblick zu leben.

Wie könnte so etwas in der Praxis aussehen? Man muß sich zunächst einmal überlegen, was man tun würde, wenn man die Absicht hätte, mit dem Auto oder dem Flugzeug zu verreisen, und genau wüßte, daß man diese Reise nicht überlebt. Welche Telefonanrufe würden Sie tätigen, welche Briefe würden Sie schreiben, welche Gedanken würden Sie teilen? So sollte jeder Tag gelebt werden – in dem Gefühl, daß es der letzte sein könnte.

Einige weise Worte zum Thema »Leben für den Augenblick« stammen von einer 85jährigen Frau namens Nadine Stair, als sie kurz vor dem Tod stand. Ich kenne mehrere Versionen dieses Gedichts, aber am besten gefällt mir die folgende:

Wenn ich mein Leben noch einmal leben könnte,
würde ich mich bemühen,
das nächste Mal mehr Fehler zu machen. Ich würde
mich entspannen, ich würde mich lockern, ich würde
verrückter sein,
als ich es auf dieser Reise war. Ich kenne nur
wenige Dinge, die ich noch ernst nehmen kann.
Ich würde mehr Risiken eingehen, ich würde mehr
Reisen machen, ich würde mehr Berge erklimmen,
ich würde mehr Flüsse durchschwimmen, und ich würde
mehr Sonnenuntergänge beobachten. Ich würde mehr
Eis essen und weniger Bohnen.
Ich würde mehr reale Schwierigkeiten haben
und weniger eingebildete. Sehen Sie . . .
Ich habe zu jenen Menschen gehört, die
vorbeugend und vernünftig und klug waren,
Stunde für Stunde und Tag für Tag.
Aber ich hatte auch schöne Momente,
und wenn ich alles noch mal machen müßte,
hätte ich noch viel mehr davon.
Etwas anderes würde ich nicht wollen,
nur schöne Augenblicke, einen nach dem anderen,
anstatt so viele Jahre
im voraus zu leben. Ich war

ein Mensch, der nie irgendwo hingegangen ist ohne
Thermometer, ohne Wärmflasche, ohne Mundwasser, ohne
Regenmantel und ohne Fallschirm [und wenn sie mit Bobbie
gereist wäre, nicht ohne Kassettenrecorder, Bügeleisen und
Fön].
Wenn ich alles noch mal machen müßte,
würde ich mit leichterem Gepäck reisen, mit viel leichterem,
als ich es getan habe.
Ich würde barfuß losziehen, gleich
im Frühling, und würde so bleiben,
auch spät im Herbst. Und ich würde
mehr mit dem Karussell fahren, und ich würde
mehr Goldringe fangen, und ich würde
mehr Menschen grüßen und mehr Blumen pflücken
und mehr tanzen. Wenn ich
alles noch mal tun müßte.
Aber ich tu's
nicht noch mal.

Es gibt etwas, das auf alle außergewöhnlichen Patienten zutrifft:
Sie sind authentisch. Sie gelangen nicht an den Punkt des Todes,
nur um feststellen zu müssen, daß sie nie richtig gelebt haben.
Manchmal haben sie nur wenige Augenblicke »richtig gelebt«,
bevor sie sterben. Aber sie haben gelebt, und sie sind bereit zu
gehen – aus eigenem Entschluß. Sie wissen, wer sie sind und wo
sie waren und warum. Das erleichtert ihnen das Loslassen und
ihren Lieben, sie loszulassen, wenn sie müde und schwach sind.

Wenn der Zeitpunkt gekommen ist, an dem der Tod eines
Menschen ehrlich angenommen wird, flüstern ihm diejenigen, die
ihn lieben, vielleicht zu: »Wenn du gehen mußt, dann geh. Du
brauchst dir keine Sorgen zu machen. Du hast nicht versagt. Du
wirst weiterleben, weil deine Liebe bei uns bleiben wird.«

Wenn es der falsche Zeitpunkt ist – wie bei Rachel, der Frau,
von der ich schon an früherer Stelle erzählt habe und die ihre
Krankheit als eine Art Verstopfung empfand –, dann kommt der
Tod nicht schneller; dann läßt er den Kranken nur wissen, daß
seine Familie schon darüber hinwegkommen wird, wenn sie muß.

Bei Menschen wie Rachel, die noch nicht bereit sind zu sterben, wird eine solche Botschaft kein Unheil anrichten, im Gegenteil, vielleicht werden sie dadurch sogar motiviert, den Spieß umzudrehen und mit dem Leben zu beginnen, damit zu beginnen, mit der »Verstopfung« in ihrem Leben richtig umzugehen. Aber für jene, die bereit sind zu sterben, kann diese Äußerung eine Erleichterung bedeuten. Ich habe schon Menschen sterben sehen, die noch einmal tief durchgeatmet haben und dann, nachdem sie wußten, daß ihre Familie auch bereit war, gestorben sind. Das war eine unglaublich spirituelle Erfahrung. Wenn man zusieht, wie jemand die Erlaubnis zum Sterben erhält und nur lächelt und weggeht, dann weiß man, daß das Sterben mehr ist als das Ende der Körperfunktionen. Man hat wirklich das Gefühl, Zeuge geworden zu sein von etwas, das verschwindet.

Eine Krankenschwester schrieb mir vor kurzem, daß sie nach Kalifornien geflogen sei, um bei ihrem Sohn zu sein, wenn sein Lebensgefährte an Aids starb. Als sie ankam, lag der Freund ihres Sohnes auf der Intensivstation im Sterben. Sie sagte zu ihrem Sohn, er solle ihm erlauben zu gehen. Ihr Sohn weigerte sich, und sie sagte: »Sag ihm, daß deine Mutter hier ist, um bei dir zu sein. Daß es völlig in Ordnung sei, wenn er jetzt ginge.« Ihr Sohn wiederholte diese Worte in das Ohr seines Freundes, und der holte noch einmal tief Luft und starb.

Wie Sie wissen, halte ich Gott für eine intelligente, liebende Kraft. Daher erwarte ich, daß alles, was mit der Schöpfung zu tun hat, einen Sinn hat. Schließlich sind die Botenmoleküle, von denen ich schon des öfteren gesprochen habe, in jedem Lebewesen vorhanden. Wir finden sie in einzelligen Organismen, in Pflanzen und in uns selbst. Vor ein paar Jahren, im Herbst, habe ich über all diese Dinge nachgedacht und mich gefragt, warum sich die Blätter jeden Herbst verfärben. Und warum die Menschen alle verschiedene Formen, Größen, Farben aufweisen. Was hat das zu bedeuten?

In jedem Frühling, wenn die Blätter herauskommen und man genau hinsieht, ist zu erkennen, daß jedes von ihnen anders aussieht. Manche sind rötlich, manche tiefgrün, manche hell, und sie haben auch alle verschiedene Formen und Größen. Aber stellen Sie sich vor, Sie wären ein sprießendes Ahornblatt. Sie überlegen, wie Sie sich ausdrücken können, um Ihre Einzigartigkeit zu manifestieren, aber die anderen Blätter am Baum sagen: »He, das ist ein Ahornbaum, paß dich also an. Du wirst grün sein und genau diese Form haben. Oder willst du etwa, daß die Leute, die uns ansehen, mit dem Finger auf uns zeigen und sagen: ›Was für ein komischer Baum‹?« Jeder möchte, daß man ihn mag, deshalb nimmt man im Frühling und im Sommer, wenn die Sonne scheint und wenn man genügend Nahrung hat, genau die gleiche grüne Farbe an wie alle anderen − und die gleiche Form − und paßt sich an.

Dann kommt der Herbst, und es wird kalt, und manche von denen, die einem gesagt haben, daß man sich ordentlich benehmen soll, beginnen abzufallen. Man hält sich weiter fest, aber man merkt allmählich, daß man nicht ewig hängen bleiben kann. Aber wenn das schon der Fall ist, dann möchte man wenigstens, daß alle wissen, wer man wirklich ist, bevor man den Baum des Lebens losläßt. Und so verschwindet das Grün, das nur eine Tarnung war, und man wird zu dem einzigartigen individuellen wunderbaren Selbst, das man in Wirklichkeit ist.

Dann bleibt man hängen, so lange man will. Selbst im Januar sitzen manchmal noch ein paar vertrocknete, dürre Blätter an ihrem Baum, genauso wie die paar vertrockneten dürren Individuen, die durch die Straßen wandern. Aber das kann jeder für sich selbst entscheiden − wie lange Sie festhalten wollen am Baum des Lebens, wie lange es dauert, bis Sie das Gefühl haben, daß Sie Ihre wahren Farben gezeigt und Ihr Leben gelebt haben. Wenn Sie gelebt haben und Ihre schönen Augenblicke hatten, dann wird es Ihnen viel leichter fallen loszulassen. Sie und auch Ihre Lieben werden wissen, daß Sie einzigartig schön sind, und es wird etwas sein, an das sie sich erinnern und mit dem Sie weiterleben werden. Dann werden Sie wirklich und wahrhaftig unsterblich geworden sein.

Aber wenn das nicht geschieht, wenn Sie nie zulassen, daß Sie Ihren eigenen Wert verstehen und zum Ausdruck bringen, dann werden Sie Schmerzen hinterlassen, die nicht geheilt werden können, und Leere, die nicht ausgefüllt werden kann. Gehen Sie also nicht, ohne Ihre Schönheit gezeigt zu haben. Denn wenn Sie das tun, werden Sie nicht nur durch die Liebe der Menschen, die

Sie umgeben, unsterblich werden, sondern Sie und diese Menschen werden auch durch diese Liebe geheilt werden. Diese Heilung kann nur von Ihnen selbst ausgehen. Ich weiß das, denn ich habe solche Heilungen schon mit meinen eigenen Augen gesehen. Und viele Menschen haben mir davon berichtet. Ein Mann schrieb mir einen Brief, den ihm seine Frau diktiert hatte, weil sie selbst zu schwach zum Schreiben war:

Ich glaube, daß ich jetzt die wahre Bedeutung der Liebe kenne. Obwohl ich leide, fühle ich mich glücklich, weil ich die Liebe bewußt erlebe. Ich bin bewegt, vor allem von der Liebe meiner Familie und meiner Freunde. All die Wunder . . . Bäume, Vögel, Blumen, Gras . . . unerklärlich, wunderbar . . . aber mehr als alles andere bewegt mich die Liebe meines geliebten Mannes (das ist für mich als Schreiber/Ehemann schwer zu schreiben).

Ein paar Tage später erhielt ich einen weiteren Brief – eigentlich zwei Briefe, denn diesmal hatte nicht nur der Ehemann, sondern auch eine der Töchter geschrieben, um mir mitzuteilen, daß die Frau gestorben war. Beide, Ehemann und Tochter, hatten das Gefühl, daß die letzten Wochen für sie ein absoluter Segen gewesen waren:

Obwohl ich weiß, daß ich sie schrecklich vermissen werde . . . konnte ich sie gehen lassen, denn ich wußte, daß sie in Frieden mit der Welt war – und vor allem in Frieden mit sich selbst. Am Ende verstand sie, wie wichtig sie für viele Menschen war . . .
Obwohl ihre Versuche, sich selbst zu heilen, scheiterten, hätte es niemanden geben können, der es mehr versucht hat als sie. [Hier möchte ich unterbrechen und darauf hinweisen, daß sie sich, auch wenn sie sich nicht gesund gemacht hatte, zumindest geheilt hatte – und all ihre Freunde und Verwandten, im wahrsten Sinne des Wortes, »geheilt« hatte. Sie hatte niemanden ausgelassen.] Allerdings . . . hat sie sich gewiß gut geschlagen. Das machte es uns so leicht, ihr zu helfen, und gab uns allen die Hoffnung, daß ein Wunder geschehen könnte. Ich betrachte das Fehlen eines Wunders nicht als Mißerfolg . . . Ich

glaube, daß sie durch ihre Bemühungen so viel Stärke und Entschlossenheit gezeigt hat, daß wir nun diese Eigenschaften von ihr übernommen haben . . . Die letzten Wochen waren nicht nur schrecklich, sie waren auch wunderbar.

Liebe heilt. Trotz unserer Traurigkeit sind wir nicht niedergeschlagen, denn wir wissen, daß Alice in uns allen weiterlebt.

Der Brief der Tochter endete mit den Worten, die ihre Mutter, kurz bevor es vorbei war, zu ihr gesagt hatte: »Liebe ist das einzig Wichtige − nur darum geht es, und um sonst nichts.«

Du in anderen: Durch Liebe weiterleben

Was ist es, das es uns erlaubt, nach unserem Tod weiterzuleben? Was ist es, das es denen, die wir zurücklassen, erlaubt, sich von den Schmerzen über den Verlust zu erholen? Natürlich ist es die Liebe. Und es ist zuallererst derjenige, der mit der Krankheit zu tun hat, der die Liebe gibt *und* die Heilung *und* das Lehren besorgt. Zuerst muß die Selbstliebe kommen, wie wir schon sagten. Selbstliebe bedeutet, den Funken des Göttlichen zu erkennen, der in jedem von uns ist, egal wie unvollkommen wir sind. (Vergessen Sie nicht: Wir sind alle vollkommen unvollkommen.) Und die Selbstliebe befähigt uns, die Hand auszustrecken und zu lieben und anderen zu helfen.

Wenn man liebt, kann man nie ein Versager sein. Die großen russischen Romanciers scheinen das besser zu wissen als alle anderen. In *Der Tod des Iwan Iljitsch* wird sich Tolstois Protagonist, bevor er stirbt, darüber klar, daß er von seinem kleinen Sohn geliebt wird und daß sein Leben daher nicht umsonst war. Er erkennt, daß es genügt, zu lieben und geliebt zu werden − daß es nur darum geht. Unsere Lieben sind unsere Zukunft und unsere Unsterblichkeit.

Aber natürlich sind es nicht nur die großen Schriftsteller wie Tolstoi, die diese Wahrheit kennen. Jeder von uns kann sie in seinem eigenen Leben erfahren. Phil Bolsta hat mir ein Gedicht geschickt. Er schrieb es für seine Frau, nachdem sie gestorben war, und es trägt den Titel »Die Augen unserer Tochter«.

Ich zitiere Teile daraus:

Und du sagtest: »Sieh für mich in die Augen meiner Tochter,
dort wirst du mich finden.
Ich werde dich nie verlassen, Liebes, sei unbesorgt,
das könnte ich nicht ertragen.
Ich danke Gott, daß wir zusammensein durften
und für die Freude, die du mir bereitet hast.«
Und dann hast du die Augen zugemacht. »Leb wohl«,
    hab' ich dir zugeflüstert,
meine liebste Freundin, meine Frau, meine Ehefrau.

Gestern abend sprach unsere Tochter ihr Gebet
    und kletterte in ihr Bett.
Sie legte sich auf die Kissen, dann drehte sie
    langsam den Kopf.
Ich starrte in ihr Gesicht, und du kamst aus
    ihren Augen zu mir,
ich fühlte deine Umarmung wie den Sommerwind, so
    warm.
Durch meinen Unglauben konnte sich Kummer und
    Gram ausbreiten,
ich wischte meine Tränen fort
und hörte dich leise singen, schön und rein
    und klar.
Deine Musik drang in mein Herz, das wie eine
    Rose erblühte.
Die klaffenden Wunden leerer Räume verheilten.
Und als die Musik verging und deine Zärtlichkeit
    auch,
saß ich still da und rührte mich nicht, bis
    ich unsere Tochter gähnen hörte.
Sie hatte die Decke bis ans Kinn gezogen und
    lächelte
und sagte: »Gute Nacht, Daddy. Mommy hat mich
    schon zugedeckt.«

Es fällt mir schwer, die Tränen zurückzuhalten, wenn ich dieses
Gedicht lese. Eine weitere wunderbare Erinnerung an einen
geliebten Menschen ist ein Brief, den ich von einer jungen Frau

erhielt, deren Mutter nach dem Wiederauftreten ihres Krebses vor einigen Monaten gestorben war. Obwohl man ihr nach der Diagnose nur noch ein Jahr zu leben gab, »sagte sie immer wieder zu meinem Dad: ›Ich habe einen Mann und drei Kinder, zu denen ich heimgehen und für die ich sorgen muß‹« und dehnte dieses eine Jahr auf siebzehn aus – siebzehn Jahre mit sehr großem Leid, aber auch mit sehr viel Liebe und Glück:

> So lange sie lebte und hier auf der Erde mit ihrem Mann und ihren Kindern zusammen war, bebte sie vor Glück. Meine Mom war so stolz auf mich, weil ich Krankenschwester wurde. Sie war an allem, was ich tat, interessiert. Sie wußte alles über meine Schulaufgaben, meine Arbeit im Krankenhaus und so weiter. Sie hat mich immer unterstützt, und immer wenn ich das Gefühl hatte, nicht mehr weiterzukönnen, war sie zur Stelle, um mich zu begleiten und um mir Mut zu machen.
>
> . . . In neun Monaten werde ich Krankenschwester sein, und ich weiß, daß es genau das richtige für mich ist. Aber wenn ich mir etwas wünschen dürfte, dann wäre es, daß meine Mom bei mir ist, damit sie mich sieht, wenn ich an diesem besonderen Tag meine Prüfung ablege. Jetzt bin ich mir nicht so sicher, wie dieser Tag sein wird, denn ich weiß nicht, ob ich glücklich oder traurig sein werde. Aber ich liebe es, Kranke zu pflegen und Patienten wie meiner Mom zu helfen und für sie zu sorgen. Dieser Gedanke macht den Beruf der Krankenschwester so besonders und lohnenswert für mich.

Nicht nur durch die eigene Tochter, sondern auch durch die Arbeit der eigenen Tochter weiterzuleben, zu wissen, daß durch jeden Patienten, den sie pflegt, dieses Extramaß an Zärtlichkeit erhalten wird, wegen ihrer Liebe zu ihr – welch eine wundervolle Möglichkeit, Unsterblichkeit zu erringen. Diese Frau hat nicht nur für ihre Tochter ein Erbe hinterlassen, sondern auch für alle Patienten ihrer Tochter. Das ist wahrhaft ein lebendiges und anhaltendes Vermächtnis.

Aber ich will damit nicht andeuten, daß sich diese Mutter und ihre Tochter nicht beide gewünscht hätten, ihr Leben verlängern zu können, damit sie nicht nur im Geist, sondern auch im Fleisch hätte weiterleben können. Ich weiß, daß es den Menschen, die am

Rande des Todes stehen, oder den Hinterbliebenen vielleicht oft hartherzig vorkommt, wenn wir im Geiste von weiterleben reden. In diesem Zusammenhang muß ich an eine Geschichte denken, die ich einmal über einen kleinen Jungen gelesen habe, der eines Nachts im Bett lag und nach seinem Vater rief, weil er sich vor den Blitzen und dem Donner fürchtete. Der Vater, ein Geistlicher, sagte ihm, daß er sich nicht zu fürchten brauche, weil sich Gott um ihn kümmern würde. Der kleine Junge erwiderte, er wüßte schon, daß Gott das tun würde, und dann bestand er jedoch darauf, jetzt sofort jemanden haben zu wollen, »der in einer Haut steckt«. Wir alle wünschen uns, daß die Menschen, die wir lieben, »in einer Haut stecken«.

Vielleicht ist der Tod eines Kindes am schwersten hinzunehmen, zu einem Teil, weil es uns so vorkommt, als sei das Kind nicht nur um das Leben betrogen worden, sondern auch um die Chance, die Art Unsterblichkeit zu erringen, von der ich gerade gesprochen habe. Aber Kinder können in ihrem kurzen Leben viel mehr erreichen. Sie können in der Liebe, die sie zurücklassen, genauso unsterblich werden wie die Menschen, die viele Male länger gelebt haben als sie. Ich muß an Kelly Carmody denken, den neunjährigen Jungen. Seine Eltern haben ihm dabei geholfen, seine Tumore zwei Jahre lang mit Hilfe von Visualisierungen, einer makrobiotischen Diät, einer Reise nach Hawaii, einem Besuch bei einem Heiler in Mexiko zu bekämpfen – und, neben einer Chemotherapie und einer Strahlentherpaie, mit Liebe. Als er starb, gab es in Hawaii, Kalifornien und Mexiko wie auch in seiner Heimatstadt Woodbury, Minnesota, viele Menschen, deren Herz Kelly gerührt hatte. Dutzende schrieben zum Andenken an ihn Gedichte, Hunderte kamen zu seiner Beerdigung, sangen seine Lieblingslieder und ließen purpurrote Luftballons aufsteigen. Kelly Carmody wird nicht nur in den Herzen seiner Eltern, Mitch und Barb, weiterleben, sondern in den Herzen vieler Menschen, überall in diesem Land. Das können Sie den Huldigungen entnehmen, die für ihn geschrieben wurden. Auf meinem Schreibtisch steht ein Foto mit seinem wunderschönen Gesicht hinter Glas – eines der vielen Gesichter, die ich anschaue, damit sie mir helfen, mein Leben weiterzuleben.

Ich möchte aber noch einmal betonen, daß ich die Schmerzen

dieses Todes in keiner Weise herabsetzen will. »Es ist für uns nach sechs Monaten Trauer noch immer sehr schmerzlich«, schrieb mir sein Vater in einem Brief, und seine Gedichte sind voller Kummer und Leid. Aber er weiß auch, was sein Sohn und seine ganze Familie in den beiden leiderfüllten Jahren gewonnen haben. Wie es in einem Gedicht von ihm steht, haben sie erst in ihrem Schmerz »das Band, das alle menschlichen Herzen vereint und miteinander verbindet«, entdeckt.

Sterben als Geburt in eine neue Dimension: Ewiges Leben

Für jeden von uns geht das Leben im Körper einmal zu Ende. Als ich hörte, daß die Mutter eines unserer Freunde genau in dem Augenblick gestorben war, in dem aus dem Lautsprecher im Krankenhaus »Die Besuchszeit ist vorbei« ertönte, dachte ich mir: Genau das ist es, was der Tod im Grunde zu sein scheint – das Ende unseres Besuchs und unserer Fähigkeit, einander anzufassen. Aber es ist auch der Beginn von etwas anderem, auch wenn wir nicht wissen, von was. Jung sagte, daß »unsere Psyche in Regionen reicht, die weder durch den Wechsel der Zeit noch durch Begrenzungen des Raums gefangengehalten werden. In dieser Form des Seins ist unsere Geburt ein Tod und unser Tod eine Geburt.« Und so kommt es mir auch vor.

Genauso wie ich glaube, daß die Liebe und das Lachen und der Frieden der Seele physiologisch sind, genauso glaube ich, daß wir in unserem irdischen Leben als physische Manifestation der liebenden intelligenten Kraft, die wir Gott nennen, existieren. David Bohm, der Quantenphysiker, dessen Wortschöpfung »Somasignifikanz« ich schon einmal zitiert habe, gehört zu den vielen modernen Wissenschaftlern, die das Physische und das Psychische als verschiedene Ausdrucksformen ein und derselben Ordnung ansehen. Seit Einstein wissen wir, daß Teilchen und Welle, Masse und Energie nichts anderes sind als unterschiedliche Manifestationen ein und derselben Sache.

Die Ganzheit des Individuums ist die Ganzheit des Universums im Mikrokosmos. Wir drücken diese Einheit atomar, anatomisch und kosmisch aus, ob wir uns dessen bewußt sind oder nicht. Ich weiß nicht, ob sich das je wird beweisen lassen, aber es gibt viele Phänomene, die auf eine Kommunikation zwischen den spirituellen und materiellen Bereichen hinweisen, für die es keine andere Erklärung gibt. Wodurch ließe sich sonst erklären, warum Patienten, die beten und/oder für die gebetet wird, schneller gesund werden und weniger Komplikationen haben als andere? Mehrere unterschiedliche Studien haben das deutlich gezeigt. Sie haben auch unsere Fähigkeit nachgewiesen, die Funktion von Maschinen zu beeinflussen und über unsere Gedanken mit Bakterien in Verbindung zu treten.

Randy Byrd, ein Kardiologe und ehemaliger Dozent an der medizinischen Fakultät der University of California in San Francisco, hat im General Hospital in San Francisco eine Untersuchung an 393 Herzpatienten durchgeführt. Die Gruppe wurde nach Zufallsfaktoren in zwei Hälften geteilt. Für die eine Hälfte wurde gebetet und für die andere nicht, wobei weder die Patienten noch die Ärzte wußten, wer zu welcher Gruppe gehörte. Die Gruppe, für die gebetet worden war, schnitt in drei Punkten statistisch besser ab: Bedarf an Antibiotika, Bedarf an Intubation und Vorkommen eines Lungenödems. Eine Studie des Biologen Bernard Grad von der McGill University in Montreal hat die Wirksamkeit von Gebeten nachgewiesen, ob es nun der kranke Mensch ist, der selbst betet, oder ob es die kranken Menschen sind, für die gebetet wird.

Die Veröffentlichung von Dr. Byrds Studie wurde von zwei großen medizinischen Zeitschriften abgelehnt, obwohl die Methodik dieser Untersuchung absolut seriös scheint.* Das ist sehr traurig, denn wir müssen für alle Möglichkeiten offen sein. Eines aber weiß ich ganz sicher: Wenn es um eine neue Wunderdroge gegangen wäre, dann wäre über seine Studie sofort berichtet worden. Spirituelles jedoch ist für die meisten Wissenschaftler viel zu einengend – sie wollen nicht von ihren Überzeugungen lassen. Wie Sie schon gesehen haben, sind Physiker häufig eine Ausnahme von dieser Regel, vielleicht weil sie durch ihre Arbeit

---

* Wie ich hörte, erschien der Artikel schließlich 1988 in der Septemberausgabe des *Southwest Medical Journal*.

so nah mit den letzten Geheimnissen des Universums in Berührung kommen und nicht umhinkönnen, Ehrfurcht und Hochachtung davor zu verspüren. Albert Einstein, der sich selbst als religiös bezeichnete, schrieb einmal: »Die schönste Erfahrung, die wir machen können, ist das Mysterium. Es ist das fundamentale Gefühl, das an der Wiege wahrer Kunst und wahrer Wissenschaft steht. Wer das nicht weiß und sich nicht länger wundern kann, nicht länger staunen kann, ist so gut wie tot, und seine Augen sind trüb.«

Warum erwähne ich diese Dinge in einem Buch über Heilung? Weil ich glaube, daß die Spiritualität ein Teil des Heilens ist, und weil ich glaube, daß der Tod nicht nur ein Ende ist, sondern vielleicht sogar ein Beginn. Aufgrund meiner Erfahrungen bin ich überzeugt davon, daß wir in einer anderen Energieform weiterleben werden, nachdem unser Körper gestorben ist. Ich sage das nicht etwa nur, damit sich die Menschen besser fühlen sollen, sondern weil ich von derartigen außergewöhnlichen Ereignissen schon gehört und sie schon selbst miterlebt habe.

Ich habe viele Briefe von Menschen bekommen, die wußten, wann jemand starb, auch wenn derjenige sehr weit von ihnen entfernt war. Eine Stimme, eine Vision, eine Hand auf der Schulter, und dann klingelte das Telefon, und sie wußten, was für eine Nachricht sie erhalten würden. Auf der unbewußten Ebene gibt es sehr viel, was wir über die Zukunft wissen. Häufig erfahren wir es aus unseren Träumen. Manchmal kann ich es in Zeichnungen sehen. Wie immer Sie derartige Phänomene beurteilen, so ist es doch interessant zu wissen, daß das National Opinion Research Council festgestellt hat, daß Menschen mit mystischen Erfahrungen weit davon entfernt sind, »religiöse Klapsköpfe oder ein Fall für den Psychiater« zu sein (wie Pater Andrew Greeley, der Romancier und Soziologe, ein Mitglied des Council, es ausgedrückt hat). Vielmehr neigen sie dazu, in Bildung und Intelligenz über dem Durchschnitt zu liegen und in ihren formellen religiösen Bindungen darunter. Häufig glauben sie auf intellektueller Ebene nicht einmal selbst an die Gültigkeit ihrer Begegnungen. Viele vernünftige, geistig gesunde Menschen sind wegen irgendwelcher mystischer Momente, die sie vielleicht erlebt haben, so peinlich berührt, daß sie meist sehr lange zögern, bis sie sie eingestehen.

So ergeht es auch zahlreichen Eltern, deren Kinder gestorben sind. Gerade sie wissen oft mystische Geschichten zu erzählen und halten doch aus Angst, sich zu blamieren, damit zurück. Eine Frau berichtete mir einmal von einem jungen Mädchen, dessen Krankenschwestern nach ihrem Tod immer das Gefühl hatten, daß sie noch bei ihnen sei. Schließlich aber kam es ihnen so vor, als habe ihr Geist sie nun verlassen. Nicht lange danach fuhr die Mutter des Mädchens mit dem Auto auf der Straße, als eine Möwe im Sturzflug heranschoß, sich direkt vor ihr Auto setzte und sie so zur Vollbremsung veranlaßte. Wie ihr schien, wartete sie eine Ewigkeit, während der Vogel gemächlich quer über die Straße schlenderte. Möwen waren die Lieblingsvögel ihrer toten Tochter gewesen, und irgendwie kam es ihr so vor, als wäre Patty gekommen, um sie zu besuchen. Ihr Gefühl, daß es sich bei der Möwe um eine göttliche Intervention gehandelt hatte, wurde schon bald bestätigt. Als sie, nachdem der Vogel endlich die Straße freigegeben hatte, weiterfuhr und zur nächsten Kreuzung kam, hatte sich dort ein schrecklicher Autounfall ereignet, in den sie sicherlich verwickelt worden wäre, wenn die herumtrödelnde Möwe sie nicht aufgehalten hätte.

Auch Ehepaare können solche Geschichten erzählen. Ein paar Tage nach Weihnachten schrieb mir eine Frau:

Bis jetzt ist mir Allen als ein strahlender Kardinal erschienen, der mich an einem trüben regnerischen Morgen bei einem Rennen ansporne, als eine Wildente, die sich von der Gruppe, die im Staubecken im Central Park herumschwamm, trennte und mich anquakte, als ich vorbeilief, und am Weihnachtsmorgen als er selbst, eine deutliche Traumgestalt oder eine Vision von Al, wie er an der Tür stand, in etwas Rotem, einem Schal oder einer Schärpe, sehr gut sah er aus und ein bißchen schelmisch, als wollte er uns zu Weihnachten eine Überraschung machen. Er gab mir einen warmen Kuß auf den Mund und schwand langsam dahin . . . Ich stand höchst erfreut auf und beschloß, daß es ein schöner Tag werden sollte, und das wurde er dann auch. Als wir vor dem Essen ein Glas Champagner tranken, erzählte ich allen von meiner Vision, und wir waren den ganzen Tag glücklich . . .

So gut geht es mir nicht immer. Die Schmerzen sind schlimmer, als ich mir je hätte vorstellen können, aber bis jetzt jedenfalls schaffte ich es noch, auf den Beinen zu bleiben, und ich bin immer offen für die Freuden des Lebens und für die Zeichen von Allens Liebe.

Tod heißt nicht versagen

Es gibt Menschen, die glauben, es wäre falsch, den Patienten zu sagen, sie seien für ihre Krankheit selbst verantwortlich. Sie meinen, man vermittle ihnen dadurch das Gefühl, Versager zu sein, wenn sie nicht wieder gesund werden. Ich hoffe, inzwischen klargemacht zu haben, daß dem nicht so ist. Krankheit und Tod sind keine Mißerfolge. Wie wir unseren Krankheiten begegnen und wie wir die Herausforderung unserer Sterblichkeit annehmen, ist ausschlaggebend dafür, ob wir Erfolge oder Mißerfolge haben. Ganz gleich wie krank wir sind oder wie nah wir dem Tod sind – solange wir leben, haben wir die Möglichkeit, etwas aus unserem Leben zu machen. Als ich vor nicht langer Zeit beim New Yorker Marathon mitlief, rief mir eine Frau an einer Straßenecke zu: »Ihr seid alle Gewinner.« Sie weiß mehr über das Leben als die meisten von uns und hat diesen Lauf für mich erst lohnenswert gemacht. Wenn wir die Herausforderung des Lebens annehmen, sind wir alle Gewinner.

Für die Wahrheit dieser Erklärung können wir uns auf keine geringere Autorität als Gott berufen. In einer Predigt mit dem Titel »Versucht es weiter« hat Monsignore Arthur Campbell von der St. Ann's Church in Nyack, New York, auf Jeremias 18, Vers 1–6 zurückgegriffen:

Das heutige Bibelzitat zeigt uns wieder einmal, wie uns Gott durch alltägliche Erfahrungen seine Weisheit lehrt. Gott sagte zu Jeremias, er solle hinuntergehen zum Haus des Töpfers, um dort eine wertvolle Lektion über das Leben zu erhalten.

Jeremias sah dem Töpfer zu, der an der Drehscheibe arbeitete. Der Töpfer nahm einen formlosen Klumpen aus Lehm, ließ ihn auf die Drehscheibe fallen und begann die Scheibe zu drehen, indem er mit dem Fuß auf ein Pedal trat. Während sich die Scheibe drehte, formte und drückte der Töpfer den Lehmklumpen zu einer eleganten Form. Wenn dem Töpfer das Ergebnis nicht gefiel, fing er einfach noch mal von vorn an. Er befeuchtete den Lehm und formte ihn zu einem völlig anderen Gegenstand. So konnte er eine niedrige, breite Kochschüssel in einen schmalen, hohen Trinkkrug verwandeln. Der Töpfer versuchte es immer wieder von neuem, bis er genau die Form und Größe erhielt, die er wollte.

Jeremias verstand die Lektion schnell. Gott behandelt uns, wie der Töpfer seinen Lehm behandelt. Er formt uns zu verschiedenen Gestalten und Größen. Er verarbeitet die einen zu flachen Schalen und die anderen zu zarten Urnen. Aber manchmal gefällt ihm nicht, was er sieht, und so kratzt er den Lehm zusammen und beginnt von vorn.

Welch eine wunderbare und beruhigende Lektion über unser Leben. Gott ist nicht fertig mit uns, wenn wir durch Mißerfolge entstellt oder durch die Ereignisse verunstaltet werden. Gott konzentriert sich darauf, aus unserem Leben etwas Wunderbares und Nützliches zu machen, und wenn er noch so lange dazu braucht. Und weil Gott uns niemals aufgibt, geben wir uns selbst auch nicht auf. Das Motto und die Botschaft des Töpfers ist für uns alle deutlich zu erkennen, nämlich: »Versucht es weiter.« Die einzige unverzeihliche Sünde im Leben ist, aufzugeben, wenn wir alles verpfuscht haben.

Wer sich der Lage gewachsen zeigt, wird feststellen, daß er, wie immer der Kampf auch ausgehen mag, etwas Wunderschönes geschaffen hat. Das ist das Geschenk, das uns die Krankheit gibt, das uns das Wissen um unsere Sterblichkeit ermöglicht. Dem Tod gegenüberzustehen kann bedeuten, daß wir eine tiefe innere Veränderung erfahren, die uns in die Lage versetzt, lieben zu können, häufig zum ersten Mal in unserem Leben.

Susan, deren Briefe ich in den vorangegangenen Kapiteln mehrmals zitiert habe, war eine unglaublich zornige Frau, als ich ihr zum ersten Mal begegnete. Es steckte so viel Wut in ihr, daß es eine erschreckende Erfahrung war, mit ihr in ein und demselben Raum zu sitzen — ich fürchtete, die Fenster könnten zerspringen! Sie kam aus einer Familie, in der Alkoholprobleme und Notzucht vorherrschten, und schien die vollkommene Kandidatin dafür, ein ähnliches Erbe weiterzugeben. Aber dann kam es anders. In einem ihrer allerletzten Briefe an mich schreibt Susan:

Ganz ehrlich, ich könnte an meiner Krankheit sterben, und ich weiß es. Aber für mich ist es das wichtigste, etwas Positives zurückzulassen. Leben, sterben, physische Heilung oder keine physische Heilung − das ist nicht der Punkt. Mein Ziel ist es, in der Erfüllung göttlicher Liebe zu wandeln und zu leben, damit es eine Heilung für alle wird.

Zu leben heißt lieben − nicht mehr und nicht weniger. Das habe ich am Ende gelernt.

Ich hoffe, das können wir alle lernen, bevor unser Leben vorbei ist. Wenn ja, dann werden wir auch entdecken, wie wir leben müssen, damit die Menschen, die wir lieben, wenn wir gegangen sind, mit Sigrid Undsets Worten sagen: »Es wird wenige geben, die besser sind.« Sie werden dann weiterleben mit dem Vorbild, das wir ihnen vorgelebt haben. Wenn Sie sich entschließen, angesichts des Unglücks zu leben und zu lieben, dann werden Sie dieses Erbe an Ihre Familie und Ihre Freunde weitergeben, diese wunderbare Last, die sie dann nie ablegen werden. Wer Zeuge geworden ist von einem solchen Mut, wird sein Leben weiterleben, nachdem Sie gegangen sind; etwas anderes zu tun, wäre für den Verstorbenen wie ein Schlag ins Gesicht.

Es liegt bei Ihnen, dafür zu sorgen, daß die Menschen, die Sie lieben, Vertrauen in das Leben bewahren. Wie sehr sie auch um Sie trauern, sie werden wissen, daß Sie in ihnen weiterleben. Die Liebe besiegt den Tod und macht uns unsterblich. In Saroyans Roman *Menschliche Komödie* trauert der junge Held um seinen Bruder Marcus, der im Krieg gefallen ist. Homer spürt, daß sich mit Marcus' Tod die ganze Welt verändert hat. Ihr fehlt etwas, sie hat alles zum Schlimmeren gewendet. Aber ein Freund gibt ihm einen guten Rat:

»Ich werde keinen Versuch machen, dich zu trösten«, sagte Spangler. »Ich weiß, daß ich das nicht könnte. Aber ich will dich daran erinnern, daß ein guter Mensch nie sterben kann.

Du wirst ihn oft wiedersehen. Du wirst ihn auf der Straße sehen. Du wirst ihn in den Häusern sehen, überall in der Stadt. In den Wein- und Obstgärten, in den Flüssen und Wolken, in all den Dingen, die uns die Erde wohnlich machen. Du wirst ihn in allem fühlen, was *aus* Liebe und *für* Liebe gemacht ist – in allem, das wächst und überquillt. Die Gestalt eines Menschen kann verschwinden oder uns genommen werden, aber das Beste an einem Menschen bleibt hier. Es bleibt ewig hier. Liebe ist unsterblich und macht alles unsterblich.«

Wenn Sie Ihr Leben zu einer »Heilung für alle« machen wollen, zu einer Lebensbotschaft an all diejenigen, die Sie lieben, dann müssen Sie diese Herausforderungen, die Gott für Sie bemessen hat, annehmen. Dann werden Sie das Heldentum entdecken, das Ihnen allein gehört.

Die wahren Helden wissen, daß Heldentum darin besteht, das Leben voll und freudig auszuschöpfen, jeden einzelnen Augenblick, der uns gegeben ist. Seien Sie also gewarnt:

Warnung

Wenn ich eine alte Frau bin, werde ich purpurrote Kleider tragen,
mit einem roten Hut, der mir nicht steht und nicht paßt,
und meine Rente werde ich für Cognac und Sommerhand-
schuhe
und Sandalen aus Satin ausgeben und sagen, daß wir kein Geld
für Butter haben.
Wenn ich müde bin, werde ich mich in den Rinnstein setzen
und in Läden Proben kosten und Alarmknöpfe drücken
und mit dem Gehstock an Gitterzäunen entlangfahren
und mich für den Ernst meiner Jugend schadlos halten.
Ich werde mit Hausschuhen in den Regen laufen
und in anderer Leute Gärten Blumen pflücken
und im hohen Bogen spucken.

Man kann schreckliche Hemden tragen und dicker werden
und drei Pfund Würstchen auf einmal essen

oder eine Woche lang nur saure Gurken mit Brot,
und Federhalter und Bleistifte und Bierdeckel und alle möglichen Dinge in Kästen horten.

Aber jetzt müssen wir Kleider anziehen, die uns trocken halten,
und unsere Miete zahlen, und dürfen auf der Straße nicht laut fluchen,
um unseren Kindern ein gutes Beispiel zu sein.
Wir müssen zum Essen Freunde einladen und die Zeitung lesen.

Aber vielleicht sollte ich jetzt schon ein bißchen üben?
Damit die Leute, die mich kennen, nicht so erschrocken sind,
und sich nicht wundern,
wenn ich plötzlich alt bin und purpurrote Kleider trage.

Jenny Joseph

Geben Sie sich der Liebe und dem Leben hin — und tragen Sie purpurrote Kleider!

Anhang

Meditationen

Sie können die folgenden Meditationen selbst auf Kassette aufnehmen oder jemanden, den Sie lieben und dem Sie vertrauen, bitten, die Worte mit ruhiger, sanfter Stimme zu sprechen. Vielleicht möchten Sie gern entspannende, besänftigende Musik einschalten, die leise im Hintergrund spielt. Wo ich Pausen angebracht habe, sagen Sie nichts; auf dem Band sollte eine kurze Zeit der Ruhe sein, fünfzehn bis sechzig Sekunden oder noch länger, je nachdem, welches Tempo Sie bevorzugen und wieviel Zeit sie benötigen, um die Bilder voll und ganz in sich aufzunehmen. Am besten probieren Sie es mit verschiedenen Stimmen, unterschiedlicher Musik und wechselndem Tempo aus. Dann werden Sie sicherlich die optimale Kombination finden, bei der Sie sich gut entspannen können. Denken Sie immer daran: Man kann mit diesen Visualisierungen nicht richtig oder falsch umgehen. Machen Sie sich also deswegen keine Gedanken.

Meditation 1

Beginnen Sie, indem sie ein paarmal tief Luft holen. Atmen Sie ruhig. Atmen Sie Konflikte und Gedanken und Ängste aus. Füllen Sie einfach einen Luftballon damit, und lassen Sie ihn fliegen. Und wenn Sie bereit sind, blicken Sie nach oben und lassen Ihre Augen langsam zufallen, wenn sie noch nicht geschlossen sind. Und jetzt lassen Sie eine Welle des Friedens durch Ihren Körper strömen. Sie können ihr eine Farbe geben, wenn Sie wollen, oder sich mehrmals die Worte »Frieden« oder »entspanne dich« vorsagen. Lassen Sie die Spannung aus Ihrem Kinn und Ihrem Nacken und aus Ihren Schultermuskeln heraus.

Und jetzt möchte ich, daß Sie sich daran erinnern, wie Sie in einem Klassenzimmer sitzen, einem Klassenzimmer mit diesen alten Holztischen, in die Namen geschnitzt sind. Sie hören ringsherum die Geräusche Ihrer Klassenkameraden, und an der Tafel steht der Lehrer, der sie mit Lehrstoff und Kreide füllt. Früher nahm der Lehrer immer einen Schwamm, wenn die Tafel voll und die Unterrichtsstunde beendet war, und wischte die Tafel wieder ab. Tun Sie das jetzt auch. Säubern Sie Ihre Schiefertafel, und löschen Sie, was auf der Tafel Ihres Geistes steht, damit Sie für neues Wissen und neue Erfahrungen offen sind.

Wenn Sie die Schiefertafel für neue Bilder, Wörter und Lektionen vorbereitet haben, werden wir auf eine Reise gehen. Sie wissen, wo es hingehen soll. Wir werden zur Mitte des Nirgendwo reisen, in Ihre Ecke des Universums. Wir werden Ihren ganz persönlichen Platz in der Mitte von Nirgendwo aufsuchen, mit seinen lebhaften Farben, räumlichen Strukturen, Gerüchen und Geräuschen. Bringen Sie sich an diesen ganz besonderen Ort, den Sie für sich geschaffen haben. Wenn Sie dort sind, suchen Sie sich ein stilles kleines Zelt oder ein Nest, in dem Sie sich ausruhen oder zusammenrollen können. Und verweilen Sie einen Augenblick, um die Energie der Erde und des Himmels in sich aufzunehmen und um sich Zeit zur Selbstheilung zu nehmen. Wenn es in Ihrem Geist oder in Ihrem Körper irgendwelche Probleme gibt, sehen Sie zu, daß Sie sie lösen – mit einer Therapie oder Technik, die Ihnen überlassen bleibt. Und jetzt nehmen Sie sich noch einen Augenblick Zeit für sich selbst, hier, an diesem besonderen, sicheren Ort, von dem nur Sie wissen.

[Pause]

Und wenn Sie damit fertig sind, möchte ich gern, daß Sie wieder meiner Stimme lauschen und sich für die Arbeit anziehen. Wir werden von Ihrer Ecke des Universums zu unserer eine Brücke bauen, eine Brücke über einen Fluß, die sich mit Ihrem Weg durchs Universum verbinden wird.

Ziehen Sie sich also für die Arbeit an, und seien Sie sich des Gewebes und des Materials und der Struktur Ihres Lebens bewußt. Machen Sie sich klar, wie das Leben Sie auf diese Reise vorbereitet hat. Und wenn Ihre Kleidung geflickt werden muß, dann flicken Sie sie mit Liebe, damit Sie für Ihre Reise gerüstet und ordentlich gekleidet sind, um an Ihrer Brücke zu arbeiten.

Dann werfen Sie einen Blick auf die Brücke, die Sie gebaut haben, während Sie darüber hinweggehen: Wie breit, wie lang, wie stark ist sie? Welche Verbindung haben Sie zum Universum?

[Pause]

Während Sie die Brücke überqueren, um auf den Weg zu gelangen, mit dem Ihre Reise beginnt, werden alle Menschen aus Ihrem Leben dort sein – Ihre Familie, Ihre Freunde, Mitarbeiter, Menschen, zu denen Sie alle möglichen Beziehungen haben. Bleiben Sie stehen, und fassen Sie sie an, und sprechen Sie mit ihnen. Beobachten Sie, welche Veränderungen in Ihren eigenen Gefühlen und in den Gefühlen der anderen vor sich gehen, während sie alle hier zusammenkommen. Alle Gefühle sind angemessen. Es sind einfach nur Gefühle.

Wenn Sie damit fertig sind, gehen Sie auf Ihrem Weg weiter. Aber wenn Sie noch dortbleiben müssen, können Sie uns später wieder einholen. Während Sie auf dem Weg gehen, werden Sie an der einen Seite ein altes Haus stehen sehen, mit einem Garten und einer Veranda. Gehen Sie durch den Garten, die Verandastufen hinauf und ins Haus, und suchen Sie das Wohnzimmer. Und wenn Sie das Wohnzimmer gefunden haben, sehen Sie sich darin nach einer Truhe um.

Achten Sie darauf, ob sich die Truhe in einer staubigen dunklen Ecke befindet oder ob sie an einem auffälligen Platz steht. Haben Sie sie schon oft gesehen? Wenn Sie Ihre Truhe gefunden haben, machen Sie sie auf, und sehen Sie nach, was darin liegt. Was Ihnen Ihr Herz gern mitteilen würde. Welches Geschenk oder welche Botschaft hält Ihr Herz für Sie bereit, während Sie in Ihre Truhe blicken?

[Pause]

Wenn Sie die Botschaft in Ihrer Truhe gefunden haben, machen Sie sie zu einem Teil Ihrer selbst, und dann kommen Sie hinaus auf die Veranda und zurück in den Garten. Suchen Sie sich einen Platz, an dem Sie gern etwas pflanzen würden, um noch mehr Schönheit zu schaffen. Bereiten Sie den Boden vor, und nehmen Sie den Samen, und legen Sie ihn in den Boden. Und dann werden Sie zu diesem Samenkorn, das im Dunkeln liegt, achten Sie darauf, wie es sich anfühlt, dieser Samen zu sein. Wissen Sie, wie Sie wachsen müssen? Wissen Sie, wo oben ist? In welche Richtung Sie Ihre Wurzeln ausstrecken müssen? Sie können hier in der Dunkelheit nichts sehen, aber Sie können fühlen, und Sie können es wissen.

[Pause]

Strecken Sie also Wurzeln aus, um sich mit Nahrung und Stärke zu versorgen, die Sie benötigen, um die Dinge fest in den Griff zu bekommen. Und dann wachsen Sie, schieben Sie die Probleme und Hindernisse beiseite, bis sie hervorbrechen ans Sonnenlicht, und dann strecken Sie Ihre Glieder dem Himmel entgegen. Wachsen und gedeihen und erblühen Sie. Werden Sie zu diesem einzigartigen, wunderbaren Individuum, das Sie bereits sind. Und fühlen Sie einfach nur die samtweichen Blütenblätter, den Duft, die wunderschöne Farbe. Wachsen und gedeihen und erblühen Sie, wo Sie sind.

Wenn Sie das getan haben, machen Sie diese Blume zu einem Teil von sich. Und dann fahren Sie auf Ihrer Reise fort. Sie werden zu einem stillen sicheren Ort kommen, an dem Sie sich ausstrecken oder hinsetzen wollen und klein genug werden wollen, um Ihren eigenen Körper zu betreten. Gehen Sie durch Ihren Körper, öffnen Sie jede Zelle dem Licht, der Liebe. Bringen Sie die Organe miteinander in Einklang, und lauschen Sie auf das, was sie Ihnen zu sagen haben. Gehen Sie durch Ihren Körper, flicken Sie, bessern Sie aus, schaffen Sie etwas Neues. Gehen Sie durch die Gänge Ihres Geistes und Gehirns, öffnen Sie Türen, räumen Sie die Regale auf, werfen Sie die alten Dinge aus den Schubladen, wechseln Sie in den verschiedenen Zimmern die Leitungen und Schaltungen aus, um die Veränderung herzustellen, die Sie in Ihrem Körper hervorrufen wollen, um ein neues Selbst zu schaffen, ein neues Sie, ein neues Ich.

Dann sehen Sie in den Spiegel auf dieses neue Selbst, diese neue Schöpfung. Und sehen Sie aus dem Spiegel heraus sich selbst an. Denken Sie darüber nach, was Sie sehen, und umarmen Sie sich, akzeptieren Sie sich. Werden Sie eins mit ihrem neuen Selbst. Und dann lassen Sie dieses neue Selbst allmählich zurück in den Raum, zurück in Ihre Atmung. Atmen Sie in Frieden und Wachheit. Kommen Sie allmählich zurück, wach und wachsam, aber entspannt und in Frieden, zurück zum Bewußtsein Ihres Stuhls oder des Bodens. Und wenn die Musik und die Stimme verloschen sind, kommen Sie zurück in das Zimmer, und öffnen Sie Ihr neues Auge, wenn Sie bereit sind.

Meditation 2

Atmen Sie mehrmals tief durch. Atmen Sie Sauerstoff und Leben in sich hinein. Machen Sie sich ein Geschenk; Sie haben es verdient, weil Sie sind, wie Sie sind. Atmen Sie also Frieden und Leben und Liebe und Sauerstoff ein. Und lassen Sie sich ganz ruhig nieder. Wenn Sie bereit sind, blicken Sie auf, und schließen Sie langsam die Augen. Lassen Sie durch Ihren ganzen Körper eine Welle des Friedens strömen, so daß alle Spannung aus Ihren Muskeln weicht. Atmen Sie in Frieden, und atmen Sie die Konflikte und Ängste und Sorgen aus. Dann erinnern Sie sich daran, wie es ist, die Schiefertafel abzuwischen, zu säubern, Ihren Geist zu reinigen. Sie wissen, wo es hingehen soll.

[Pause]

Wieder begeben wir uns in die Mitte von Nirgendwo, in Ihre Ecke des Universums. Und jedesmal, wenn Sie dort hinkommen, geben sie acht. Hat sich etwas geändert? Sind die Farben lebhafter, sind die Geräusche anders, haben sich die Gerüche und Strukturen, Ihre Gefühle verändert, wenn Sie dort eintreffen? Suchen Sie wieder Ihr Nest oder Ihre Höhle, und rollen Sie sich für einen Augenblick zusammen. Dieser Augenblick ist nur für Sie da. Um die Energie der Erde und der Sonne in sich aufzunehmen und um Ihren Körper und Ihren Geist zu heilen. Nehmen Sie sich einen Augenblick Zeit, um an diesem besonderen sicheren Ort alle Probleme auszulöschen.

[Pause]

Wenn Sie sich gereinigt und für die Reise bereit fühlen, ziehen Sie sich an. Und jedesmal, wenn Sie das tun, werden Sie sehen, ob das Gewebe und die Struktur und der Stoff Ihres Lebens sich irgendwie verändert haben. Und wenn das so ist, dann müssen Sie wissen, daß Sie sich verändern und wachsen und daß der Stoff Ihres Lebens durch ständige Reparaturen mit Liebe erfüllt werden kann.

[Pause]

Und dann überqueren Sie die Brücke, die Sie mit Ihrem Teil des Universums verbindet. Seien Sie sich bewußt, wie stark und lang und breit diese Brücke ist und ob sich die Verbindung irgendwie verändert hat, seit Sie das letzte Mal hier waren. Und während Sie sich auf den Weg machen, müssen Sie wissen, daß Sie immer dort abbiegen müssen, wo es sich für Sie richtig anfühlt. Wo immer sich der Weg teilt, werden Sie wissen, in welcher Richtung Sie weitergehen müssen. Manchmal werden Sie links gehen und manchmal rechts, aber welchen Weg Sie auch einschlagen, es wird immer der richtige sein.

Während Sie den Weg entlanggehen, sehen Sie ein Kind auf sich zukommen, und Sie werden sehen, daß das Kind Sie selbst sind. Geben Sie dem Kind, was es braucht. Gehen Sie mit dem Kind, und seien Sie ein Kind. Vielleicht finden Sie einen Spielplatz oder einen Park. Oder vielleicht wollen Sie auch durch den Wald oder über ein Feld laufen. Gehen Sie hin, wo das Kind hingehen möchte, um sich frei zu fühlen, und genießen Sie das freudige Gefühl. Nehmen Sie sich einen Augenblick Zeit, ein Kind zu sein und eine glückliche Kindheit zu haben.

[Pause]

Und dann werden Sie eins mit dem Kind, und kehren Sie wieder auf Ihren Weg zurück. Wenn Sie auf dem Weg weitergehen, werden Sie zu einem Fahrstuhl kommen. Er ist völlig aus Glas, und wenn Sie sich die Zahlen ansehen, die die Stockwerke anzeigen, werden Sie sehen, daß sich der Fahrstuhl jetzt in den Neunzigern befindet. Ich möchte gern, daß Sie ihn von den Neunzigern zu den Achtzigern und den Siebzigern zurückbringen. Gehen Sie einfach die Jahre zurück – zu einem Stockwerk oder zu einem

Jahr, das für Sie wichtig ist. Und wenn Sie zu diesem Jahr zurückkommen, halten Sie den Fahrstuhl an, und treten Sie hinaus in die Stimmen und Gerüche und Anblicke, die für Sie wichtig sind und wegen denen Sie zurückkommen. Aus welchem Grund auch immer haben Sie beschlossen, zu diesem Jahr zurückzukehren, um es noch einmal zu erleben, noch einmal zu erfahren, um zu heilen und zu lieben. Während Sie in diese Zeit und in diese vertraute Szene zurückkehren, fragen Sie sich, was Sie fühlen, wenn Sie diese Szene nun wieder betreten. Verweilen Sie hier so lange, wie Sie es für richtig befinden.

[Pause]

Wenn Sie alles erledigt haben, aber erst dann, folgen Sie wieder meiner Stimme, und wir werden den Fahrstuhl betreten und hinunterfahren zum Erdgeschoß und wieder hinausgehen auf unseren Weg. Sie müssen wissen, daß der Fahrstuhl immer für Sie dasein wird und daß er in beide Richtungen fahren kann, hinauf und hinunter, in die Zukunft und in die Vergangenheit. Dann folgen Sie dem Weg über einen kleinen Hügel, hinunter zum Strand am Meer oder zum Ufer des Sees. Und während Sie den Möwen zusehen, machen Sie sich klar, wie leicht es ist, hoch hinaufzufliegen und die Probleme hinter sich zu lassen. Auch Sie können fliegen lernen und die irdischen Nöte hinter sich zurücklassen. Sie wissen, wie es ist, wenn man kegelt, wie es sich anfühlt, wenn man diese drei Schritte macht und den Ball losläßt, dieses Gewicht. Machen Sie drei Schritte, und lassen Sie das Gewicht los, das Sie mit sich herumtragen, damit Sie sich hoch hinauf erheben und fliegen können. Das Gewicht, das Sie loslassen, sind Ihre Probleme. Lassen Sie sie los, lassen Sie sie nach unten sinken, bis sie nicht mehr zu sehen sind, bis hinunter unter den Spiegel des Meeres oder des Sees. Die Natur wird sich um sie kümmern. Und Sie steigen noch höher hinauf, von der Natur getragen, im freien Flug, und genießen den Augenblick totaler Freiheit und Unterstützung, während sie über allem dahinschweben.

[Pause]

Wenn Sie bereit sind, kommen Sie ganz langsam herunter, bis ans Ufer. Strecken Sie sich aus, nehmen Sie die Energie der Erde und der Sonne in sich auf. Öffnen Sie sich wieder, öffnen Sie jede Zelle, um Licht und Liebe hereinzulassen. Bringen Sie Ihre Organe in Einklang miteinander. Schaffen Sie die Person, das neue Selbst. Gehen Sie in jede einzelne Zelle, in jede organische Struktur, in die DNS. Programmieren Sie die genetischen Mechanismen neu, reparieren Sie, bauen Sie auf, schaffen Sie alles neu, bis Sie mit dem zufrieden sind, was Sie getan haben. Und wenn alles richtig ist, lassen Sie Ihr Licht in das Zimmer strömen, so daß es sich mit unserem Licht und unserer Liebe vermischt. Und nehmen Sie etwas von unserem Licht und etwas von unserer Liebe in sich auf, damit nicht nur wir bei Ihnen sind, sondern damit auch Sie, wenn Sie uns brauchen, immer bei uns sind. Nehmen Sie dieses Licht und diese Liebe, und speichern Sie sie in Ihrem Brustkorb. Wenn Sie sie sicher in sich aufgenommen haben, lassen Sie zu, daß Sie sich Ihres Brustkorbs bewußt sind, ergründen Sie, wie er sich anfühlt, wie er sich mit jedem Atemzug bewegt. Atmen Sie diese Liebe ein, mit jedem Atemzug werden Sie ein wenig wacher, während Sie noch immer in Frieden sind. Erst wenn Sie bereit sind, öffnen Sie die Augen und kehren ins Zimmer zurück, wachsam und in Frieden, aber mit einem neuen Blick auf die Welt und auf Sie selbst.

Meditation 3

Atmen Sie ein paarmal tief durch. Atmen Sie etwas von dem Leben ein. Atmen Sie Leben und Energie und Frieden ein. Füllen Sie Ihre Lungen. Fühlen Sie, wie sich Ihr Brustkorb hebt und senkt, dann ruhen Sie sich aus. Lassen Sie das Leben und die Energie durch Ihren ganzen Körper rinnen. Lassen Sie alle Sorgen und Konflikte und Gedanken einfach in einem Ballon aufsteigen, während Sie sie ausatmen. Wenn irgendein Muskel in Ihrem Körper angespannt ist, lassen Sie los, lassen Sie eine Welle des Friedens durch Ihren ganzen Körper strömen.

[Pause]

Lassen Sie uns noch einmal zurückkehren in das Klassenzimmer. Wenn Sie mit den Fingern über Ihren Tisch streichen, können Sie die eingeschnitzten Namen und Daten anderer Menschen fühlen, Sie hören, wie die Kreide über die Tafel schabt, die Geräusche von außerhalb des Zimmers, Geräusche aus dem Café oder von den Kindern auf dem Hof. Werden Sie sich all dieser Dinge bewußt.

Wenn die Lehrerin die Stunde beendet hat, säubert sie die Tafel. Dann säubern Sie die Tafel Ihres Geistes. Wischen Sie Ihre Schiefertafel sauber ab, und hängen Sie eine leere Filmleinwand auf.

[Pause]

Auf dieser großen Leinwand wollen wir die Mitte von Nirgendwo erschaffen. Sie ist Ihnen inzwischen sehr vertraut, und Sie wissen auch, wo sie sich befindet. Daher können Sie sie mit all den räumlichen Strukturen und Geräuschen, Gerüchen, Gefühlen und Anblicken erschaffen, die sie für Sie so besonders machen. Setzen

Sie alles zusammen, und suchen Sie Ihren sicheren kleinen stillen Ort, und legen Sie sich dorthin. Nehmen Sie sich ein paar Minuten Zeit, um alle Probleme zu heilen und auszulöschen und um Ihr Leben zu heilen. Während Ihr Leben geheilt wird, sehen Sie sich jede Krankheit an, die kuriert und ausgelöscht wird.

[Pause]

Wenn Sie damit fertig sind, folgen Sie wieder meiner Stimme. Ziehen Sie sich wieder für die Arbeit an. Das Gewebe und die Struktur und der Stoff Ihres Lebens können sich von einem Tag zum anderen verändern. Sehen Sie sich das Gewebe und den Stoff Ihrer Kleider an, fühlen Sie sie, dann gehen Sie weiter zu der Verbindung, die Sie hergestellt haben, zu dieser Brücke zum Universum, zu Ihrem Universum. Kommen Sie herüber. Sie haben genügend Mut, um alle Brücken in Ihrem Leben zu überqueren und Ihren Weg zu gehen.

Achten Sie auf Ihre Gefühle, während Sie weitergehen, damit Sie wissen, welches die richtigen Stellen zum Abbiegen sind. Wie immer der Weg sich teilt, Sie werden immer die richtige Richtung wählen und abbiegen, wo Sie es für angebracht halten. Und während Sie weitergehen, werden Sie zu einem lieblichen Teich und einem Garten kommen. Gehen Sie an den Rand des Teichs, und legen Sie Ihre Kleider ab, und gehen Sie in das warme heilende Wasser. Es ist gar nicht tief. Legen Sie sich auf den Rücken, und lassen Sie sich vom Wasser tragen und baden und heilen.

[Pause]

Dann drehen Sie sich um und sehen in das Wasser. Sehen Sie unter die Oberfläche. Sehen Sie, was dort unten liegt, was es dort für Sie zu sehen und wahrzunehmen gibt. Greifen Sie hinunter in die Tiefe, und sehen Sie, was heraufgebracht werden muß, damit Sie daraus lernen und verstehen können. Was liegt auf dem Grund?

[Pause]

Machen Sie das, was Sie entdeckt haben, zu einem Teil Ihres Bewußtseins, und bringen Sie es ans Ufer. Lassen Sie sich von der Sonne trocknen, und ziehen Sie sich wieder an, und gehen Sie weiter auf Ihrem Weg.

Sie werden zu einem Freilichttheater kommen. Alle Menschen, mit denen Sie in Ihrem Leben zu tun haben, werden dort sitzen. Sie werden weitergehen bis auf die Bühne und sie wissen lassen, was Sie ihnen mitteilen wollen, indem Sie etwas darbieten – singen, tanzen, sprechen. Zeigen Sie ihnen, was sie sehen und fühlen sollen. Die Bühne gehört Ihnen, es ist Ihre Show.

[Pause]

Wenn Sie das getan haben, kommen Sie herunter zu den Zuhörern, und sehen Sie, wie sie auf Sie reagieren. Wie fühlt es sich an? Wen sehen Sie dort? Was haben Ihre Zuschauer gehört?

[Pause]

Wenn Sie damit fertig sind, kommen Sie wieder auf Ihren Weg zurück, und gehen Sie weiter auf Ihrem Weg. In weiter Ferne werden Sie auf Ihrem Weg ein helles Licht sehen. Vielleicht sehen Sie eine Gestalt, die aus diesem Licht herauskommt, jemanden, der auf Sie zukommt. Während die Gestalt näher kommt, werden Sie deutlicher erkennen, wie er oder sie aussieht, welches Gefühl von ihm oder ihr ausgeht. Schließlich werden Sie dicht genug herangekommen sein, um den Namen dieses Wesens zu erfahren, das Ihr Führer ist. Stellen Sie dieser Person Fragen, oder legen Sie ihr Probleme oder Konflikte dar, die Sie in Ihrem Leben haben. Doch wenn bis jetzt noch immer niemand aus dem Licht heraus erschienen ist, drehen Sie sich um, und sehen Sie auf den Schatten, den das Licht wirft. Sehen Sie in Ihren Schatten, und sprechen Sie mit Ihrem Schatten, und sehen Sie, was Sie von Ihrem Schatten lernen können. Nehmen Sie sich einen Augenblick Zeit, mit Ihrem Führer oder Ihrem Schatten zu reden, von ihm zu lernen, und lassen Sie sich beraten und leiten.

[Pause]

Wenn das geschehen ist, wissen Sie, daß diese innere Führung immer für Sie dasein wird, wenn Sie sie brauchen. Gehen Sie auf Ihrem Weg weiter, bis Sie an einen ruhigen sicheren Ort kommen, wo Sie anhalten und eine Pause machen können und Ihren Körper mit Licht und Liebe füllen können.

[Pause]

Gehen Sie durch Ihren Körper, schaffen Sie Ihr neues Ich, das neue Selbst. Setzen Sie jede Zelle instand, und öffnen Sie sie dem Licht und der Liebe, programmieren Sie die DNS neu, finden Sie die Räume in Ihrem Gehirn und in Ihrem Geist, wo sich die Kontrollen befinden, und nehmen Sie all die Veränderungen vor, die notwendig sind, damit Sie das neue Selbst herstellen können, das neue Sie, das neue Ich. Dann sehen Sie sich Ihre Arbeit im Spiegel an. Und blicken Sie aus diesem Spiegel heraus auf sich selbst. Und bringen Sie all die Bilder zusammen, um sie ineinander übergehen, einander umschließen zu lassen und um sie als das neue Selbst zu akzeptieren. Bringen Sie dieses neue Selbst wieder zum Atmen, zurück zum Stuhl, auf den Boden, zur Musik und zu meiner Stimme. Und wenn Sie bereit sind und mit jedem Atemzug wacher und in Frieden, kommen Sie zurück in das Zimmer, wachen Sie auf, und seien Sie wachsam, aber in Frieden, indem Sie Ihr neues Auge öffnen.

Meditation 4

Beginnen Sie mit schönen tiefen Atemzügen. Atmen Sie Frieden und Liebe und Licht ein, all die Dinge, die das Zimmer erfüllen. Nehmen Sie sie einfach in sich auf.

Lassen Sie alle Probleme, Lasten, Sorgen los. Und blicken Sie auf, und schließen Sie langsam und sanft die Augen, wenn Sie bereit sind.

Lassen Sie noch einmal eine Welle des Friedens durch Ihren ganzen Körper strömen, indem Sie mit jedem Atemzug vielleicht die Worte »Frieden« oder »entspanne dich« wiederholen. Dann wischen Sie die Schiefertafel in ihrem Geist ab und hängen eine leere Filmleinwand auf. Und stellen Sie auf dieser Leinwand noch einmal Ihren besonderen Platz in der Mitte des Nirgendwo her. Nehmen Sie sich noch einmal einen Augenblick Zeit, um dort anzuhalten, bevor Sie Ihre Reise beginnen, um sich wiederherzustellen, um zu heilen und um sich eine Portion Liebe zu geben.

[Pause]

Wenn Sie Ihre Batterie aufgeladen haben und diese Selbstliebe fühlen, gehen Sie zu Ihrer Brücke, und seien Sie sich jeder Veränderung, die sie daran vorgenommen haben, bewußt. Dann überqueren Sie Ihre Brücke und beginnen mit Ihrer Reise oder Ihrem Weg. Jeder Schritt, den Sie machen, hilft Ihnen dabei, sich entspannter zu fühlen, während Sie auf Ihrem Weg voranschreiten.

Bald werden Sie zu einem Berg kommen, auf den der Weg hinaufführt. Ich möchte, daß Sie diesen Berg hinaufgehen. Eine Ausrüstung und Werkzeuge sind vorhanden, falls Sie sie benötigen. Nehmen Sie Ihr Vorankommen bewußt wahr − und auch, wie Sie auf Ihrem Weg zur Spitze Hindernisse überwinden.

[Pause]

Wenn Sie oben auf der Spitze angekommen sind, freuen Sie sich darüber, was Sie erreicht haben, und danken Sie sich selbst für die Mühe. Dann sehen Sie einen großen regenbogenfarbenen Ballon, der an einem Korb hängt. Klettern Sie in den Korb, und lassen Sie den Ballon aufsteigen. Ihnen kann nichts passieren.

Erheben Sie sich über Bäume und Wolken. Der Wind wird Sie tragen. Sie werden sich schwerelos fühlen, ohne Sorgen. Fliegen Sie weiter, bis Sie von der Warte eines Astronauten aus auf die Erde blicken. Wie klein die Probleme von dort oben aussehen! Aber wenn es in Ihrem Leben irgendwelche Probleme geben sollte, nehmen Sie den Bleistift und den Notizblock, die Sie direkt neben sich finden, und schreiben Sie sie auf. Zählen Sie alle Probleme, die in Ihrem Leben vorkommen, auf. Und dann lassen Sie sie los, hinaus in den Raum, während Sie weiterfliegen, sorgenfrei, schwerelos. Jetzt können Sie sich entspannen und die Freiheit genießen.

[Pause]

Kommen Sie allmählich wieder zurück, kommen Sie langsam und sicher herunter. Kommen Sie immer weiter herunter, bis Sie neben dem Weg den Boden erreichen und aus dem Korb steigen und Ihre Reise wieder aufnehmen.

Denken Sie einen Augenblick lang darüber nach, was Sie gern sein würden, wenn Sie irgendein Lebewesen auf der Welt sein könnten. Und werden Sie dieses Lebewesen – ein Tier, ein Vogel, ein Fisch, eine andere Person. Wer oder was würden Sie gern sein? Ein Schmetterling? Nehmen Sie sich einen Augenblick Zeit, um die Erfahrung des Wesens zu genießen, das Sie gern sein würden.

[Pause]

Dann fragen Sie dieses Wesen, was Sie erlebt haben und was Sie daraus lernen können. Und dann kommen Sie zurück in Ihr eigenes Selbst, und fahren Sie mit ihrer Reise fort. Blicken Sie nach vorn, um zu sehen, wohin Ihr Weg Sie führt. Wohin wird er führen? Halten Sie hier kurz an, hinterlassen Sie auf dem leeren Anschlagbrett neben dem Weg eine Botschaft. Verwenden Sie dieses Anschlagbrett, um die Menschen, die diesen Weg entlang-kommen, wissen zu lassen, was Sie ihnen gern mitteilen würden. Sie können auf dieses Brett etwas malen, zeichnen oder schreiben. Es ist Ihre Botschaft an alle, die nach Ihnen diesen Weg entlang-kommen.

[Pause]

Wenn Sie die Botschaft geschrieben haben, gehen Sie wieder zurück auf den Weg. Während Sie weitergehen, werden Sie sehen, daß der Weg in einem dunklen Tunnel verschwindet, der durch den nächsten Berg führt. Aber Sie können dort drüben ein Licht sehen, so daß sie auf dieses Licht zugehen können. Im Tunnel wird es dunkel, kalt und feucht sein. Vielleicht stoßen Sie an den Seiten an, vielleicht stolpern Sie gelegentlich, vielleicht fallen Sie hin. Aber wenn Sie sich auf das Licht konzentrieren, sich immer weiter darauf zubewegen, werden Sie Ihren Weg finden. Erinnern Sie sich daran, wie es war, als Sie noch ein Kind waren und gehen lernten? Wie oft, glauben Sie, sind Sie hingefallen? Was geschah, als Sie lernten, mit dem Fahrrad zu fahren? Wie oft sind Sie da heruntergefallen? Aber Sie sind aufgestanden und haben es noch einmal probiert. Sie sind weiter aufgestiegen. Und genauso gehen Sie weiter auf das Licht zu, genauso wie Sie das Gehen gelernt haben und wie Sie das Fahrradfahren gelernt haben. Sie wissen, wie man Schwierigkeiten überwindet.

Und am Ende werden Sie hinaustreten ans Licht. Wieder wer-den Ihre Familie und Ihre Freunde dort sein. Wie kommen Sie ihnen vor? Was werden Sie ihnen nach dieser Erfahrung erzählen? Nehmen Sie sich einen Augenblick Zeit, um Gefühle und Ansich-ten und Worte auszutauschen.

[Pause]

Dann versammeln Sie all Ihre Lieben um sich herum. Lassen Sie sich einfach von ihnen lieben und heilen, und fühlen Sie die

Veränderung, die in Ihnen vorgeht, während Sie die Liebe und das Heilen akzeptieren. Jetzt sehen Sie sich selbst an. Wie haben Sie sich verändert? Nehmen Sie diese Veränderung an, und bringen Sie sie mit sich zurück, zurück in das Zimmer, zurück in Ihr Leben, zurück in die Zukunft. Wenn Sie sie zu einem Teil von sich gemacht haben, lassen Sie zu, daß Sie zurückkommen, erneuert, wiederhergestellt, neu geschaffen. Wenn Sie Ihr neues Auge öffnen, werden Sie Ihr neues Ich sehen, wenn Sie dazu bereit sind.

Literatur

Achterberg, Jeanne: Die heilende Kraft der Imagination. Gedanken, Vorstellungen und innere Bilder als heilende Kraft in der modernen Medizin – Grundlagen und Methoden einer neuen Heilkunst. München 1987.

Ader, Robert, u. a. (Hrsg.): Foundations of Psychoneuroimmunology. Berlin 1985.

Bennett, Hal; Samuels, Mike: Das Körperbuch. Berlin [7]1983.

Benson, Herbert; Klipper, Miriam Z.: The Relaxation Response. New York 1976.

Benson, Herbert; Proctor, William: Your Maximum Mind. New York 1987.

Borysenko, Joan: Gesundheit ist lernbar. Das klinisch getestete Programm zur Steigerung der Abwehrkräfte des Körpers und zur Förderung der Selbstheilungskraft. Bern/Wien/München 1989.

Brennan, Barbara Ann: Licht-Arbeit. München 1990.

Campbell, Joseph: Der Heros in tausend Gestalten. Frankfurt 1978.

Campbell, Joseph; Moyers, Bill: Die Kraft der Mythen. Bilder der Seele im Leben des Menschen. München/Zürich 1989.

Cousins, Norman: Der Arzt in uns selbst. Reinbek 1984.

Delaney, Gayle: Living Your Dreams. New York 1981.

Evans, Elida: A Psychological Study of Cancer. New York 1926.

Faraday, Ann: Die positive Kraft der Träume. Bern/Wien/München 1984.

Frankl, Viktor E.: Der Mensch vor der Frage nach dem Sinn. München [2]1986.

Franz, Marie L.: Traum und Tod. Was uns die Träume Sterbender sagen. München 1984.

Furth, Gregg: The Secret World of Drawings: Healing Through Art. Boston 1988.

Garfield, Patricia: Kreativ träumen. München 1986.

Gendlin, Eugene: Dein Körper — Dein Traumdeuter. Salzburg 1987.

Green, Elmer; Green, Alyce: Beyond Biofeedback. New York 1977.

Hertzler, Arthur: The Horse and Buggy Doctor. New York 1938.

Huxley, Aldous: Die Pforten der Wahrnehmung — Himmel und Hölle. München 1989.

Jung, Carl G.: Grundwerk in 9 Bänden. Hrsg. v. Barz, H./Baumgardt, U./Blomeyer, R./Dieckmann, H./Remmler, H. und Seifert, Th. Freiburg 1984.

Justice, Blair: Wer wird krank? Der Einfluß von Stimmungen, Gedanken und Gefühlen auf unsere Gesundheit. Hamburg 1989.

LeShan, Lawrence: How to Meditate. New York 1984.

LeShan, Lawrence: Psychotherapie gegen den Krebs. Über die Bedeutung emotionaler Faktoren bei der Entstehung und Heilung von Krebs. Stuttgart ²1986.

Locke, Steven; Colligan, Douglas: The Healer Within. New York 1987.

Menninger, Karl: Selbstzerstörung. Psychoanalyse des Selbstmords. Frankfurt 1978.

Menninger, Karl: Love Against Hate. New York 1942.

Menninger, Karl; Maymann, Martin; Pruyser, Paul: The Vital Balance. Magnolia, Mass., 1983.

Mindell, Arnold: Der Leib und die Träume. Prozeßorientierte Psychologie in der Praxis. Paderborn 1987.

Mindell, Arnold: Working With the Dreaming Body. New York 1985.

Nouwen, Henri: Gebete aus der Stille. Freiburg 1990.

Ornstein, Robert; Thompson, Richard: Unser Gehirn: das lebendige Labyrinth. Reinbek 1986.

Oyle, Irving: The Healing Mind. New York 1975.

Rosen, Sidney: My Voice Will Go With You: The Teaching Tales of Milton Erickson. New York 1982.

Rossi, Ernest L.: The Psychobiology of Mind-Body Healing. New York 1986.

Rossi, Ernest L.; Cheek, David: Mind-Body Therapy: Methods of Ideodynamic Healing in Hypnosis. New York 1988.

Samuels, Mike; Samuels, Nancy: Seeing With the Mind's Eye. New York 1975.

Saroyan, William: Menschliche Komödie. Berlin 1982.

Selye, Hans: Streß — mein Leben. Erinnerungen eines Forschers. Frankfurt 1984.

Simonton, O. Carl; Simonton, Stephanie M.; Creighton, James: Wieder gesund werden. Eine Anleitung zur Aktivierung der Selbstheilungskräfte für Krebspatienten und ihre Angehörigen. Hamburg 1982.

Solschenizyn, Alexander: Krebsstation. Reinbek 1971.

Thomas, Lewis: The Youngest Science. New York 1984.

Tolstoi, Leo: Der Tod des Iwan Iljitsch. Frankfurt 1988.

Die Bibel.

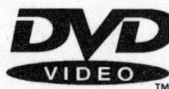
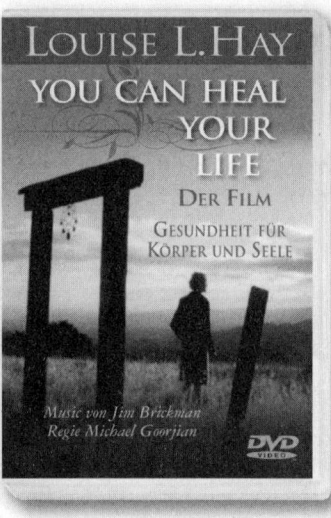